消化器内科診療
レジデントマニュアル

編集 **工藤正俊** 近畿大学医学部 消化器内科・主任教授

医学書院

> **謹告**
> 本書に記載されている治療法に関しては，出版時点における最新の情報に基づき，正確を期するよう，著者，編集者ならびに出版社は，それぞれ最善の努力を払っています．しかし，医学，医療の進歩から見て，記載された内容があらゆる点において正確かつ完全であると保証するものではありません．
> したがって実際の治療，特に新薬をはじめ，熟知していない，あるいは汎用されていない医薬品の使用にあたっては，まず医薬品添付文書で確認のうえ，常に最新のデータに当たり，本書に記載された内容が正確であるか，読者御自身で細心の注意を払われることを要望いたします．
> 本書記載の治療法・医薬品がその後の医学研究ならびに医療の進歩により本書発行後に変更された場合，その治療法・医薬品による不測の事故に対して，著者，編集者ならびに出版社は，その責を負いかねます．
>
> 株式会社　医学書院

消化器内科診療レジデントマニュアル

発　行	2018年11月1日　第1版第1刷Ⓒ
	2022年11月1日　第1版第4刷

編　集　工藤正俊（くどうまさとし）

発行者　株式会社　医学書院
　　　　代表取締役　金原　俊
　　　　〒113-8719　東京都文京区本郷1-28-23
　　　　電話　03-3817-5600（社内案内）

印刷・製本　真興社

本書の複製権・翻訳権・上映権・譲渡権・貸与権・公衆送信権（送信可能化権を含む）は株式会社医学書院が保有します．

ISBN978-4-260-03597-2

本書を無断で複製する行為（複写，スキャン，デジタルデータ化など）は，「私的使用のための複製」など著作権法上の限られた例外を除き禁じられています．大学，病院，診療所，企業などにおいて，業務上使用する目的（診療，研究活動を含む）で上記の行為を行うことは，その使用範囲が内部的であっても，私的使用には該当せず，違法です．また私的使用に該当する場合であっても，代行業者等の第三者に依頼して上記の行為を行うことは違法となります．

JCOPY　〈出版者著作権管理機構　委託出版物〉

本書の無断複製は著作権法上での例外を除き禁じられています．複製される場合は，そのつど事前に，出版者著作権管理機構（電話 03-5244-5088，FAX 03-5244-5089，info@jcopy.or.jp）の許諾を得てください．

＊「レジデントマニュアル」は株式会社医学書院の登録商標です．

編集・執筆者一覧

■ 編集

工藤 正俊	近畿大学医学部　消化器内科・主任教授

■ 執筆

有住 忠晃	ありずみ消化器内科・院長
依田　広	近畿大学医学部　消化器内科・講師
上嶋 一臣	近畿大学医学部　消化器内科・特命准教授
大本 俊介	近畿大学医学部　消化器内科・講師
岡元 寿樹	社会医療法人大成会福岡記念病院　消化器内科
小川　力	高松赤十字病院　消化器内科・副部長
樫田 博史	近畿大学医学部　消化器内科・教授
鎌田　研	近畿大学医学部　消化器内科・特命准教授
川崎 俊彦	近畿大学奈良病院　消化器内科・教授
川崎 正憲	かわさき消化器内科クリニック・院長
河野 匡志	近畿大学医学部　消化器内科・講師
米田 頼晃	近畿大学医学部　消化器内科・講師
櫻井 俊治	公立神崎総合病院　内科診療部長
高山 政樹	医療法人学芳会倉病院　内科
田北 雅弘	近畿大学医学部　消化器内科・講師
竹中　完	近畿大学医学部　消化器内科・特命准教授
千品 寛和	近畿大学医学部　消化器内科・助教
辻　直子	近畿大学医学部　消化器内科・教授
鄭　浩柄	神戸市立医療センター中央市民病院　消化器内科・医長
永井 知行	近畿大学医学部　消化器内科・講師
西田 直生志	近畿大学医学部　消化器内科・教授

萩原 智	近畿大学医学部	消化器内科・特命准教授
松井 繁長	近畿大学医学部	消化器内科・特命准教授
水野 成人	近畿大学奈良病院	内視鏡部・教授
三長 孝輔	近畿大学医学部	消化器内科・特命准教授
南 知宏	社会医療法人生長会府中病院	消化器内科
南 康範	近畿大学医学部	消化器内科・講師
峯 宏昌	社会医療法人博寿会山本病院	内科
宮田 剛	社会医療法人博寿会山本病院	内科
矢田 典久	医療法人やだ消化器内視鏡クリニック・理事長	
山雄 健太郎	名古屋大学医学部附属病院	光学医療診療部・助教
山田 光成	大阪府済生会富田林病院	消化器内科
渡邉 智裕	近畿大学医学部	消化器内科・特命教授

(以上,五十音順)

序

『消化器内科診療レジデントマニュアル』が発刊された．

本書は，消化器内科をローテート研修で回る研修医1〜2年目，および消化器専門医を志す後期レジデント，ならびに消化器内科をローテート研修するすべての内科レジデント，外科レジデントが消化器診療のポイントを短時間で効率的に学ぶためのきわめて有用なツールになるよう企図したものである．

現在，近畿大学医学部消化器内科は附属病院941床のうち101床の入院ベッドを使用しており，在院日数6〜7日，稼働率100%とフル稼働している．日本の医学部附属病院消化器内科のなかでは最大規模のベッド数かつ患者数と思われる．消化器内科は肝臓グループ，胆膵グループ，消化管グループに大きく3つに分かれる．全国82医科大学のなかで当科の特徴を挙げるとすれば，その3領域のすべてにおいて，臨床レベルがきわめて高いということに尽きるであろう．肝臓領域では，肝癌のラジオ波治療件数は毎年全国3位以内に位置し，TACEや分子標的治療も全国1位の治療総数である．B型肝炎，C型肝炎の治療実績も全国有数である．胆膵超音波内視鏡は年間1,800件以上と全国一の件数を誇っており，EUS-FNA，胆道ドレナージなどの特殊手技の件数も年間500件以上と全国トップクラスである．また消化器内視鏡検査数は年間2万件を超えており，うち上部内視鏡検査は9,000件以上，下部内視鏡も4,000件を上回りESD，EMRなどの治療内視鏡も毎年500件以上（上部200件以上，下部200件以上）と，膨大な症例数をこなしている．

また，近畿大学消化器内科では年間100本以上の英語論文を出版しており，その8割以上が臨床に関する論文である．日々の高度な日常診療が世界の医療に発信するに足るエビデンスを生み出し，世界の臨床消化器病学の進歩に貢献する論文出版に繋がっているといえる．

スタッフの1人ひとりは大変忙しく高度な臨床業務に専念しているが，誰一人としてこの忙しさを苦と思っている者はなく，生き生きと診療にあたっている．結果，毎年のように症例数も増え，そして論文数や医局員の数も右肩上がりに増えている．まさに「勢いのある診療科」と，自負している．

本書はこのように日本の消化器診療のなかで最高・最善の医療を行っている近畿大学消化器内科の診療を，余すところなく読者に伝えるべく編集している．

第1章では症状・症候からの鑑別診断，第2章では消化器内科にとって必要不可欠な検体検査の読み方，画像検査の手技と読み方，治療手技の実際とコツ，そ

して第3章の消化器疾患各論では,肝疾患,胆膵疾患,消化管疾患の診断,疾患概念,検査診断治療が簡潔に述べられている.

コラム「NOTE」,「PLUS ONE」,「Side Memo」,「Latest Topics」には工夫を凝らしている.「NOTE」はそこを見れば疑問に思っていたことがすぐに解決されるように工夫が凝らされている.「PLUS ONE」は知っていると大変便利な情報がポイントをついて述べられている.「Side Memo」は消化器病,特に肝臓,胆膵,消化管内視鏡の各専門施設でのみ必要な知識(ある意味,きわめて専門的な内容)が記載されている.「Latest Topics」では世界最先端の話題や高度な専門知識が要領よく端的に述べられている.

本書は冒頭で述べた読者に加え,領域の広い消化器内科医にとって,また高度に専門分化した肝臓専門医,胆膵専門医,消化管内視鏡専門医にとっても,自己の専門と異なる他領域の最新の進歩を短時間でcatch upするうえで参考になる.また外科の研修医,専攻医,若手医師,あるいは放射線診断を目指す研修医,専攻医,若手医師にとっても「今知りたいこと」をto-the-pointで短時間に把握する点で,必ずや若い医師たちのお役に立つことができる本に仕上がったことを大変喜ばしく思っている.

最後に本書作成にあたってご尽力いただいた西田直生志准教授,南康範講師,そしてお世話になった医学書院の関係諸氏に厚く御礼申し上げ,編集者の言葉としたい.

2018年10月 大阪狭山市にて

近畿大学医学部消化器内科・主任教授

工藤正俊

目次

- 略語一覧　xv

第1章　症状・症候からの鑑別診断

1. 食欲不振 … 2
2. 悪心・嘔吐 … 5
3. 嚥下障害 … 8
4. 胸やけ … 10
5. 腹痛・急性腹症 … 12
6. 吐血・下血・血便 … 16
7. 下痢 … 18
8. 便秘 … 21
9. 黄疸 … 24
   - a. 閉塞性黄疸 … 25
   - b. 肝細胞性黄疸 … 25
   - c. 溶血性黄疸 … 26
10. 腹水 … 27
11. 腹部腫瘤 … 30

第2章 検体検査・画像検査・治療手技の要点

A 検体検査の読み方　32

1 系統別臨床検査の進め方 … 32
- a. 感染症が疑われる場合 … 32
- b. 肝障害が指摘された場合 … 34

2 検査項目各論 … 35
- a. 生化学検査 … 35
- b. ウイルス関連マーカー … 39
- c. 腫瘍マーカー … 46

B 画像検査—手技と読み方　52

1 腹部単純X線 … 52
2 超音波 … 54
- a. Bモード … 55
- b. ドプラ法 … 57
- c. 造影超音波 … 57
- d. 超音波エラストグラフィー … 59

3 CT・MRI … 60
- a. CT … 60
- b. MRI(磁気共鳴画像法) … 61

4 上部消化管内視鏡 … 65
5 下部消化管内視鏡 … 68
6 小腸検査(小腸内視鏡・カプセル内視鏡) … 72
- a. 小腸内視鏡 … 72
- b. カプセル内視鏡 … 74

7 消化管疾患の超音波内視鏡 … 77

8 内視鏡的逆行性胆管膵管造影 ……… 80

C 治療手技の実際とコツ　84

I 消化管領域 ── 84

1. 内視鏡検査・治療と抗血栓薬服用者のマネジメント ……… 84
2. 内視鏡検査・治療における鎮静法 ……… 87
3. ポリペクトミー・内視鏡的粘膜切除術 ……… 91
4. 内視鏡的粘膜下層剝離術 ……… 93
5. 食道・胃静脈瘤の内視鏡的治療 ……… 96
6. 内視鏡的止血術（非静脈瘤性） ……… 101
7. 消化管バルーン拡張術 ……… 103
8. 消化管ステント留置術 ……… 106
9. 消化管異物除去術 ……… 110
10. 経皮内視鏡的胃瘻造設術 ……… 112
11. 胃管・イレウス管挿入法 ……… 114

II 肝臓領域 ── 116

1. 肝生検・肝腫瘍生検 ……… 116
2. ラジオ波焼灼術 ……… 118
3. 肝動脈化学塞栓療法 ……… 122
4. リザーバー肝動注化学療法 ……… 126
5. 肝膿瘍ドレナージ ……… 128

III 胆道・膵臓領域 ── 130

1. 内視鏡的胆管ドレナージ ……… 130
   - a. 内視鏡的胆管ステント留置術 ……… 130
   - b. 内視鏡的経鼻胆管ドレナージ ……… 134
2. 内視鏡的乳頭切開術 ……… 136

3 内視鏡的乳頭バルーン拡張術 ……………………………… 138
4 経皮的胆嚢ドレナージ・経皮的胆管ドレナージ ………… 140

第3章 消化器疾患各論

I 食道疾患 ── 144

1 逆流性食道炎・胃食道逆流症 ……………………………… 144
2 食道潰瘍 …………………………………………………… 147
3 好酸球性食道炎 …………………………………………… 148
4 Mallory-Weiss 症候群 …………………………………… 150
5 食道アカラシア …………………………………………… 151
6 食道・胃静脈瘤 …………………………………………… 154
7 食道良性腫瘍 ……………………………………………… 159
  - **a.** 食道乳頭腫 …………………………………………… 159
  - **b.** 食道顆粒細胞腫 ……………………………………… 160
8 食道癌 ……………………………………………………… 161

II 胃・十二指腸疾患 ── 167

1 慢性胃炎 …………………………………………………… 167
2 機能性ディスペプシア …………………………………… 171
3 胃・十二指腸潰瘍 ………………………………………… 173
4 好酸球性胃腸炎 …………………………………………… 178
5 胃ポリープ ………………………………………………… 180
  - **a.** 胃底腺ポリープ ……………………………………… 180
  - **b.** 胃過形成性ポリープ ………………………………… 181
  - **c.** 腺腫性ポリープ・腺腫 ……………………………… 181
  - **d.** 炎症性類線維性ポリープ …………………………… 182
6 胃癌 ………………………………………………………… 183

7 粘膜下腫瘍 …… 190
- **a.** 消化管間葉系腫瘍 …… 191
- **b.** 平滑筋肉腫 …… 193
- **c.** 神経鞘腫 …… 194

8 十二指腸腫瘍 …… 195
- **a.** 非乳頭部腫瘍 …… 195
- **b.** 乳頭部腫瘍 …… 196

9 消化管悪性リンパ腫 …… 198
- **a.** 胃 MALT リンパ腫 …… 199
- **b.** びまん性大細胞型 B 細胞リンパ腫 …… 200

10 消化管アミロイドーシス …… 202

III 小腸・大腸疾患 ── 204

1 炎症性腸疾患 …… 204
- **a.** 潰瘍性大腸炎 …… 204
- **b.** クローン病 …… 212

2 その他の炎症性腸炎 …… 218
- **a.** 虚血性腸炎 …… 218
- **b.** 腸管 Behçet 病 …… 219
- **c.** 非特異性多発性小腸潰瘍症 …… 221

3 細菌性腸炎 …… 222

4 ウイルス性腸炎 …… 224
- **a.** ノロウイルス胃腸炎 …… 224
- **b.** ロタウイルス腸炎 …… 225

5 薬剤起因性粘膜障害 …… 226
- **a.** NSAIDs 起因性粘膜障害 …… 226
- **b.** *Clostridioides difficile* 感染症 …… 227
- **c.** 急性出血性腸炎 …… 228
- **d.** MRSA 腸炎 …… 229

- **e.** コラーゲン大腸炎 ································ 229
- **f.** 静脈硬化性大腸炎 ······························ 230

6 腸管循環障害 ·· 231
- **a.** 急性上腸間膜動脈閉塞症 ················ 231
- **b.** 非塞栓性腸間膜虚血 ························ 232
- **c.** 腸間膜静脈血栓症 ···························· 233

7 小腸腫瘍 ··· 234
- **a.** 小腸腺癌 ·· 235
- **b.** 小腸血管腫 ······································ 236

8 大腸ポリープ ·· 238
- **a.** (通常型)腺腫 ···································· 238
- **b.** 大腸鋸歯状病変 ······························· 239

9 消化管ポリポーシス ······························ 242
- **a.** 家族性大腸腺腫症 ···························· 242
- **b.** Peutz-Jeghers 症候群 ······················ 243
- **c.** Cronkhite-Canada 症候群 ··············· 244
- **d.** Cowden 病 ······································ 245

10 大腸癌 ·· 247

11 大腸憩室症 ··· 256
- **a.** 憩室炎 ·· 256
- **b.** 憩室出血 ·· 258

12 腸閉塞・イレウス ································ 260
- **a.** 単純性(閉塞性)イレウス ················· 261
- **b.** 複雑性(絞扼性)イレウス ················· 263

13 腸重積 ·· 265

14 過敏性腸症候群 ····································· 266

IV 虫垂・肛門・腹壁疾患 ───── 269

1 急性虫垂炎 ·· 269

- **2** 痔核 …………………………………………… 272
- **3** 鼠径ヘルニア ………………………………… 274

Ⅴ 肝疾患 — 278

- **1** ウイルス性肝炎 ……………………………… 278
  - **a.** A 型肝炎 ………………………………… 280
  - **b.** B 型肝炎 ………………………………… 282
  - **c.** C 型肝炎 ………………………………… 288
  - **d.** E 型肝炎 ………………………………… 292
  - **e.** その他の肝炎 …………………………… 294
- **2** 薬物性肝障害 ………………………………… 298
- **3** 肝硬変 ………………………………………… 300
- **4** 劇症肝炎・急性肝不全 ……………………… 305
- **5** 自己免疫性肝炎 ……………………………… 308
- **6** 原発性胆汁性胆管炎 ………………………… 312
- **7** 非アルコール性脂肪性肝疾患・
  非アルコール性脂肪肝炎 …………………… 316
- **8** アルコール性肝障害 ………………………… 319
- **9** 肝良性腫瘍 …………………………………… 322
  - **a.** 肝血管腫 ………………………………… 322
  - **b.** 肝細胞腺腫 ……………………………… 323
  - **c.** 肝血管筋脂肪腫 ………………………… 324
  - **d.** 限局性結節性過形成 …………………… 325
- **10** 肝細胞癌 ……………………………………… 327
- **11** その他の悪性腫瘍 …………………………… 332
  - **a.** 肝内胆管癌 ……………………………… 332
  - **b.** 細胆管細胞癌 …………………………… 333
  - **c.** 転移性肝癌 ……………………………… 334
- **12** 肝膿瘍 ………………………………………… 336

13 注意すべき肝疾患 ······ 338
a. ヘマクロマトーシス ······ 338
b. Wilson 病 ······ 340
附記 針刺し・体液曝露時の対応 ······ 343

VI 胆道・膵疾患 ——— 345

1 胆嚢結石・総胆管結石 ······ 345
2 急性胆嚢炎・急性胆管炎 ······ 350
a. 急性胆嚢炎 ······ 350
b. 急性胆管炎 ······ 352
3 胆嚢ポリープ・胆嚢腺筋腫症 ······ 354
a. 胆嚢ポリープ ······ 354
b. 胆嚢腺筋腫症 ······ 355
4 胆嚢癌 ······ 357
5 胆管癌 ······ 359
6 原発性硬化性胆管炎 ······ 362
7 IgG4 関連硬化性胆管炎 ······ 365
8 急性膵炎 ······ 367
9 慢性膵炎 ······ 373
10 自己免疫性膵炎 ······ 379
11 膵癌 ······ 382
12 膵神経内分泌腫瘍 ······ 387
13 膵管内乳頭粘液性腫瘍 ······ 390
14 その他の膵嚢胞性病変 ······ 393
a. 粘液性嚢胞腫瘍 ······ 393
b. 漿液性嚢胞腫瘍 ······ 394

- **付録** 395
- **索引** 433

略語一覧

A

- **AIH**；autoimmune hepatitis：自己免疫性肝炎
- **AIP**；autoimmune pancreatitis：自己免疫性膵炎
- **AML**；angiomyolipoma：肝血管筋脂肪腫

B

- **B-RTO**；balloon-occluded retrograde transvenous obliteration：バルーン下逆行性経静脈的塞栓術

C

- **CAP**；cytapheresis：血球成分除去療法
- **CDI**；color Doppler imaging：カラードプラ像
- **CMV**；cytomegalovirus：サイトメガロウイルス
- **CoCC**；cholangiolocellular carcinoma：細胆管細胞癌
- **CT**；computed tomography

D

- **DBE**；double-balloon endoscopy：ダブルバルーン内視鏡
- **DLBCL**；diffuse large B-cell lymphoma：びまん性大細胞型B細胞リンパ腫

E

- **EBD**；endoscopic biliary drainage：内視鏡的胆管ドレナージ
- **EBS**；endoscopic biliary stenting：内視鏡的胆管ステント留置術
- **EGIDs**；eosinophilic gastrointestinal disorders：好酸球性消化管障害
- **EIS**；endoscopic injection sclerotherapy：内視鏡的硬化療法
- **EMR**；endoscopic mucosal resection：内視鏡的粘膜切除術
- **ENBD**；endoscopic naso-biliary drainage：内視鏡的経鼻胆管ドレナージ
- **EPBD**；endoscopic papillary balloon dilation：内視鏡的乳頭バルーン拡張術
- **ERCP**；endoscopic retrograde cholangiopancreatography：内視鏡的逆行性胆管膵管造影
- **ESD**；endoscopic submucosal dissection：内視鏡的粘膜下層剥離術
- **EST**；endoscopic sphincterotomy：内視鏡的乳頭切開術
- **EUS**；endoscopic ultrasonography：超音波内視鏡
- **EVL**；endoscopic variceal ligation：内視鏡的静脈瘤結紮術

F

- **FAP**；familial adenomatous polyposis：家族性大腸腺腫症

FMT；fecal microbiota transplantation：糞便微生物叢移植
FNH；focal nodular hyperplasia：限局性結節性過形成

G

GERD；gastroesophageal reflux disease：胃食道逆流症
GIST；gastrointestinal stromal tumor：消化管間葉系腫瘍

H

HAV；hepatitis A virus：A 型肝炎ウイルス
HBV；hepatitis B virus：B 型肝炎ウイルス
HCA；hepatocellular adenoma：肝細胞腺腫
HCC；hepatocellular carcinoma：肝細胞癌
HCV；hepatitis C virus：C 型肝炎ウイルス
HEV；hepatitis E virus：E 型肝炎ウイルス
HNPCC；hereditary nonpolyposis colorectal cancer：遺伝性非ポリポーシス大腸癌
HP；hyperplastic polyp：過形成ポリープ

I

IBD；inflammatory bowel disease：炎症性腸疾患
IBS；irritable bowel syndrome：過敏性腸症候群
ICC；intrahepatic chorangiocarcinoma：肝内胆管癌
IFP；inflammatory fibroid polyp：炎症性類線維性ポリープ
IPCL；intra-epithelial papillary capillary loop：上皮乳頭内ループ状毛細血管
IPMN；intraductal papillary mucinous neoplasm：膵管内乳頭粘液性腫瘍
IRE；irreversible electroporation：不可逆性電気穿孔法

L

LC；liver cirrhosis：肝硬変
LES；lower esophageal sphincter：下部食道括約筋
LOHF；late onset hepatic failure：遅発性肝不全
LST；laterally spreading tumor：側方発育型大腸腫瘍

M

MCN；mucinous cystic neoplasm：粘液性囊胞腫瘍
MDCT；multidetector-row CT
MRI；magnetic resonance imaging：磁気共鳴画像法
MSCT；multi-slice CT

N

NAFLD；non alcoholic fatty liver disease：非アルコール性脂肪性肝疾患
NASH；non alcoholic steatohepatitis：非アルコール性脂肪肝炎
NBI；narrow band imaging：狭帯域光観察
NERD；non-erosive reflux disease：非びらん性逆流症
NOMI；non-occlusive mesenteric ischemia：非塞栓性腸間膜虚血

P

PanNENs;pancreatic neuroendocrine neoplasms:膵神経内分泌腫瘍
PBC;primary biliary cholangitis:原発性胆汁性胆管炎
PDI;power Doppler imaging:パワードプラ像
PEG;percutaneous endoscopic gastrostomy:経皮内視鏡的胃瘻造設術
PEI;percutaneous ethanol injection:経皮的エタノール注入療法
PPI;proton pump inhibitor:プロトンポンプ阻害薬
PSC;primary sclerosing cholangitis:原発性硬化性胆管炎
PTCD;percutaneous transhepatic cholangio drainage:経皮的胆管ドレナージ
PTGBD;percutaneous transhepatic gallbladder drainage:経皮的胆嚢ドレナージ
PWD;pulse wave Doppler:パルスドプラ

R

RFA;radiofrequency ablation:ラジオ波焼灼術

S

SBE;single-balloon endoscopy:シングルバルーン内視鏡
SBP;spontaneous bacterial peritonitis:特発性細菌性腹膜炎
SCN;serous cystic neoplasm:漿液性嚢胞腫瘍
SMT;submucosal tumor:粘膜下腫瘍
SSA/P;sessile serrated adenoma/polyp

T

TACE;transcatheter arterial chemoembolization:肝動脈化学塞栓療法
TIPS;transjugular intrahepatic portosystemic shunt:経頸静脈的肝内門脈大循環短絡術
TSA;traditional serrated adenoma:鋸歯状腺腫

U

UC;ulcerative colitis:潰瘍性大腸炎
US;ultrasonography:超音波検査

第 1 章
症状・症候からの鑑別診断

1 食欲不振 (Poor appetite)

既往歴，随伴症状や陰性所見から消化器以外の疾患を除外する．服用中の薬剤を必ず確認する．

概念
- 飲食物を摂取したいという情動の減弱・消失
- 早期満腹感，恐食症とは異なる．
  ⇒ 早期満腹感：少量の食事での満腹感
  ⇒ 恐食症：摂食に対する恐怖感．心因性，あるいは摂食の際に苦痛を伴うことが契機となる．

病態
- 食欲調節シグナルの変調による（図1）．
- 外来患者の1割以上が食欲不振を訴える．

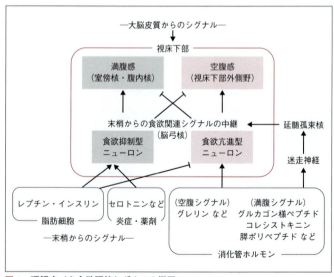

図1　理解すべき食欲調節シグナルの概要

診察の ポイント	● 病的要因以外に生理的要因,環境要因について問診する. ⇒生理的要因:運動,睡眠の状態,妊娠の有無 ⇒環境要因:労働・家庭環境,食事場所,内容 ● 消化器以外の多彩な疾患で出現する症状であり,随伴症状と陰性所見を確認することが極めて重要 ● 服用薬剤の確認:併存疾患,薬剤の副作用チェック ● 顔貌・表情・話し方・動作に注意 ⇒精神・神経疾患の鑑別に必要である.
鑑別の ポイント	● 食欲調節メカニズムの理解は,病態の理解と治療薬選択に有用である(図1). ● 消化器疾患以外でよく遭遇する病態・疾患(表1) ⇒うつ病・抑うつ神経症(精神疾患) ⇒パーキンソン病の初期(神経疾患) ⇒甲状腺機能低下症(内分泌疾患) ⇒低酸素血症(呼吸器・循環器疾患) ⇒尿毒症(腎疾患) ⇒亜鉛欠乏症(味覚障害を伴う) ● 消化器疾患を疑う場合の留意点(表1) ⇒器質的な消化管疾患(炎症性,閉塞性:潰瘍・腫瘍を含む) ⇒機能的な消化管疾患(機能性ディスペプシア)

表1 各疾患を疑う際に診察すべきポイント

疑うべき疾患	確認すべきポイント
薬剤中毒・副作用	ジギタリス,アミノフィリン,ニコチン中毒,覚醒剤,パーキンソン病治療薬,抗うつ薬,抗悪性腫瘍薬,鎮痛解熱薬
精神疾患	性格の変化,無表情,小声,遅い喋り方,不安感,焦燥感,保護者に連れられての来院
神経疾患	自律神経症状・巣症状,最近の外傷
内分泌・代謝疾患	血圧・血糖・体温・体毛の変化,色素沈着,精神・自律神経症状,電解質異常
呼吸器・循環器疾患	胸部所見,慢性的な低酸素血症・胸水を疑わせる所見
腎疾患	尿毒症を疑わせる所見,異常な尿所見,浮腫
悪性腫瘍・血液疾患	各種の随伴症状と検査所見
消化器疾患	病変の主座(消化管,実質臓器,腹膜)の判別

⇒ 器質的な肝胆道疾患（炎症性，腫瘍性）

⇒ 機能的な肝胆道疾患（胆道ジスキネジー）

- 代表的な薬物中毒，副作用を必ず除外する（**表2**）．

  ⇒ 心不全：ジギタリス中毒

  ⇒ 喘息：アミノフィリン中毒

表2 食欲低下を起こしうる薬剤

食欲低下の機序	薬剤
消化管粘膜障害を伴うもの	非ステロイド系消炎鎮痛薬（プロスタグランジン産生低下） 副腎皮質ホルモン剤（粘液減少，プロスタグランジン産生低下，潰瘍修復の遅延） ビスホスホネート系製剤 経口糖尿病薬・抗菌薬（粘膜血流障害） カリウム製剤・鉄剤（粘膜への直接障害）
嘔吐中枢・セロトニン 5-HT$_{3/4}$ 受容体刺激	オピオイド（脳幹のドパミン D$_2$ 受容体活性） 抗癌剤（脳幹，消化管でのセロトニン放出） 選択的セロトニン再取り込み阻害薬（消化管でのセロトニン取り込み阻害） ジギタリス（副交感神経亢進，嘔吐中枢刺激）
便通異常を伴うもの	抗コリン薬（ムスカリン受容体遮断→便秘） オピオイド（アセチルコリン放出，肛門括約筋緊張→便秘） イオン交換樹脂（胆汁酸・水分の吸着→便秘） アルカロイド系抗癌剤（神経毒性→便秘） フッ化ピリミジン・タキサン系抗癌剤（コリン作動性→下痢） 抗菌薬（腸内細菌叢の変化→下痢）
味覚障害を伴うもの	亜鉛キレート能をもつ薬剤（降圧薬，利尿薬，抗結核薬など）

覚えておくべき治療薬

消化管 運動改善	• ドパミン D$_2$ 受容体拮抗薬（ナウゼリン®，ドグマチール®，プリンペラン®，ガナトン®） • オピオイド受容体作動薬（セレキノン®）
食欲増加 作用	• 5-HT$_4$ 受容体拮抗薬（ガスモチン®） 　（☞5頁） • H$_1$ 受容体拮抗薬・抗セロトニン作用（ペリアクチン®） • その他（六君子湯→グレリン分泌促進作用）

2 悪心 (Nausea)・嘔吐 (Vomiting)

既往歴，随伴症状から消化器以外の疾患を除外する．循環器疾患，神経疾患，代謝疾患による症状の場合は緊急性が高い．

概　念
- 胃内容物が逆流し，不随意に体外から放出されること（嘔吐）
- 嘔吐に至る寸前の感覚（悪心）
- 悪心・嘔吐は嘔吐中枢が刺激され，下流の神経経路が活性化されて生じる．

病　態
- 嘔吐中枢への刺激因子としては，大脳皮質経路（感情・精神的要因），前庭器経路，消化管の伸展，肝臓の代謝異常，末梢の機械的刺激（頭頸部，咽頭，心臓，腹膜，骨盤など）が含まれる．
  ⇒消化器疾患（表3）に限らず，多彩な原因で起こる症状である．
- 嘔吐中枢の下流の神経経路としては，ドパミン D_2 受容体，ムスカリン受容体，ヒスタミン受容体，セロトニン受容体がある．
  ⇒治療薬として，上記の受容体拮抗薬が用いられる．

診察のポイント
- 消化器以外の多彩な疾患で出現する症状であり，随伴症状と陰性所見を確認することが極めて重要

鑑別のポイント
- 消化器疾患以外でよく遭遇する病態・疾患（表4）
  ⇒循環器疾患（急性冠動脈症候群，大動脈解離）
  ⇒神経疾患（髄膜炎，脳炎，くも膜下出血，脳出血　脳梗塞，脳腫瘍）
  ⇒内分泌・代謝疾患（糖尿病性ケトアシドーシス，高カルシウム血症，神経性無食欲症，尿毒症）
  ⇒前庭器疾患（良性発作性頭位めまい症，メニエール病，前庭神経炎）
  ⇒眼疾患（急性緑内障）
  ⇒急性緑内障発作（眼疾患）

表3 悪心・嘔吐を伴う消化器疾患の種類

病態	疾患
消化管の閉塞	腫瘍（食道癌，胃癌，小腸癌，大腸癌，非上皮性腫瘍，まれに良性腫瘍でも閉塞をきたすことがある），機械的イレウス，上腸間膜動脈症候群
消化管の運動障害	機能的イレウス，慢性偽性腸閉塞症，アカラシア
消化管の感染	ウイルス性胃腸炎（ノロウイルスなど），急性細菌性腸炎
消化管の粘膜障害	逆流性食道炎，胃・十二指腸潰瘍，クローン病，急性胃粘膜障害
実質臓器障害	急性膵炎，慢性膵炎 急性肝炎，慢性肝炎 胆囊炎，胆管炎

表4 消化器以外の疾患を疑う際に診察すべきポイント

疑うべき病態	確認すべき随伴症状と所見
循環器疾患	
急性冠動脈症候群	胸痛，バイタルサイン
大動脈解離	胸痛，バイタルサイン
神経疾患	
髄膜炎，脳炎	発熱，頭痛，意識障害，Kernig 徴候，項部硬直
くも膜下出血	頭痛，意識障害，Kernig 徴候，項部硬直
脳出血	意識障害，出血部位に関連する神経症状
脳梗塞	意識障害，梗塞部位に関連する神経症状
脳腫瘍	腫瘍に関連する神経症状
内分泌・代謝疾患	
糖尿病性ケトアシドーシス	意識障害，脱水
高カルシウム血症	意識障害，脱水
神経性食思不振症	摂食の低下・拒否，性腺機能低下
尿毒症	呼吸困難，浮腫
前庭器疾患	
良性発作性頭位めまい症	特定の頭位での眼振，回転性めまい
メニエール病	発作時の眼振，耳鳴，難聴
前庭神経炎	持続性の眼振
眼疾患	
急性緑内障	眼痛，視力障害
婦人科関連	
妊娠	妊娠可能年齢であれば必ず確認
泌尿器疾患	
尿管結石	背部痛，腹痛，CVA 叩打痛
腎盂腎炎	発熱，CVA 叩打痛
薬の副作用	オピオイド，抗精神病薬，ジギタリスなどの服薬

⇒ 妊娠に伴うもの
⇒ 泌尿器疾患(尿管結石,腎盂腎炎)
⇒ 薬の副作用

覚えておくべき治療薬

制吐薬	・ドパミン D_2 受容体拮抗薬(ドンペリドン,メトクロプラミド) ・セロトニン 5-HT_3 受容体拮抗薬(グラニセトロン,オンダンセトロン,アザセトロン)
輸 液	大量の嘔吐に伴い,低カリウム血症に至ることもあり,カリウム補正する.

3 嚥下障害 (Dysphagia)

> 嚥下障害の生じている部位，嚥下障害が起こる状況，嚥下障害に伴う他の症状，進行具合の評価が重要である．嚥下障害は全身的疾患の1つの症状として現れることが多い．

概　念
> 嚥下とは食物や液体を口腔から食道を経て胃内に送り込む一連の過程をいい，この障害が嚥下障害である．

病　態
- 口腔での嚥下障害，咽頭での嚥下障害，食道での嚥下障害に分けられる．
- 物理的な狭窄による器質的障害と蠕動異常や括約筋弛緩不全による機能的障害がある．

診察のポイント
- 嚥下障害は全身的疾患の1つの症状として現れることが多く，全身診察が重要
- 甲状腺腫大の有無を確認する．
- 神経筋疾患や強皮症，類天疱瘡など皮膚粘膜疾患の有無を確認する．

鑑別のポイント
- 狭窄部位と症状が一致しないことがある．
- 嗄声が嚥下障害に先行すれば，原発病巣は喉頭である．
- 嗄声が嚥下障害の進行後に起これば，悪性腫瘍による反回神経麻痺が疑われる．
- 固形食で起こる場合では器質的障害を意味し，固形食と液体いずれでも常に嚥下障害が起こる場合では機能的障害を強く示唆する（強皮症患者の場合，機能的障害にもかかわらず，主に固形食で嚥下障害をきたすことがある）．
- AIDS患者など免疫抑制状態では，*Candida*属，単純ヘルペスウイルス，サイトメガロウイルスなどによる日和見感染症やリンパ腫などの腫瘍を考慮する．

	● アレルギー性疾患と好酸球性食道炎は合併しやすい.
検 査	● 口腔もしくは咽頭での嚥下障害を疑う場合,嚥下造影検査が選択される.
	● 食道での嚥下障害が疑われる場合,上部消化管内視鏡が最も有効な検査である.
	● 食道内圧測定は,嚥下障害の原因が内視鏡検査では十分にわからないときや,食道運動障害が疑われるときに行う.
	● バリウム造影法はアカラシアの症例において役立つ.
	● 悪性腫瘍や食道外部からの圧排(大動脈瘤,縦隔腫瘍など)の診断,治療方針決定にはCT検査や超音波内視鏡が有用
対 応	● 神経疾患による嚥下障害の場合,リハビリテーションや食物の粘稠度(ちょう)を変えることで誤嚥のリスクを減らす.
	● バルーンによる内視鏡的食道拡張が効果的な場合があるが,出血や穿孔などのリスクを考慮する必要がある.
	● 重症の場合は胃瘻造設が選択肢となる.

4 胸やけ (Heartburn)

> 胸やけの把握は，症状の有無の聴取ではなく，具体的な表現を交えた問診が重要

定義
頸部に向かって放散し，食事や姿勢変化で増強する前胸部下部正中の灼熱感

- 胃食道逆流症 (GERD：gastroesophageal reflux disease) の典型的な症状

問診のポイント
- 「胸やけ」の理解は人それぞれ (医師−患者間の GERD 症状における重症度評価に差がある).
  ⇒「症状の有無」の聴取ではなく，具体的な表現を交えた問診が重要！（F スケールや出雲スケールなどの問診表を利用するのが有効）
- GERD の典型的症状：胸やけと呑酸
- GERD の非典型的な随伴症状：呼吸器症状 (慢性咳嗽, 喘息), 咽喉頭症状 (咽喉頭違和感, 嗄声)

鑑別すべき疾患
GERD, 食道裂孔ヘルニア, 食道アカラシア, 食道癌, 噴門部胃癌, 好酸球性食道炎, 強皮症, 胃潰瘍, 胃切除後, 幽門狭窄, 慢性膵炎, 機能性ディスペプシア, 機能性胸やけ, 食道平滑筋攣縮, ナットクラッカー食道, 薬物性食道炎, うつ病, 神経症, 虚血性心疾患など

治療のポイント
- GERD に対する治療薬
  ⓐ 酸分泌抑制薬〔PPI (プロトンポンプ阻害薬), ヒスタミン H_2 受容体拮抗薬〕
  ⓑ 粘膜保護薬
  ⓒ 消化管運動促進薬
  ⓓ 抗ペプシン薬

ⓔ 制酸薬
- PPI による症状改善率 90% 以上
  ⇒ 薬物治療の第一選択
- PPI の 1〜2 週間の試験的投与（PPI テスト）で症状の改善があれば，GERD と診断できる．
- PPI に抵抗性の GERD
  ⇒ 消化管運動改善薬，漢方薬（六君子湯，半夏厚朴湯）などを試してみる．

> **PLUS ONE** GERD と NERD
> - GERD は，びらん性 GERD（逆流性食道炎）と非びらん性 GERD（NERD）に分けられ，NERD（non-erosive reflux disease）とは食道炎を伴わない非びらん性逆流症である．
> - 「GERD＝NERD＋逆流性食道炎」の関係．

5 腹痛（Abdominal pain）・急性腹症（Acute abdomen）

> 激しい腹痛と血圧が安定しない場合では丁寧に問診する時間がない.
> ⇒ 必要最小限の病歴を聴取して，緊急処置が必要な下記の疾患の可能性を検討
> - 腹部大動脈瘤破裂/解離，腸間膜動脈閉塞症
> - 消化管穿孔
> - 異所性妊娠
> - 腸閉塞
> - 急性膵炎
> - 急性心筋梗塞
>
> 最小限かつ有効な情報を得るために「SAMPLE」が提唱されている.
> S … signs and symptoms：痛みの部位・徴候
> A … allergies：アレルギー
> M … medications：服用薬剤
> P … past medical history：既往歴
> L … latest meal：直前の食事内容
> E … events leading up to the illness：痛みの誘因

定 義

腹痛とは腹部に自覚する疼痛の総称. 痛みの種類には体性痛・内臓痛・関連痛・心因性疼痛がある. **急性腹症**とは，急激な腹痛のなかで緊急手術を含む迅速な対応を要する腹部疾患群のこと

疫 学

- 腹痛を主訴とする受診者の割合（救急外来）：5〜10％
- 重症症例の頻度：致死的→ 0.5％未満，重篤（手術例を含む）→約20％
- 急性腹症で頻度の多い疾患
  男性 … 腸炎（12％），虫垂炎（9％），腸閉塞（9％），腹膜炎（6％），胆石症（6％），憩室炎（4％），胃潰瘍（4％），尿路結石（3％），胃・十二指腸炎（2％）

女性 … 腸炎（11％），腸閉塞（8％），子宮・卵巣の腫瘍（8％），虫垂炎（7％），子宮・卵巣の炎症（7％），腹膜炎（5％），子宮・卵巣の非炎症性疾患（4％），妊娠関連疾患（3％），胆石症（3％）

- 急性腹症の年齢的特徴
  男性 … 60歳以上で腸閉塞，胆石症が増加，腸炎，虫垂炎が減少
  女性 … 60歳未満に子宮・卵巣関連が多い．60歳以上で腸閉塞，胆石症が増加，腸炎，虫垂炎が減少

腹部診察
- 剣状突起から鼠径部まで十分露出した状態で行う．
- 圧痛部の近傍に病変が存在する．
- **腹膜刺激症状**とは，腹膜に波及した炎症によって誘発される徴候
  直接的手技 … 筋性防御，筋硬直，反跳痛※，打診痛
  間接的手技 … 踵落とし衝撃試験，咳嗽試験
  ※反跳痛は詐病・仮病を否定できる有効な手技でもあるが，患者の苦痛が大きいため打診痛のチェックが勧められる．
- 胆石発作や尿路結石では，苦悶様で身をよじる行動
- 高齢者では，病状と比べて腹痛や腹膜刺激症状が乏しいことが多い．

表5 右上腹部痛の鑑別すべき疾患

消化器系疾患	胆嚢炎，胆石症，胆管炎，大腸炎，憩室炎，虫垂炎，肝膿瘍，肝癌，大腸炎（感染性・虚血性），胃潰瘍，十二指腸潰瘍，膵炎
血管系疾患	急性冠症候群，心筋炎，心内膜炎，心外膜炎，大動脈解離，上腸間膜動脈解離
尿路系疾患	腎結石症，腎盂腎炎，尿管結石，腎梗塞
右腎，副腎疾患	腎梗塞，副腎梗塞，腎盂腎炎，腎結石症，尿管結石
その他	呼吸器疾患（肺炎，肺塞栓，膿胸），Fitz-Hugh-Curtis症候群

表6 心窩部痛の鑑別すべき疾患

消化器系疾患	胃潰瘍，十二指腸潰瘍，腸閉塞，大腸炎，憩室炎，虫垂炎，胆嚢炎，胆石症，胆管炎，肝膿瘍，肝癌，大腸炎（感染性・虚血性），膵炎
血管系疾患	急性冠症候群，心筋炎，心内膜炎，心外膜炎，大動脈解離，上腸間膜動脈解離，上腸間膜動脈閉塞
尿路系疾患	腎結石症，腎盂腎炎，尿道結石，腎梗塞，副腎梗塞
その他	呼吸器疾患（肺炎，肺塞栓，膿胸）

表7 左上腹部痛の鑑別すべき疾患

消化器系疾患	食道破裂，食道炎，食道痙攣，胃潰瘍，急性胃炎，脾梗塞，脾破裂，脾腫瘍，脾捻転，憩室炎，虚血性腸炎，腸閉塞，左側虫垂炎，膵炎，仮性膵嚢胞，脾癌
血管系疾患	急性冠症候群，心筋炎，心内膜炎，心外膜炎，大動脈解離，上腸間膜動脈解離，上腸間膜動脈閉塞
左腎・副腎疾患	腎梗塞，副腎梗塞，腎盂腎炎，腎結石症，尿管結石
その他	左胸郭内疾患（左下肺肺炎，左気胸，左膿胸）

表8 右下腹部痛の鑑別すべき疾患

消化器系疾患	虫垂炎，大腸炎（感染性・虚血性），大腸憩室炎，炎症性腸疾患，過敏性腸疾患，胆嚢炎，膵炎，鼠径ヘルニア
尿路系疾患	前立腺炎，精巣上体炎，尿管結石症，尿路感染症
婦人科疾患	異所性妊娠，子宮内膜炎，卵巣出血，卵巣嚢胞破裂，卵巣茎捻転，子宮筋腫，骨盤腹膜炎，付属器膿瘍（卵管・卵巣膿瘍），付属器炎
血管系疾患	動脈解離，動脈瘤破裂
その他	腸腰筋腫瘍，後腹膜出血

表9 下腹部痛の鑑別すべき疾患

消化器系疾患	虫垂炎，大腸炎（感染性・虚血性），大腸憩室炎，炎症性腸疾患，過敏性腸症候群
尿路系疾患	膀胱炎，尿管結石症，腎盂腎炎，尿閉
婦人科疾患	異所性妊娠，子宮筋腫，卵巣腫瘍，卵巣茎捻転，骨盤腹膜炎，子宮内膜炎，筋層炎

表10 左下腹部痛の鑑別すべき疾患

消化器系疾患	便秘，腸閉塞（ヘルニア嵌頓を含む），大腸癌，大腸炎（感染性，虚血性），炎症性腸疾患，大腸憩室炎
泌尿器科疾患	前立腺炎，精巣上体炎，尿管結石症，尿路感染症
婦人科疾患	異所性妊娠，子宮内膜炎，卵巣出血，卵巣嚢胞破裂，卵巣茎捻転，子宮筋腫，骨盤腹膜炎，付属器腫瘍（卵管・卵巣腫瘍），付属器炎
血管系疾患	動脈解離，動脈瘤破裂
その他	腸腰筋腫瘍，後腹膜出血

表11 臍周囲の腹痛で鑑別すべき疾患

消化器系疾患	急性虫垂炎（初期症状），小腸の急性閉塞，単純な腸の疝痛，膵炎
血管系疾患	腸間膜動脈閉塞症，冠動脈症候群，腹部大動脈瘤，内臓動脈解離
その他	脊髄癆，急性緑内障による腹痛，尿膜管遺残症

表12 腹部全体の疼痛で鑑別すべき疾患

血管系疾患	腹部大動脈瘤破裂，腹部大動脈解離，腸間膜動脈閉塞症，腸間膜静脈血栓症
消化器系疾患	消化管穿孔，消化管閉塞（絞扼性），急性胃炎，急性腸炎，臓器破裂，膵炎
内分泌代謝系疾患	糖尿病性ケトアシドーシス，アルコール性ケトアシドーシス，急性ポルフィリン症
その他	中毒（鉛，ヒ素など），アレルギー性紫斑病，両側肺炎など

6 吐血（Hematemesis）・下血（Melena）・血便（Hematochezia/Bloody stool）

- 消化管出血ではショックに陥ることがあるので，速やかな初期診療が重要！
- 丁寧な問診から出血部位や出血性疾患を絞り込む．大量吐血や高齢者の場合では，誤嚥予防のため側臥位にする．

定　義

吐血：Treitz靱帯までの上部消化管に生じた出血が鮮血・コーヒー様残渣として嘔吐されるもの
下血：黒色便またはタール便が排出されること．上部消化管からの出血を示唆する所見だが，下部消化管出血でも腸管内に長く停滞した場合には黒色を呈する．
血便：主に左半結腸より肛門側からの出血で，赤い新鮮血を呈する．

疫　学

- 発生頻度：人口10万人あたり約100人程
- 死亡率：約10％（←高齢化の影響）

初期診療

- 消化管出血ではショックに陥ることがある．
  ⇒初期診療と治療（内視鏡治療など）を速やかに行うことが重要！（図2）
- 丁寧な問診から出血部位や出血性疾患を絞り込む．
  【病歴聴取のポイント】
  ① 出血の性状：出血量，性状，誘因
  ② 既往歴：消化性潰瘍，癌，肝・腎・心・脳血管・血液疾患など
  ③ 随伴症状：発熱，腹痛，悪心・嘔吐，下痢など
  ④ 服薬歴：抗血栓・凝固薬，NSAIDs，ステロイド，抗菌薬など
  ⑤ 飲酒歴
- 貧血や出血量の評価としてHb値・Ht値は有用であるが，病態が数値に反映されるまで12〜24時間の時間差がありうる．

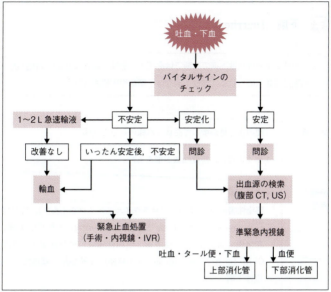

図2 消化管出血に対する初期診療

- 大量吐血や高齢者の場合では，誤嚥予防のため側臥位にする．
- 下部消化管出血のチェックは，まず直腸診！
- 以前は「上部消化管出血では胃管挿入し胃洗浄」が行われていたが，以下の理由から近年では行われなくなった．
  ① 内視鏡機器・処置具の発達から胃内に残渣や凝血塊があっても止血処置ができる．
  ② 胃管挿入や胃洗浄による誤嚥のリスク
  ③ 胃洗浄による再出血の誘因

注意すべきポイント

- 「吐血，下血」と聞いても，消化管出血とは限らない．
  ⇒ 鼻出血，口腔内出血，喀血，性器出血などの場合もある．
- 病歴の不明な症例では，慌てて緊急内視鏡を行わない．
  ⇒ 胸腹部単純X線やCTから肺疾患や心疾患をチェック
- 吐血，下血が少量であっても油断は禁物
  ⇒ その後に突然の大量出血の危険性がある．

7 下痢 (Diarrhea)

> **糞便の細菌培養**は急性下痢の診断では必須！ 急性下痢では迅速な原因推定と初期治療が求められる．慢性下痢では丁寧な原因検索を行う．

定 義
便の水分量が増して泥状〜水様になった状態

- 多くの場合，排便回数が増える．

分類と疾患

- 急性下痢
感染性腸炎〔ウイルス性（ロタウイルス・ノロウイルス），細菌性（*Campylobacter jejuni*, *Salmonella enterica* など），真菌，寄生虫・原虫など〕，食中毒，虚血性腸炎，偽膜性腸炎，急性GVHD (graft-versus-host disease：移植片対宿主病)，薬剤性
- 慢性下痢
① 機能障害（過敏性腸症候群，暴飲暴食，アルコール多飲，寝冷え，心因性）
② 腸疾（クローン病，潰瘍性大腸炎，腸結核，放射線性腸炎，偽膜性腸炎，憩室炎，慢性細菌性腸炎，寄生虫感染，赤痢アメーバなど）
③ 吸収不良症候群
④ 薬剤（PPI による collagenous colitis など）
⑤ 食物アレルギー
⑥ 手術既往：胃切除後，小腸切除後，迷走神経切除術後
⑦ 慢性膵炎
⑧ 内分泌疾患（甲状腺機能亢進症，副甲状腺機能低下症，糖尿病，Addison 病，Zollinger-Ellison 症候群，WDHA 症候群，カルチノイド症候群）
⑨ 腫瘍（悪性リンパ腫，大腸癌など）
⑩ その他：アミロイドーシス，乳糖不耐症，ショ糖分解酵素欠損など

問診の ポイント	① 下痢の回数 ② 便の性状 (外観, 量, 臭気) ③ 発症形式 (急性, 慢性) ④ 経過 (進行性, 間欠的) ⑤ 増悪あるいは寛解因子 (食事, 服薬との関連) ⑥ **随伴症状 (悪心・嘔吐, 腹痛, 発熱, 便意の変化, 体重減少) の有無** ⑦ 生活歴 (海外渡航歴, 職歴, 飲酒歴) ⑧ 薬物服用 (下剤, 鎮静薬, 抗菌薬) ⑨ 既往歴 (開腹手術, アレルギー疾患, 膠原病, 尿毒症, 糖尿病, 甲状腺機能亢進症など) ⑩ 集団発生の有無
鑑別診断	● 糞便の細菌培養は急性下痢の診断では必須である (図3).

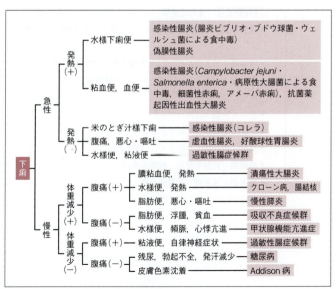

図3 下痢をきたす主な疾患の鑑別診断

- **血性下痢**
  ⇒感染性腸炎（腸チフス菌，*Campylobacter jejuni*，*Salmonella enterica*，病原大腸菌など），腸重積，虚血性腸炎，抗菌薬起因性大腸炎など
- **粘血便**
  ⇒潰瘍性大腸炎，感染性腸炎など
- **脂肪便**（悪臭，粥状，粘着性の便）
  ⇒吸収不良症候群，慢性膵炎など

治療

- 急性下痢の多くは感染性腸炎のため，適切な輸液・水分補給で治癒する．
- 下痢は有害物質を排除する自己防御の現象の場合が多い．
  ⇒止痢薬は病原体の排出を遅らせ，状態を悪化させる可能性がある．
  ⇒急性下痢の止痢薬投与について，その安全性を考慮する．

PLUS ONE　主な止痢薬

- 腸管運動抑制薬：ロペミン®，コデインリン酸，セレキノン®
- 吸着薬：アドソルビン®（ケイ酸アルミニウム），ガスコン®
- 収斂薬：タンナルビン®（タンニン酸アルブミン），ビスマス®
- 抗コリン薬：ブスコパン®
- $5\text{-}HT_3$受容体拮抗薬：イリボー®
- 高分子重合体：コロネル®，ポリフル®
- 整腸薬：乳酸菌製剤，酪酸菌製剤
- 漢方薬：五苓散，半夏瀉心湯

8 便秘 (Constipation)

慢性便秘の鑑別で器質性疾患の除外は重要．続発性の便秘（パーキンソン病や甲状腺機能低下症など）も念頭に置く．

定　義

> 大腸内に便が貯留し，腹部不快感を伴う状態

- 統一された定義はないが，臨床研究などで国際的によく用いられているのが Rome Ⅳ 診断基準（表13）である．

表13 機能性便秘の RomeⅣ診断基準（2016）

以下の2項目の特徴を示す．
1. 排便困難によるカみ ≧排便の25%
2. 硬便または兎糞状態 ≧排便の25%
3. 残便感 ≧排便の25%
4. 直腸肛門の閉塞感 ≧排便の25%
5. 排便時の用手努力 ≧排便の25%
6. 排便回数 <3回/週
- 下剤を使わない限り軟便はまれ
- 過敏性腸症候群の診断基準を満たさない．

少なくとも診断の6か月以上症状が出現し，最近3か月は基準を満たす必要がある

臨床像

- 国民の約30%に便秘症状を有する．
- 年齢別では若年層では女性に多く，高齢になるに従い性差が小さくなる（図4）．
- 排便回数の減少は腹部膨満や腹痛，硬便による排便困難（残便感，排便時の会陰の不快感，頻回便など）を引き起こす．

分　類

- 機能性便秘の分類（結腸通過時間の異常と直腸肛門機能の異常の観点から）（図5）
  ① normal transit type（結腸通過時間正常型）
  ② outlet obstruction type（便排泄障害型）
  ③ slow transit type（結腸通過時間遅延型）
  ※「弛緩性便秘・痙攣性便秘・直腸性便秘」の分類は世界標準で

22　第1章　症状・症候からの鑑別診断

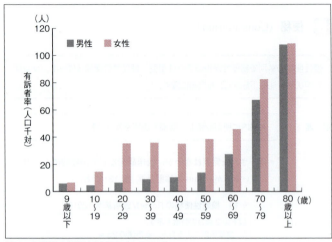

図4　年齢別の便秘有訴者率（人口千対）
（平成28年　国民生活基礎調査より）

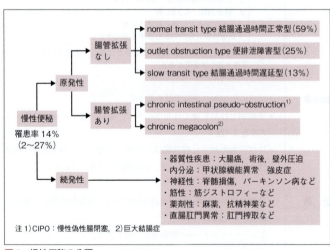

注1）CIPO：慢性偽性腸閉塞，2）巨大結腸症

図5　慢性便秘の分類

診察の ポイント	- 慢性便秘の鑑別で重要なのは器質性疾患の除外（特に大腸癌などの悪性疾患は常に念頭に置く） 　⇒50歳以上の便秘患者には貧血や血便がないかの問診は重要！ - パーキンソン病や甲状腺機能低下症でも便秘を呈する． 　⇒便秘の診察には続発性の便秘の鑑別も大切
治　療	生活習慣の改善指導 ⇒「食生活（水分摂取と食物繊維摂取）」「排便姿勢」「運動」

> **PLUS ONE**　主な緩下薬
> - 浸透圧性下剤：酸化マグネシウム（マグラックス®，マグミット®），ラクツロース（モニラック®）
> - 刺激性下剤：プルゼニド®，アローゼン®，ヨーデル®S，ラキソベロン®，大建中湯，ヒマシ油
> - クロライドチャネル：アミティーザ®
> - グアニル酸シクラーゼC受容体：リンゼス®
> - 胆汁酸トランスポーター阻害剤：グーフィス®
> - 腸管蠕動促進剤：ガスモチン®
> - 高分子重合体：コロネル®，ポリフル®
> - 浣腸・坐剤：グリセリン浣腸，新レシカルボン®，テレミンソフト®

9 黄疸 (Jaundice)

> 肝細胞性黄疸と閉塞性黄疸による直接型優位の黄疸が頻度として多い．超音波検査によって閉塞性黄疸と肝硬変を容易に診断できる．

定 義　血中ビリルビン値 (Bil) が上昇し，皮膚や粘膜にビリルビンが沈着し黄染した状態．血中総ビリルビン値 (T-Bil) が 2～3 mg/dL を超えると眼球結膜の黄染が明らかになる（**顕性黄疸**）．

初期症状
- **眼球結膜の黄染**
  ⇒ ビリルビンが弾性線維と親和性が高いため
- **尿濃染**
  ※角質の厚い掌や足の裏から黄染は始まらない．
- 黄疸の鑑別を**図6**に示す．

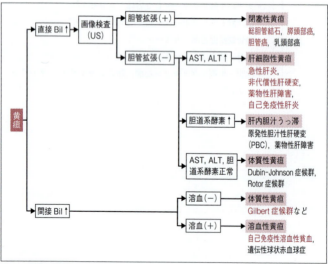

図6　黄疸の鑑別

> **PLUS ONE** 柑皮症
> - ミカンなどに含まれるカロテンの過剰摂取により皮膚が黄染する病態
> - 初期症状として,角質の厚い掌や足の裏に黄染を生じやすい.
> - 「眼球結膜は黄染しない」ことが黄疸との鑑別点

a. 閉塞性黄疸 (Obstructive jaundice)

病 態	胆汁の排泄路である胆管が狭窄・閉塞して起こる黄疸
検 査	[血液] **T-Bil↑**,**直接 Bil↑**,胆道系酵素(ALP,γ-GT)↑,Chol↑,PT 延長 [尿] ウロビリノーゲン(−),Bil(+) [糞便] 灰白色便,脂肪便 [US・CT・MRCP] 胆管の閉塞部位と拡張所見
鑑別診断	・良性…総胆管結石,Mirizzi 症候群,腫瘤形成性膵炎,良性胆道狭窄 ・悪性…胆管癌,膵頭部癌,乳頭部癌,胆嚢癌の胆管浸潤,肝癌の肝門部浸潤,リンパ節転移による圧迫閉塞
治 療	■胆管炎を併発している場合 早急な減黄処置(☞ 138, 140 頁)

b. 肝細胞性黄疸 (Hepatic jaundice)

病 態	肝細胞の障害によって起こる黄疸

- 肝実質性黄疸ともよぶ.
- 直接 Bil の排泄障害
  ⇒直接 Bil ↑

- グルクロン酸抱合の障害
  ⇒ 間接 Bil ↑

検　査

[血液] T-Bil↑，直接 Bil↑ or →，胆道系酵素 (ALP，γ-GT) ↑，Alb↓，Chol↓，PT 延長
[尿] ウロビリノーゲン (+)
[US] 胆管拡張を認めない！

鑑別診断

急性・劇症肝炎，非代償性肝硬変，薬物性肝障害，自己免疫性肝炎，アルコール性肝障害，NASH (非アルコール性脂肪肝炎：non-alcoholic steatohepatitis) など

治　療

対症療法が中心

1) 全身管理
   ⓐ 輸液
   ⓑ 感染対策 (予防的な抗菌薬の投与)
   ⓒ 肝庇護療法・脳症対策

2) 凝固因子の補充およびビリルビンの除去
   - 新鮮凍結血漿の投与
   - 血漿交換

3) 急性肝不全における肝細胞壊死抑制

   ステロイドパルス療法

c. 溶血性黄疸 (Hemolytic jaundice)

病　態

溶血によって間接 Bil が上昇して起こる黄疸

検　査

[血液] 間接 Bil↑，網赤血球↑，ハプトグロビン↓
[尿・糞便] ウロビリノーゲン↑

鑑別診断

自己免疫性溶血性貧血，遺伝性球状赤血球症，サラセミア，人工弁など

10 腹水（Ascites）

食欲低下，食後に増強する腹部膨満，悪心・嘔吐，下痢などが主症状．浮腫や体重増加を伴うことが多い．**肝不全，心不全，腎不全，癌など重大な疾患**が存在する徴候である．

概念	腹腔内かつ腸管外の生理的な範囲を越えた液体貯留

病態	漏出性（transdate）と滲出性（exudate）に分かれる（**表14**）． 漏出性：低アルブミン血症，門脈圧亢進，腎機能低下，低栄養などによる水分の漏出が主体 滲出性：腹膜の炎症や腹膜播種による血管透過性の亢進が主体

診察のポイント	● 腹壁膨満，波動にて疑う ● 問診や病歴の確認が重要 　→癌の既往があれば，癌性腹膜炎を疑う ● くも状血管腫，黄疸，女性化乳房，手掌紅斑，羽ばたき振戦，下腿浮腫などの有無

表14 漏出性腹水と滲出性腹水の鑑別

	漏出性腹水	滲出性腹水
液体性状	黄色透明	混濁，膿性，血性
細胞数	少ない	さまざま
細胞診	陰性	癌性腹膜炎で陽性
LDH	低値	高値
SAAG*	1.1 g/dL 以上	1.1 g/dL 以上未満
培養	陰性	細菌性腹膜炎にて陽性
主な疾患	肝硬変，門脈圧亢進症，門脈腫瘍栓，心不全，腎不全，ネフローゼ症候群，低栄養	癌性腹膜炎，細菌性腹膜炎，結核性腹膜炎，急性膵炎

*SAAG＝血清アルブミン－腹水アルブミン

表15　各疾患を疑う際に診察すべきポイント

疑うべき疾患	確認すべきポイント
肝硬変	輸血歴，家族歴（B型肝炎），飲酒歴，くも状血管腫，女性化乳房，手掌紅斑，肝性脳症，下腿浮腫
心不全	座位での頸静脈怒張，起坐呼吸，超音波検査で下大静脈・肝静脈拡張
腎不全，ネフローゼ	尿量減少，高血圧，尿毒症症状
癌性腹膜炎	問診にて癌の既往，微熱持続，るい痩

診断のポイント

- ⇒肝硬変所見が随伴していれば，まず肝性の腹水を疑う．
- **超音波検査にて存在診断は容易**
- 腹水の多寡の評価にはCT検査が優れ，腹膜播種病変も検出可能
- 腹腔穿刺を行い腹水の成因を精査する．

腹水の治療

- **原疾患の治療が原則**
- 非代償性肝硬変に伴う腹水（肝性腹水）の治療は食事療法や薬物療法から開始する．

肝性腹水に対する主な治療

1) 食事療法

- 水分制限（500〜700 mL/日以下）
  ⇒体重測定し，脱水に注意
- 塩分制限（6 g/日以下）

2) 薬物療法

- ループ利尿薬：ラシックス® 10〜100 mg/日
- 抗アルドステロン薬：アルダクトン® 25〜100 mg/日
- ラシックス®＋アルダクトン®で効果不十分時：トルバプタン（サムスカ® 3.75〜15 mg/日）追加
  ⇒サムスカ®併用時は，脱水予防のため，水制限をやや緩和してよい．

3）成分輸血

- アルブミン輸血：20〜25％アルブミン 50 mL×2 輸注にて血中の膠質浸透圧上昇を図る．
- 利尿剤併用：ラシックス® 20 mg 静注併用が効果増強

4）腹水排液

腹腔穿刺排液
⇒短時間に一度に大量に排液すると，血管内脱水をきたし，肝性脳症や血圧低下・腎前性腎不全に至ることがあるので注意（アルブミン輸血の併用が有効）

5）その他

- 腹水濃縮再静注：採取した腹水を透析膜で濃縮し，再静注
  ⇒腹水排液による血管内脱水や蛋白質喪失を避けることができる．
- デンバー・シャント：腹腔内から皮下トンネルを介して右鎖骨下静脈まで通じるカテーテルを留置し，腹水を静脈に還流させる手法（☞ 303 頁）
  ⇒SBP の合併なく，腹水中エンドトキシン陰性が必要条件

PLUS ONE 特発性細菌性腹膜炎（SBP：Spontaneous bacterial peritonitis）

- 腹水を伴う非代償性肝硬変に合併する腹膜炎
- 腸管内の細菌に由来，あるいは他臓器の感染
  ⇒敗血症が先行して SBP を合併する場合もある．
- 起炎菌：Gram 陰性の大腸菌や肺炎桿菌，および Gram 陽性の肺炎連鎖球菌が多い．
  ⇒培養での検出率は低く，培養陰性でも否定できない．
- 腹水中多核白血球数＞250/mm³ 以上で疑い，抗菌薬投与を開始する．
  ⇒致死率が高く，培養結果を待たず，広域セフェム系抗菌薬（セフォタキシム 2〜4 g/日）の投与を開始

11 腹部腫瘤 (Abdominal mass)

> 触知できる大きな下腹部腫瘤は婦人科疾患であることが多い．疼痛を伴う拍動性の腹部腫瘤は腹部大動脈瘤破裂の前兆

定　義　　腹部の"しこり"として触れるものの総称

疾　患
(1) 腫瘍性疾患
   子宮筋腫，卵巣囊腫，卵巣腫瘍，子宮体癌，消化管間葉系腫瘍（GIST），(巨大な) 後腹膜腫瘍 (悪性リンパ腫など)，他
(2) 炎症性疾患
   急性虫垂炎，憩室炎，クローン病，急性胆嚢炎，膵仮性嚢胞，腹部結核症，他
(3) ヘルニア疾患
   鼠径ヘルニア，大腿ヘルニア，臍ヘルニア，腹壁ヘルニア，他
(4) 血管性病変
   腹部大動脈瘤，腹壁静脈怒張，他
(5) 腹腔内臓器の腫大
   肝腫大，脾腫，胆嚢腫大，多発性囊胞腎，遊走脾，馬蹄腎，他
(6) 腸管の触知
   腸重積，腸閉塞，便秘，他
(7) 皮下病変
   脂肪腫，尿膜管遺残症，皮下膿瘍，異所性子宮内膜症，他

第2章
検体検査・画像検査・治療手技の要点

A 検体検査の読み方

B 画像検査―手技と読み方

C 治療手技の実際とコツ

- I 消化管領域
- II 肝臓領域
- III 胆道・膵臓領域

A 検体検査の読み方

1 系統別臨床検査の進め方

a. 感染症が疑われる場合

感染症診断の臨床検査（図1）
- (1) 感染症であるかどうかを知る病態検査
- (2) 起炎微生物は何かの病因検査

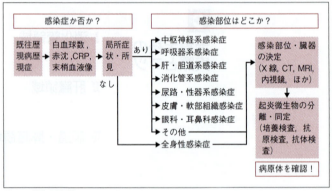

図1 感染症診断のフローチャート

第1次スクリーニング検査

1) 白血球(WBC)と血液像の変化

- 一般に臨床症状の程度とWBC増加は並行
- 細菌感染症（特に化膿性）…WBC↑，好中球↑，好中球の核左方移動
- 重篤な感染症，高齢者ではWBCや好中球は増加しにくい．
- ウイルス感染症…感染症状が明らかな一方でWBCや好中球の増加が少ない．

- ウイルス感染症の急性期ではリンパ球増多
- 結核，サルモネラ，細菌性赤痢で相対的単球増加

2) CRPの変化
- CRP上昇は感染・炎症・組織崩壊時にみられ，疾患特異性は示されない．
- 細菌感染：炎症の程度を反映
- ウイルスや真菌感染症：陰性もしくは軽度上昇

3) 血清アミロイドA(SAA)の変化
- 急性反応性蛋白質で炎症マーカーの1つ（ただし，SAAをCRPと併せて測定した場合は，主なもののみ算定）
- ウイルス感染症でも陽性となる．

4) プロカルシトニン(PCT)の変化
- 全身感染症（特に細菌感染）で上昇
- ウイルス感染症，自己免疫疾患，アレルギー疾患，局所の細菌感染ではほとんど上昇しない．
- CRPと比較して立ち上がりが早い（反応時間：PCT vs. CRP=2〜4時間：6時間）．
- 敗血症の重症度の指標として有用

5) 赤沈の変化
- 炎症の非特異的反応
- 赤沈の変化はCRPより遅れて起こる．
- 自己免疫疾患などさまざまな要素に影響を受けるため補助的項目の位置づけ

確定診断のための検査

感染症の確定診断には起因病原体の検出が必要（ただし，検出された菌が起因菌とは必ずしもいえない ⇒ 臨床像と併せて判断する）

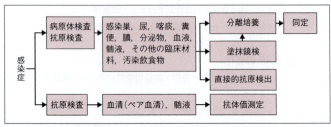

図2 感染症の病原診断のフローチャート
〔河合忠, 他(編):臨床検査のABC. 日本医師会, 1994, p.20 より作成〕

b. 肝障害が指摘された場合

基本的検査の考え方

肝の病態を反映する検査を中心に評価していく.

病態分類
(1) 肝細胞の変性・壊死:AST, ASL, LDH
(2) 肝細胞の機能障害(予備能)
　　ⓐ 合成能:Alb, PT, ChE, 総コレステロール(TC)
　　ⓑ 解毒, 排泄機能の検査:ICG試験, アンモニア
(3) 胆汁うっ滞, 閉塞:ALP, Bil, γ-GTP

表1 肝病態と関連する検査項目

	検査項目	動向	考えられる疾患
肝細胞障害を反映	AST・ALT, LDH, Bil, アンモニア	↑	劇症肝炎, ウイルス性肝炎, 薬物性肝炎, 肝硬変, アルコール性肝炎
肝細胞の合成能障害を反映	Alb, TC, ChE, PT	↓	劇症肝炎, 肝硬変, 低栄養など
肝での取り込み・排泄障害を反映	ICG試験 15 分値	↑	慢性活動性肝炎, 肝硬変
胆汁うっ滞を反映	ALP, γ-GTP, TC, Bil	↑	胆石症, 閉塞性黄疸, 膵頭部癌など
肝線維化の程度を反映	Ⅳ型コラーゲン, ヒアルロン酸, P-Ⅲ-P	↑	肝硬変
肝細胞の癌化を反映	AFP, AFP-L$_3$, PIVKA-Ⅱ	↑	肝細胞癌

2 検査項目各論

a. 生化学検査

トランスアミナーゼ：AST (GOT)・ALT (GPT)

意 義	肝細胞内で合成される酵素で，肝細胞の破壊によって血中に逸脱して高値となる．

局 在
- **ALT は肝細胞に多く局在**するが，その他，腎や心筋にも存在
- AST は肝臓の他に，心筋，骨格筋，腎，膵，肺にも存在
  ⇒ **AST・ALT・LDH の比較**で肝由来かどうか推測

動 態
AST の半減期 12 時間＜ALT の半減期 30 時間
⇒ 肝細胞破壊の極期をすぎれば，AST のほうが速やかに低下

異常値と
なる病態
- 急性肝炎，慢性肝炎，肝細胞障害型薬物性肝障害で高値
- アルコール性肝障害，肝硬変，うっ血肝では AST＞ALT
- 胆管炎や閉塞性黄疸でも肝細胞の炎症・破壊を伴えば高値

乳酸脱水素酵素 (LDH)

意 義	多くの細胞に存在し，組織の破壊で血中に逸脱し高値となる．

局 在
- **ALT，AST，CK との比較**や LDH アイソザイムの測定にて傷害臓器の推定につながる（**表 2**）．
- LDH アイソザイムと由来細胞
  LDH_1…心筋，血球　LDH_2…血球，リンパ節
  LDH_3…血球，リンパ球，消化管　LDH_4…消化管，リンパ節，肝
  LDH_5…肝，骨格筋

表2 LDHアイソザイムの異常をきたす病態

上昇するアイソザイム	病態
LDH$_1$, LDH$_2$	心筋梗塞,腎梗塞,溶血性貧血,悪性貧血,精巣腫瘍,筋疾患(慢性期)
LDH$_2$, LDH$_3$	白血病,悪性リンパ腫,進行性筋ジストロフィー,多発性筋炎,皮膚筋炎,肺梗塞,悪性腫瘍(大腸癌など)
LDH$_3$, LDH$_4$, LDH$_5$	転移性癌
LDH$_5$	急性肝炎,慢性肝炎,肝硬変,うっ血肝,悪性腫瘍(子宮癌,前立腺癌など)

胆道系酵素:ALP(アルカリホスファターゼ)・γ-GTP

意 義 胆汁うっ滞にて上昇する.アルコールや薬物で誘導され高値となることがある.

局 在
- ALPにはアイソザイムが存在し,肝胆道系以外の疾患でも高値となる(**表3**).
- 骨型ALP(BAP)の測定も可能
  ⇒ALP高値の場合に測定し,胆汁うっ滞性か骨由来(骨転移や骨代謝亢進)を鑑別に用いる.
- アルコール性肝障害:γ-GTP優位の高値
  ⇒禁酒とともに速やかに低下

表3 血清ALPアイソザイムの由来臓器

アイソザイム	由来臓器	高値を示す病態
ALP$_1$	肝(高分子)	閉塞性黄疸,限局性肝障害
ALP$_2$	肝	肝・胆道疾患
ALP$_3$	骨	骨転移
ALP$_4$	胎盤,癌	生殖器腫瘍,妊娠末期
ALP$_5$	小腸	B・O型血液,肝硬変
ALP$_6$	肝,骨	潰瘍性大腸炎(活動期),自己免疫性疾患

合成系：アルブミン (Alb)・コリンエステラーゼ (ChE)・総コレステロール (TC)

意　義	肝における蛋白質・脂質合成の指標

異常値となる病態	・肝硬変や急性肝炎：Alb ↓, ChE ↓, TC ↓（肝機能の低下を反映） ・脂肪肝, 脂質異常症：ChE ↑, TC ↑（合成亢進を反映） ・ネフローゼ症候群：Alb 喪失により **Alb 低値**となるが、合成系の亢進により **ChE ↑, TC ↑** ⇒ **Alb, ChE, TC を併せて測定**して, Alb 喪失を見落とさない！

ビリルビン代謝：総ビリルビン (T-Bil)・直接ビリルビン (D-Bil)

代謝経路	老廃赤血球→間接 Bil 産生→肝細胞に取り込み→グルクロン酸抱合にて直接(抱合)Bil→細胆管への排泄→胆道から腸管への排泄

異常値となる病態	・上記経路のいずれの異常でも黄疸をきたす． ・溶血性貧血：間接 Bil 優位の黄疸 ・急性肝炎：極期をすぎて黄疸がピークとなる． ・閉塞性黄疸：D-Bil 優位の黄疸 ・抱合比＝T-Bil÷D-Bil (D/T) は肝機能を反映 ⇒ 黄疸のある急性肝炎では必ず算出し, D/T＜0.67 なら重症 ・体質性黄疸で最も頻度の高い Gilbert 症候群では間接優位の黄疸

凝固系：プロトロンビン (PT)

意　義	外因系凝固のマーカーであるが, 肝合成能を反映する. 凝固因子の半減期が短いため, **Alb や ChE よりもリアルタイム性に優れる**.

異常値と なる病態	・急性肝炎や肝硬変:PT活性↓(PT時間は延長) ・劇症肝炎や急性肝不全:PT-INR>1.5 ⇒AST,ALT,T-Bilだけでは肝炎の重症度はわからない! ・胆道閉塞やアルコール多飲:ビタミンK欠乏でも異常値となる. ⇒画像検査,問診,PIVKA-Ⅱなどと併せて判断! ・ワルファリン投与:心房細動などで抗凝固療法中 ⇒薬剤歴の確認が重要!

アンモニア

意 義	アミノ酸代謝や腸内細菌において産生され,肝細胞で速やかに分解されることで尿素窒素となり腎で排泄される.解毒作用における肝機能のマーカー
異常値と なる病態	・肝性脳症:肝における尿素サイクル機能低下で高値となる. ⇒急性肝不全ではアンモニア高値とともに,BUN↓となる. ・便秘は高アンモニア血症の増悪因子

膵酵素:アミラーゼ(Amy)・リパーゼ

意 義	膵腺房細胞に含まれる消化酵素で,膵炎にて血中に逸脱し上昇する.
局 在	・リパーゼは膵に特異的に存在 ・Amyは唾液腺にも存在 ⇒Amyアイソザイムの測定にて唾液腺型(S型)と膵型(P型)の鑑別可能
異常値と なる病態	・急性膵炎:急性膵炎の重症度とAmyの値は相関しない. ⇒重症度判定基準に沿った検査項目の測定と画像診断が重要 ・慢性膵炎では高値~低値とさまざま ・慢性膵炎の急性増悪では膵酵素の上昇がみられないこともある

(膵酵素の産生能低下のため).
⇒Amy 値だけではなく，症状，身体所見，画像所見も併せて判断！

血糖 (glucose)

| 意 義 | 摂取カロリーと糖代謝（インスリン分泌能，インスリン抵抗性）を総合的に反映する重要なマーカー |

| 異常値となる病態 | ・肝臓はインスリンの主な標的臓器の1つで肝機能も反映する.
⇒肝機能低下時は，食後高血糖（グリコーゲン合成低下），空腹時低血糖（糖新生低下）がみられる.
・慢性膵炎：膵外分泌機能の低下に内分泌機能の低下により，耐糖能異常をきたし高血糖となる.
⇒慢性膵炎の糖尿病を見落とさない！
・食事摂取の影響を受ける（健常人では食後約2時間で空腹時レベルへ）. |

b. ウイルス関連マーカー

A 型肝炎ウイルス (HAV)

IgM 型 HA 抗体

肝炎発症の1週間以内に陽性化
⇒A 型急性肝炎の確定診断

HA 抗体

- すべての抗体の総和を測定
  ⇒急性期のワンポイントでの診断には適さない.
- 感染既往抗体
  ⇒A 型肝炎の感受性者の判別やワクチン接種後の効果判定として

B型肝炎ウイルス (HBV)

HBs抗原

- HBVは二重構造をもつ球状のDNA型ウイルス
- HBVの表面 (s：surface) を構成する小粒子
- 血中にはDane粒子のほかに，中空小型球状・管状粒子にも存在
- HBs抗原が陽性の場合，現在のHBV感染を示す．
- ウイルス量：少
- HBs抗原の立体構造の変異株 ⇒ HBs抗原陰性の場合がある．
- HBs抗原検査試薬：一般測定用（スクリーニング用）・精密測定用

HBs抗体

- HBs抗原に対する中和抗体
- HBs抗体が陽性の場合，①HBVの感染既往，②ワクチン接種後

HBc抗体

- HBc抗体はIgG，IgM，IgAの総和（主にIgG）
- 感染の比較的早期から出現し，長い年月持続
  ⇒ HBV感染者（既往感染者も含めて）の拾い上げる抗体

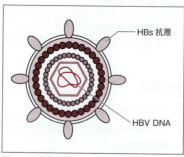

図3 B型肝炎ウイルスの形態

- 既往感染:低抗体価(10 s/co 未満),HBV キャリア:高抗体価 (10 s/co 以上)
- ワクチン接種では HBc 抗体は陽性とならない(HBc 抗原は HBV 内部に存在するため測定できない).

IgM 型 HBc 抗体

- 感染初期に一過性の高力価陽性
  ⇒ B 型急性肝炎の診断に有用
- B 型急性肝炎:高抗体価(10 s/co 以上)
- キャリアの急性増悪:低抗体価(10 s/co 未満)

HBe 抗原

- HBV 感染細胞から HBV 増殖に従って分泌
  ⇒ ウイルス増殖のマーカー
- HBe 抗原は HBc 抗原とともにウイルス内部にあり,表面に存在しない.
  ⇒「e」とは抗原決定基の名称.旺盛な HBV 増殖に伴い,HBe 抗原の一部が分解されて血中に放出されることで検出される.
- HBe 抗原陽性の無症候性キャリア
  ⇒ 高率に活動性慢性肝炎へ
- HBe 抗原が陰性化(セロコンバージョン)
  ⇒ 約 80% で肝炎が鎮静下
- HBe 抗原を産生しない変異株の場合
  ⇒ HBV の増殖状態にもかかわらず,HBe 抗原が陰性
  ※ セロコンバージョンとは,B 型肝炎の経過において HBe 抗原が陰性化し HBe 抗体が陽性化した状態のこと

HBe 抗体

- HBe 抗原に対する抗体
- HBe 抗原の産生が停止すると顕在化
- ただし,HBe 抗原陽性でも HBe 抗体は存在しうる.

HBV-DNA

- 血中 HBV-DNA 量は肝細胞内での HBV 増殖状態を反映
  ⇒肝炎増悪に先行して上昇
- 病態の把握や治療効果の判定に広く用いられる．
- 高価，測定時間が長い．
- 従来は「log copy/mL」で表記されていたが，今後は国際基準である「IU/mL」へ移行される．
- 感染メカニズムから HBV の遺伝情報を完全には排除できない．
  ⇒「検出せず」はウイルス排除を意味するものではない．

HB コア関連抗原 (HBcr Ag)

- core 抗原と HBe 抗原を同時に検出
- 血中の HBV-DNA 量と正の相関
- 簡便で安価

プレコア・コアプロモーター変異

- プレコアおよびコアプロモーターの変異
  ⇒HBe 抗原の合成阻害⇒セロコンバージョン
- セロコンバージョンの予測に有用

HBV 遺伝子型 (ゲノタイプ)

- 遺伝型は A～J の 9 型に分類
- ヨーロッパ諸国：ゲノタイプ A と D
- アジア：ゲノタイプ B と C
  日本国内の分布：北海道，四国，九州，本州の西日本はゲノタイプ C．東北の一部，沖縄はゲノタイプ B が多い．
- ゲノタイプ C では，B と比べて肝硬変・肝癌への進行が多い．
- ゲノタイプ A は成人感染で増加傾向．10％に慢性化

C 型肝炎ウイルス (HCV)

HCV 抗体

- 第二世代：HCV 構造の core, NS3, NS4 領域に対する抗体測定系
- 第三世代：さらに NS5 領域を加えた抗体測定系
  ⇒ ほぼ 100％ の感度と特異度

HCV セロタイプ (セログループ)

群別測定では NS4 領域に対する特異抗体を測定
⇒ HCV-RNA 陽性でも上記抗体が陰性であれば，「判定不能」
⇒ HCV-RNA 陽性で Group 1 と 2 の抗体が共に陽性（交差反応のため）であれば，「判定保留」

HCV 遺伝子型 (ゲノタイプ)

- 逆転写によって得られた cDNA を増幅し電気泳動
  ⇒ 核酸配列の違いから 6 つのサブタイプに分類
- ゲノタイプ 1a と 1b が，Group 1 に対応
  ゲノタイプ 2a と 2b が，Group 2 に対応

HCV-RNA

- PCR という遺伝子増幅技術を利用
- 血液中の HCV にある RNA を直接測定する方法
- 病態の把握や治療効果の判定に広く用いられる．
- 高価，測定時間が長い．

HCV コア抗原量

- HCV-RNA 量と有意な相関関係
- 簡便で安価

薬剤耐性変異解析

- HCV ゲノタイプが 1b 型のみ検査対象
- NS5A 領域の L31 や Y93 に変異が陽性
  ⇒ DAAs (direct acting antivirals) の治療効果の低下や，新たな薬剤耐性変異の誘導の可能性

E 型肝炎ウイルス (HEV)

抗 IgA HE 抗体

感染初期に陽性 (IgM 抗体の検出精度には問題があるとされ，保険収載されていない)

抗 IgG HE 抗体

抗体は長期間検出される (終生免疫が成立するかは不明).

EB ウイルス (EBV)

抗 VCA-IgM 抗体

- VCA (viral capsid antigen) とは外殻抗原のこと
- 抗 VCA-IgM 抗体は感染初期に陽性となり，1〜2 か月で消失する．
  ⇒ 急性期の診断に有用
- 再燃では上昇しない．

抗 VCA-IgG 抗体

- 感染初期に陽性となり，抗体価は生涯持続
- **慢性活動性感染や再活性化で異常高値**

抗 EA-DR IgG 抗体

- EA とは早期抗原 (early antigen) のこと

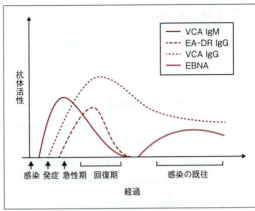

図4　EBウイルス関連抗体の推移と病期
感染後の潜伏期間は4～6週間程度

- 抗EADR抗体はウイルスの増殖の程度とよく相関
  ⇒ 急性期および回復期，持続感染，再活性化の時期に出現

抗EBNA抗体

- EBVの核抗原に対する抗体（EBNA：EB virus nuclear antigen）
- 抗VCA-IgG抗体より遅れて（3～6週後）出現
- 抗体価は生涯持続
- 病状早期に抗EBNA抗体（＋）
  ⇒ 急性EBV感染は除外

サイトメガロウイルス（CMV）

抗CMV IgM抗体

- 感染初期から3か月程度に陽性
  ⇒ 初感染の指標
- 再感染でもまれに出現（0.1～2％）

抗 CMV IgG 抗体

- **感染既往**を示し,抗体価は生涯持続
- 4倍以上の上昇⇒現在の感染 (初感染/再感染の区別はできない)

CMV 抗原血症検出法 (アレチゲネミア法)

- 末梢血より CMV 抗原陽性細胞 (多形核白血球) を検出する.
- CMV 感染の感度と特異度が高い.
- 目視で計数するため主観が入る余地がある.

CMV-DNA

- PCR 増幅により定量できる.
- 高い感度,特異度に加えて迅速に結果が得られる.

c. 腫瘍マーカー

意 義	• **発癌ハイリスク群のスクリーニング** ⇒慢性肝炎・肝硬変症例での AFP,家族性ポリポーシス症例での CEA • **癌の診断** ⇒腫瘍が良性か悪性かの判断 ⇒癌の種類の診断 ⇒病期・進行度の診断
	• 癌の経過観察 ⇒治療効果判定 ⇒治療後再発のモニタリング
測定の ポイント	• 癌の診断に画像診断や生検などと組み合わせて用いる. • 治療の経過観察や再発チェックに有用 • 複数組み合わせることで,より確実な診断が可能

⇒ 臓器特異性の高い腫瘍マーカーを選択し，必要に応じて広域腫瘍マーカーを組み合わせる．
⇒ エピトープ構造が異なる腫瘍マーカーを組み合わせる（糖鎖抗原の腫瘍マーカーの場合）．

問題点	・早期癌では偽陰性が多い． ⇒ 健常者の検診では消化器癌の早期発見に有用な腫瘍マーカーはない． ・正常者でも異常値を示す． ⇒ CEA（喫煙，加齢，慢性肺疾患などで上昇） ⇒ CA19-9（閉塞性黄疸などで上昇） ・使用する検査キットで測定値が異なる． ⇒ CA19-9 は試薬キットによる変動が大きい． ⇒ AFP は標準化が進んでおり，変動は少ない． ・類似した構造のエピトープを認識する腫瘍マーカーは同じ程度の陽性率，偽陰性率を示す． ⇒ 糖鎖抗原の腫瘍マーカーでは注意
臓器特異性	・広域腫瘍マーカー：さまざまな臓器由来の腫瘍で検出 ⇒ CEA，TPA（組織ポリペプチド抗原）など ・臓器特異性の高い腫瘍マーカー：特定の臓器由来の腫瘍で高率に検出（**表 4**）

代表的な腫瘍マーカー

AFP

特　徴	胎児期に肝臓，卵黄嚢で産生される癌・胎児抗原．生後も肝細胞・胚細胞由来 AFP が存在する．臍帯血では著しく高値，生後 6 か月でほぼ成人値となる．
測　定	高感度免疫測定法：国際標準物質が存在するため，各メーカーでの測定値変動が少ない．
カットオフ値	10.0 ng/mL 以下

表4 各臓器由来の癌と腫瘍マーカーの陽性率

	食道	胃	大腸	肝	胆・膵
AFP		△[1)]		●	
PIVKA-Ⅱ				●	
SCC	△[2)]				
NSE		△[3)]	△[3)]		△[3)]
CA15-3		△	△	△	△
BCA225		△	△	△	△
CA125		△	△	△	△
CA130		△	△	△	△
CA602		△	△	△	△
STN		△	△	△	△
SLX		△	△	△	△
CA19-9	△	△	○	△	●
KM01		△	△	△	○
CA50		△	△	△	○
Span-1		△	△	△	●
DUPAN-2		△	△	△	●
CEA	●	●	●	○[4)]	●
TPA	△	○	○	○	○
BFP	△	○	○	○	○
IAP	△	○	○	△	○
エラスターゼ1					●

● : しばしば測定されるもの
○ : 上昇しうるもの (頻度50%前後)
△ : 上昇しうるもの (頻度30%以下)
[1)] AFP産生胃癌 (まれ)　[2)] 扁平上皮癌　[3)] 神経内分泌腫瘍 (まれ)　[4)] 肝内胆管癌

異常値と なる病態	・悪性疾患…肝細胞癌, 胚細胞由来の悪性腫瘍 (卵黄嚢腫瘍, 奇形腫), AFP産生胃癌 ・良性疾患…活動性慢性肝炎, 肝硬変, 妊娠

AFP-レクチン分画 (AFP-L3分画)

特　徴	AFPの糖鎖の違いを, 糖鎖構造に親和性をもつレンズマメレクチンに対する結合能の違いを利用して検出. 非結合性分画 (L1), 弱結合性分画 (L2) および強結合性分画 (L3) の3分画に分けられ,

慢性肝炎や肝硬変ではL1分画が,肝硬変ではL3分画が増加.
⇒肝細胞・胎児由来AFPと肝細胞癌由来AFPを分別可能

カットオフ値	10.0％以下
異常値となる病態	・悪性疾患…肝細胞癌,AFP産生胃癌(泳動法ではL2分画として) ・良性疾患…劇症肝炎,重症肝炎

CEA

特　徴	大腸癌から抽出され,正常胎児大腸にも存在する癌・胎児抗原.免疫グロブリン・スーパーファミリーに属する蛋白質であり,細胞接着分子としての機能を有する. ⇒癌細胞の転移に促進的に働くことが報告
測　定	高感度免疫測定法：各キットで異なるモノクローナル抗体が用いられ,メーカー間で測定値乖離あり.
カットオフ値	5.0 ng/mL以下
異常値となる病態	・悪性疾患…大腸癌,胃癌,膵癌,胆道癌,肺癌,食道癌,乳癌,子宮癌など ・良性疾患…喫煙者,慢性肝炎,肝硬変,糖尿病,慢性肺疾患,膵炎,甲状腺機能低下症,潰瘍性大腸炎,腎不全など ・腫瘍の良悪性の判定の他,経時的変化による治療効果判定,治療後再発のモニターに有用

CA19-9

特　徴	エピトープはシアリルLe^a(Lewis式血液型のLewis A抗原にシアル酸が結合したもの) ⇒日本人の4〜10％はLewis抗原遺伝子(Le)酵素が欠損しており,癌でもCA19-9は上昇しない.前駆体のDUPAN-2は上昇しうる. ⇒ABO式血液型の分泌型遺伝子酵素(Se酵素)をもたないLewis A

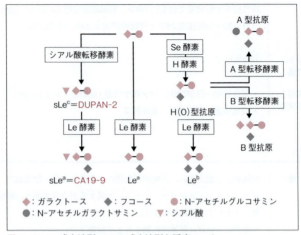

図5 Lewis 式血液型・ABO 式血液型と腫瘍マーカー

抗原陽性者は癌がなくても CA19-9 が増加する（図5）.

測定	高感度免疫測定法：メーカー間での測定値乖離あり.
カットオフ値	37 U/mL 以下（Lewis 式血液型の違いによって正常値が異なる）
異常値となる病態	・悪性疾患…膵癌，胆道癌，大腸癌，胃癌，肺癌，子宮癌など ・良性疾患…閉塞性黄疸，胆管炎，膵炎，慢性肝炎，肝硬変，慢性肺疾患，子宮内膜症，卵巣嚢腫など

PIVKA-Ⅱ

| 特徴 | ビタミン K 欠乏状態で出現する凝固因子活性をもたない凝固因子（protein induced by vitamin K absence or antagonist）
⇒ビタミン K 依存性凝固因子は N 末端領域のグルタミン酸がカルボキシル化を受け活性化となる．ビタミン K が欠乏するとカルボキシル化されず，活性をもたない凝固因子が出現する．この異常プロトロンビン（第Ⅱ因子）を PIVKA あるいは des-γ-carboxy |

prothrombin (DCP) とよぶ.

測定	高感度免疫測定法：ビタミン K 欠乏，ビタミン拮抗薬投与により異常高値
カットオフ値	40 mAU/mL 未満
異常値となる病態	・悪性疾患…肝細胞癌（特異性が高い） ・良性疾患…閉塞性黄疸（ビタミン K 吸収障害），抗菌薬投与（ビタミン欠乏），ワルファリン投与（ビタミン拮抗薬） ・肝細胞癌において，AFP と PIVKA-Ⅱには相関関係はなく補完する関係にある．診断においては2種以上の腫瘍マーカーを同時測定することが推奨される．

Latest Topics 癌の遺伝子診断とコンパニオン診断

薬剤に対する患者個人の反応性を治療前に予測する検査をコンパニオン診断とよぶ．癌細胞は多様な遺伝子変化をもち，それらを腫瘍の存在や進展度診断の用いる試みがなされている．そのなかで，発癌や腫瘍進展に重要と思われる遺伝子変化を標的として抗腫瘍薬が開発された場合，該当する遺伝子変化の検出は，薬効を予測できる場合がある．

現在，コンパニオン診断と治療との関連では，ヒト表皮細胞成長因子受容体2(HER2)過剰発現を示す進行・再発胃癌でのHER2モノクローナル抗体（トラスツズマブ），RAS野生型の結腸・直腸癌に対しての抗上皮細胞成長因子受容体(EGFR)モノクローナル抗体薬（セツキシマブ，パニツムマブ），およびKIT陽性消化管間質腫瘍(GIST)に対するチロシンキナーゼ阻害薬（イマチニブ）があげられる．また，c-Met阻害薬のチバンチニブは，肝細胞癌をターゲットとした第2相試験の成績から，c-Met高発現の腫瘍に対する有効性が期待されている．

B 画像検査―手技と読み方

1 腹部単純 X 線

原　理

> X 線照射装置から FPD（flat panel detector）に向けて X 線を放射し，被写体における X 線透過性の違いを画像化する検査

意　義

- X 線の透過性
高→黒（空気・筋・皮膚）
中→灰色（軟部組織・皮膚）
低→白（骨・金属）

> **■読影のポイント**
> 1) 遊離ガス（free air）がないか？
> - 横隔膜下・肝臓周囲・消化管ループ間などに認める場合
>   ⇒消化管穿孔
> 2) 消化管ガスに異常がないか？
> - niveau を認める場合
>   ⇒イレウス
> - 限局性腸管拡張像を認める場合
>   ⇒複雑性（絞扼性）イレウス
> - Kerckring 皺襞（輪状襞）を認める場合
>   ⇒小腸イレウス
> - ハウストラ（haustra）を認める場合
>   ⇒大腸イレウス
> - coffee bean sign を認める場合
>   ⇒ S 状結腸軸捻転
> - 潰瘍性大腸炎で発生する大腸の著明な拡張を認める場合
>   ⇒中毒性巨大結腸症
> 3) その他の異常ガスがないか？
> - 門脈内にガス像を認める場合

⇒ 壊死性腸炎などで腸間膜静脈内にガスが侵入（重篤な全身状態）
- 腸管壁内にガス像を認める場合
 ⇒ 腸管嚢腫様気腫症
- 胆嚢内や腎盂内にガス像を認める場合
 ⇒ 気腫性胆嚢炎，気腫性腎盂炎（ガス産生菌による感染）
4) 石灰化病変がないか？
- 尿路や消化管（虫垂や憩室）に認める場合
 ⇒ 尿路結石，糞石

Side Memo　Gasless abdomen

　腹部単純X線で消化管ガス像がほとんど消失している状態のこと．絞扼性イレウス，上腸間膜動脈閉塞症，急性膵炎や上部消化管の閉塞で認められることがある．腸管内は水分で満たされていることから「niveau」を呈さず，正常と見誤りやすいので注意が必要である．

2 超音波 (US: Ultrasonography)

原理

> 超音波検査とは探触子（プローブ）から周波数を送受信することにより画像を得る非侵襲的な検査

- 人体に超音波を入射すると異なった組織間の境界面で反射が起こり，これを捉えることで画像化される．

特徴

① 非侵襲性，② 簡便性，③ 反復性，④ リアルタイムな観察，⑤ 高い空間分解能，⑥ 高い組織コントラスト

探触子の種類

1) コンベックス型
- 扇形のスキャン面のため広角の観察が可能
- 主に腹部超音波検査で用いられる．
- スキャン面の小さなマイクロコンベックスは狭い肋間からの観察に優れる．

2) リニア型
- 長方形のスキャン面から直線に超音波を放出する探触子
- 浅部の観察（体表血管や甲状腺等）に用いられる．

表1 各種画像検査の長所と短所

	長所	短所
US	・高い空間分解能 ・高い組織コントラスト ・リアルタイム性 ・放射線被曝がない ・ベッドサイドでの検査が可能	・超音波の減衰や散乱 ・多重反射などのアーチファクト ・骨などによる視野の制限 ・技量の差
CT	・石灰化の検出が優れる ・高い空間分解能 ・検査時間が短い	・放射線被曝 ・組織コントラストが低い ・造影剤が必要なことが多い
MRI	・高い組織コントラスト ・放射線被曝がない	・体動や呼吸による画像の乱れ ・磁性体金属によるアーチファクト ・検査時間が長い

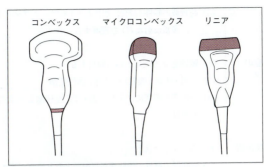

図1 **各種探触子**

3) セクタ型
- 小さな接地面で広角な観察が可能
- 主に心臓超音波検査で用いられる．

a. Bモード

意 義

探触子が受信した反射波の強さを輝度として表示した画像．単に超音波検査と言った場合には「Bモード」を指す．

適切な画像設定

(1) 目標臓器を大きすぎず，また小さすぎないように表示する．
(2) ゲインや STC (sensitivity time control)，フォーカスなどを調節することで濃度表示を適正にする．

上達のコツ

(1) 観察ポイントと断面像をパターンとして覚えると上達が早い．
(2) 超音波所見の表現・記載法を学ぶ．計測臓器の基準値（正常範囲）も覚えておく．
【腫瘍が描出された場合の表現】
部位・形状・サイズの他に，内部エコーの状態（高エコー，低エコー，均一，不均一），境界（明瞭，不明瞭），後方エコー（増強，減弱），halo の有無，側方陰影など

	(3) 超音波の特性（減衰，屈折など）やアーチファクト（サイドローブ，多重反射など）を理解する．
走査の コツ	(1) 臓器を2方向以上から観察する． (2) 呼吸（呼気・吸気）の誘導と体位変換 (3) 一病変の観察にこだわり過ぎず，全体像を念頭に置いた観察を心掛ける．
用語解説	**● 肝腎コントラスト** ・脂肪肝の所見．脂肪滴が反射源となり肝臓が高エコーを呈し腎実質と輝度差が生じる． **● モザイクパターン** ・肝細胞癌の所見で腫瘍内部にさまざまなエコーレベルの小結節が集合した像を呈する． ・病理学的に線維性隔壁によって区分される小結節構造を反映する． **● halo** ・肝細胞癌の所見で腫瘍辺縁の低エコー帯として描出される． ・線維性被膜を反映する． **● bull's eye sign** ・腫瘍中心の変性部位（高エコー）に対して，辺縁に均等で幅の広い低エコー帯を呈する． ・転移性肝癌の所見 ● spoke-wheel pattern ・結節の中心から辺縁に広がる車軸状の動脈性血管像 ・限局性結節性過形成の所見 ● comet sign ・胆嚢壁において高輝度エコーの後方に彗星のような白い縞がみられる現象 ・胆嚢腺筋症の所見 ● keyboard sign ・拡張した小腸内で Kerckring 皺襞がピアノの鍵盤に類似した像を呈する． ・小腸イレウスの所見

b. ドプラ法

意義
ドプラ効果を利用して生体内の血流情報を表示する方法

種類
- カラードプラ (CDI:color Doppler imaging):血流の方向と平均速度を表示
  赤系統の色…プローブに近づく方向の血流
  青系統の色…プローブから遠ざかる方向の血流
  明るい…速い血流
  モザイク状 (黄色や緑色)…血流の乱れ (乱流)
- パワードプラ (PDI:power Doppler imaging):ドプラ信号の反射強度 (パワー) を明るさで表示
  単色での血流表示 (血流の方向性は表示されない)
  カラードプラと比べて低速の血流に対しても感度がよい
- パルスドプラ (PWD:pulse wave Doppler):血流の大きさや時間的変動を定量的に評価
  観察部位 (SV:サンプルボリューム) を設定し,血流波形 (FFT波形) を求めることで計測を行う.

■FFT波形の種類
1) 山と谷が周期的に現れる拍動流波形
   ⓐ 立ち上がりが急峻で速度の速い**動脈波形**
   ⓑ 流速が低く2相性を示す**静脈波形**
2) 平坦な定常流波形 (**門脈波形**)

c. 造影超音波

意義
造影剤を投与した後の早い時相での**血行動態**と遅い時相での**肝実質染影**を表示する方法

造影剤
- ペルフルブタン (ソナゾイド®,図2)

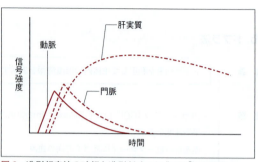

図2 造影超音波の時相と造影剤（ソナゾイド®）の動態

時 相	・血管相 　動脈（優位）相：造影剤投与〜約30秒 　門脈（優位）相：2分程度まで ・後血管相（Kupffer相）：10分以降
特 徴	・血管相では，血管内を流れる造影剤によって**血管イメージ**が得られる． ・造影剤は徐々にKupffer細胞に貪食される⇒後血管相では**肝実質が染影**される． ・一般的に腫瘍内にはKupffer細胞が存在しないことから後血管相において腫瘍は欠損像（defect）を呈する．

Side Memo　Defect Re-perfusion Imaging

後血管相で欠損像を呈する腫瘍を描出しながら，ソナゾイド®を再投与することで腫瘍内の血行動態を観察する手法．硬変肝における小肝癌の拾い上げ，Bモードで同定困難な肝腫瘍の鑑別診断，局所再発部の同定，局所穿刺治療のガイドなど，多岐にわたって有用性が示されている．

d. 超音波エラストグラフィー

意 義　超音波を用いて組織の硬さ分布を非侵襲的に画像化する方法.肝生検に代わる非侵襲的な肝線維化の診断法として有用視されている.

文献
- 日本超音波医学会用語・診断基準委員会 腹部超音波がん検診のカテゴリーに関する小委員会ほか(編)：腹部超音波検診判定マニュアル. Jpn J Med Ultrasonics 42：201-224, 2015〔http://www.jsum.or.jp/committee/diagnostic/pdf/fukubu_42-2.pdf(accessed 2018年9月10日)より〕
- 日本超音波医学会用語・診断基準委員会ほか(編)：肝腫瘍の超音波診断基準. Jpn J Med Ultrasonics 39：317-326, 2012〔http://www.jsum.or.jp/committee/diagnostic/pdf/39-3.pdf(accessed 2018年9月10日)より〕
- 日本超音波医学会用語・診断基準委員会ほか(編)：膵癌超音波診断基準. Jpn J Med Ultrasonics 40：511-518, 2013〔http://www.jsum.or.jp/committee/diagnostic/pdf/40-5.pdf(accessed 2018年9月10日)より〕

3 CT・MRI

a. CT（Computed tomography）

原 理

対となった（X線を放出する）管球と検出器が被写体を回転しながら撮像することでデータを収集し，コンピュータ処理によって断層画像を再構成・表示する．

- 複数列の検出器を備えることで画質が向上した（MDCT：multi-detector-row CT，もしくは MSCT：multi-slice CT）．

断 面

- 水平断…axial view
- 冠状断…coronal view
- 矢状断…sagittal view

時 相

- 動脈相…造影剤注入後 30〜40 秒
- 門脈相…造影剤注入後 60〜70 秒
- 平衡相…造影剤注入後 180 秒以降

造影剤

非イオン性（水溶性）ヨード造影剤

体内動態

造影剤は，投与直後（動脈相）には血管内に分布し，その後（門脈相以降）に細胞外液へ拡散する．

用語解説

- リング状濃染
  肝内の腺癌病変に伴う典型的所見．癌細胞増殖が旺盛な腫瘍辺縁部に腫瘍血管が分布していることに起因する．
- 綿花様濃染
  海綿状肝血管腫の典型的所見で，辺縁部から始まる綿花（cotton wool）様濃染が徐々に門脈相から後期相にかけて腫瘤全体に広がる．肝動脈から連続する大小さまざまな血管腔内への造影剤の貯留（pooling）像とされる．

- **コロナ様濃染**

  後期動脈相で認められる肝細胞癌の所見の1つで,結節周囲に染み出るような濃染を呈する.腫瘍血洞から被膜内の細血管を介して結節周囲の類洞へ流出する造影剤の灌流像と考えられている.

- **遅延性濃染**

  門脈相から平衡相で認める濃染のこと.分子量の比較的大きい造影剤が線維性間質の細胞外液腔にゆっくりととどまるために生じる.

b. MRI (Magnetic resonance imaging/磁気共鳴画像法)

原 理

静磁場内の被検者に電磁波を照射すると体内にある水分子の水素原子(プロトン)にエネルギーを与えることになる.その後に電磁波照射を止めると高エネルギーの状態にあったプロトンがエネルギーを放出しながら元の状態に戻る過程(磁気共鳴現象)を画像化する検査.組織によって緩和時間が異なるためにコントラストが生じる.

MRI画像の種類

- **T1強調像(T1WI)**
  - 白:脂肪,混じりっけのある水(高蛋白液)
  - 黒:水,骨,線維化,空気

  解剖学的構造を理解しやすい画像.一般的に腫瘍はやや黒く描出される.

- **T2強調像(T2WI)**
  - 白:水

    一般的に腫瘍はやや白く描出される.
    病変(炎症・腫瘤)部も白っぽく映し出されるため,病変部位を見つけやすい.
  - 灰色:脂肪,高蛋白液
  - 黒:骨,線維化,空気

■ in-phase と out-of-phase

脂肪と水のプロトン運動における回転数の違いを利用した画像(図

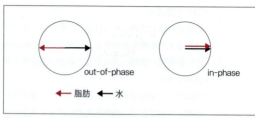

図3 in-phase と out-of-phase の関係
脂肪と水のプロトンが異なる周波数で運動するために，同位相や逆位相を繰り返す．out-of-phase で画像を撮ると脂肪と水が信号を打ち消し合う．

3)．脂肪成分が含まれていると out-of-phase で黒く描出される．
- T2*強調像（T2*WI）：出血性病変（黒く描出）の検出力が高い．
- 拡散強調像（DWI）：水分子の拡散運動を画像化したもので，拡散が低下した領域ほど高信号（白）に描出される．一般的に腫瘍は白く描出される．

その他の画像手法

- MRCP
  ・胆汁や膵液にある水分子を高信号に描出する手法で，造影剤を使用せずに膵胆管像が描出される．
  ・ERCP で閉塞部より上流の画像情報が得られなかった場合でも末梢の膵管や胆管が映し出される．
- MRA：血管内を動く水分子を高信号に描出する手法で，造影剤を使用せずに血管像が描出される．
- MR エラストグラフィー
  ・体内組織の弾性（elasticity）が画像化される．
  ・肝生検を行わず，肝の線維化を評価できる．

造影MRI

EOB-MRI
・Gd-EOB-DTPA 造影 MRI の略称
・ダイナミック相（動脈相＋門脈相）での血流評価と肝細胞相での肝細胞機能評価が行える．
- 撮影時相
  ・動脈相…注入後 20〜35 秒

- 門脈相…注入後 70～90 秒
- 肝細胞相…注入後 20 分（正常肝が T1WI で高信号）
● 造影剤：ガドキセト酸ナトリウム（Gd-EOB-DTPA）（プリモビスト®）
● 体内動態：投与直後には血管内に分布（従来の細胞外液性造影剤と同様）し，その後は徐々に（正常）肝細胞に特異的に取り込まれて胆汁排泄される．

> **PLUS ONE** ガドリニウム造影剤による腎性全身性線維症
>
> ● 腎性全身性線維症（NFS：nephrogenic systemic fibrosis）は MRI のガドリニウム造影剤に起因する遅発性の反応であり，まれではあるが重篤な障害につながる．
> ● 造影剤投与後の数日から 2～3 か月以内に足や手の発赤・疼痛・瘙痒を伴う腫脹を生じ，進行すると皮膚の硬化や関節の拘縮を引き起こす．
> ● 腎機能障害がリスクファクターであり，GFR（糸球体濾過量）30 mL/分/1.73 m² 未満では原則として使用してはいけない．

Side Memo　EOB-MRI 読影の pitfall

- Gd-EOB-DTPA は肝と腎からの排泄
  ⇒ CT 画像の読影で用いられる「wash-out」の用語は使わない．
- 肝細胞癌の 10% 程度は肝細胞相で高信号
  ⇒ 肝細胞相で高信号を呈する肝細胞癌を限局性結節性過形成（FNH）と誤診する可能性
- 通常の細胞外液性造影剤（Gd-DTPA，マグネビスト®）と比べて，Gd-EOB-DTPA の Gd 量は 1/4
  ⇒ pooling 効果の弱い肝血管腫では肝細胞相で低信号を示し，肝細胞癌と誤診する可能性
- 肝硬変症：肝細胞機能の低下から背景肝における肝細胞相での造影剤の取り込みが遅延

> ⇒肝硬変合併の肝細胞癌では病変と背景肝とのコントラストが小さくなり,病変を認識しにくい.
> - FNHの2〜10%は肝細胞相で低信号
> - A-P shuntの15%程は肝細胞相で低信号

Side Memo　CTとMRIのどちらが優れている?

一概にどちらが優れているとはいえないため,検査の特性を理解したうえで目的に応じて検査を依頼する.

断面の任意性	MDCT=MRI
空間分解能	MDCT>MRI
時間分解能	MDCT>MRI
コントラスト分解能	MDCT<MRI

4 上部消化管内視鏡

意義

内視鏡の挿入によって食道・胃・十二指腸を観察する検査である．

苦痛を減らす工夫

- 対話は内視鏡の潤滑剤：対話が重要な導入部分となり，術中の不安を軽減させ，術後の不快を速やかに消退させる．
- 十分な咽頭麻酔：効果不十分な場合にはキシロカイン®スプレーを 2〜3 回噴霧後に嚥下してもらうと有効である．
- 適切な体位
  - 左側臥位でも安定感があり腹筋の緊張を低減できる Sim 体位（左脚は伸展させ右脚を屈曲させて検査台につくようにする）が最適
  - 両肩のラインが検査台に対して，なるべく垂直に．
- 局所解剖の理解：挿入経路の解剖（図4）や生理反応（図5）を知ったうえで，通り道に沿って挿入する．

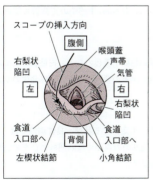

図4 咽頭・喉頭部の構造とスコープ挿入時の進路

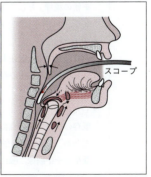

図5 嚥下運動（→）とスコープの挿入
①軟口蓋が鼻・咽腔を閉鎖．②舌骨が前上方移動．③喉頭部が上昇．④喉頭蓋が気道に蓋をする．⑤食道入口部の開口．

- 優しく繊細な内視鏡操作：挿入にあたっては抵抗を排して押し込んではならない．

  ⇒「滑り込ませる」という感覚

■ 左梨状窩の通過（直視下挿入法）

(1) 梨状窩に到達した後，軽いアップ・アングルでスコープに右トルク（左腕を挙上すること）をかけてゆっくり進める．
(2) 梨状窩を越えるとトルクを解除（左腕を下げる）する．

⇒これらのトルク操作はわずかな力で十分であり，うまく挿入できないといって過剰にトルクをかけることは慎むべき．

用語解説

- **ヨード不染帯**

  ヨード液を食道腔内に散布することで茶褐色に染色されず黄白色を示す部分．グリコーゲンを産生する正常食道上皮が欠損・消失すればヨード不染帯となる（例：癌，びらん，潰瘍）．

- **pink color sign**

  ヨード不染帯が数分後に本来の病変の色調であるピンク色を呈する現象のこと．高度異型上皮や上皮内癌を反映する．

- **RAC：regular arrangement of collecting venules**

  胃底腺領域の集合細静脈が規則的に配列した像．近接では「ヒトデ状の模様」として認識され，*H.pylori* 未感染の正常胃に認められる．

- **腸上皮化生**

  前庭部を中心に散在する灰白色扁平隆起のこと．胃粘膜上皮におけるびらんと再生の繰り返しがその要因であり，胃癌発生のリスク所見である．

- **ひだ集中**

  既存のひだが中心点に向かって走行する状態．良性潰瘍では"なだらか"な集中像を呈し，陥凹型の胃癌では陥凹縁にひだの急激なやせや中断像，融合を認める．

- **ひだの肥大**

  集中するひだの先端が陥凹縁で太くなる所見．癌が粘膜下層以深に一定以上浸潤していることを示唆する．

Side Memo 色素内視鏡

粘膜面への色素散布によって行われる内視鏡観察のこと.通常観察と比べてより詳細な情報を得ることを目的とし,コントラスト法,染色法,色素反応法などがある.

手法	使用される色素	特徴
コントラスト法	インジゴカルミン	色素液のたまりによって,強調される病変の凹凸を観察する.
染色法	メチレンブルー	メチレンブルーは胃粘膜から吸収されず腸粘膜からのみ吸収される. ⇒腸上皮化生の検出に有用
色素反応法	ルゴール,クリスタルバイオレット	色素剤が特異的に反応する現象を観察する.
酢酸法	酢酸	・癌部と非癌部で酢酸による白色化の消失時間が異なる現象を利用した観察法 ・癌部は非癌部に比べて早期に白色化が消失 ⇒癌部が赤く観察される.

Side Memo NBI拡大内視鏡

拡大機能を有する内視鏡を用いたヘモグロビン吸収波長(415〜540 nm)での狭帯域光観察(NBI:narrow band imaging)のこと.粘膜表面の毛細血管は濃い茶色,少し深い静脈は暗い緑色として表現される.

- brownish area:咽頭・食道領域の腫瘍性病変にみられる境界を有する茶褐色調領域のこと.扁平上皮癌の検出に有用
- white zone:垂直方向に配列した腺窩辺縁上皮が散乱により白縁を呈する.
- fine network:メッシュ様のネットワークを形成する微小血管のこと.陥凹型早期胃癌の所見の1つ
- corkscrew pattern:孤立して無秩序に走行する微小血管のこと.陥凹型早期胃癌の所見の1つ

5 下部消化管内視鏡

意義

> 肛門から内視鏡の挿入によって大腸全域と回腸末端の一部を観察する検査で，一般には「大腸カメラ」とよばれてきた．

前処置の注意点

- 下部消化管内視鏡検査に腸管洗浄は不可欠．ただし，腸管洗浄液は多量の溶液を服用するため，

【禁忌】
- **腸閉塞例（疑いも含む）**
- 穿孔例
- 中毒性巨大結腸症

【要注意】
- 心機能への影響（動悸の誘発）
- 高齢者の嘔吐

　⇒服用量を減らすなどの配慮が必要
- 腸管洗浄液の内服だけでは排便が不良の場合
　⇒歩行などの運動によって腸管が刺激され蠕動が亢進し便意を促す．

挿入の工夫

- **対話は内視鏡の潤滑剤**：対話が重要な導入部分となり，術中の不安を軽減させ，術後の不快を速やかに消退させる．
- **軸保持短縮法**が基本：大腸の固定屈曲点（直腸，SD junction，脾彎曲，肝彎曲，盲腸）を結んだ直線を軸として保ちつつ，大腸を短縮しながら内視鏡を挿入する方法

■ 基本操作

1) 右手のトルク操作

　右手を用いてスコープの右・左回りの**トルク操作（回旋動作）**を多用する．また，左手の左右アングル操作は微調整のみ

2) 腸の短縮

　管腔がまっすぐに見えても，**引き戻す動作（pull back）**を繰り返すことはスムースな挿入に有効

3) 送気を極力避ける

　過度の送気によって，腸管が伸びて屈曲も強くなると挿入困難に

B 画像検査—手技と読み方

なる.

4) ループ (大腸のたわみ) を形成しない

腸管の過伸展によって疼痛が生じる.

できたループは「pull back」と「トルク操作」で速やかに解除する.

5) 体位変換, 他

困ったときの体位変換

赤玉が動かなければ抜きのサイン←内視鏡先端が強く粘膜面を圧迫

フード装着は視野確保の一助

通常観察	● 正常粘膜とは異なる所見を見逃さない！ (1) 血管透見性の変化 (消失・断裂・増加など) (2) 粘膜の色調変化 (発赤・褐色など) (3) ひだの性状変化 (ひきつれ・肥厚・陥凹・途絶など) ● 病変を疑った場合には, インジゴカルミン散布によって所見を明瞭化させる (☞ 67頁).
用語解説	● 縦走潰瘍 ・腸管長軸方向に走行する数cm以上の潰瘍 ・小腸の縦走潰瘍の95％以上がクローン病である. ・大腸の縦走潰瘍 　典型例：クローン病, 虚血性腸炎, collagenous colitis 　非典型例：潰瘍性大腸炎, 血管炎を来す膠原病, 他 ● 輪状潰瘍 ・腸管短軸方向に走行する潰瘍 ・必ずしも全周性でなくても用いられる. ・典型例：腸結核, NSAIDs起因性腸炎, 急性出血性直腸潰瘍 ● 敷石像 ・クローン病の所見の1つで, cobblestone appearanceともよぶ. ・多発潰瘍の介在粘膜に玉石状の隆起が多発した状態
拡大観察	● 基本となる白色光観察のうえで腫瘍・非腫瘍の鑑別や深達度診断に拡大観察を行う. ● 拡大観察は主に以下のようなものがある.

① 画像強調観察〔NBI拡大内視鏡（☞67頁）など〕
② 色素拡大観察〔インジゴカルミン散布＋クリスタルバイオレット染色（☞67頁）〕

> **PLUS ONE** 狭帯域光観察（NBI：narrow band imaging）
>
> - ヘモグロビンの吸収域に観察光の波長域を合わせた観察法．粘膜表面の毛細血管・粘膜模様が強調されるため，病変の早期発見や腫瘍・非腫瘍の鑑別に用いられる．
> - 大腸腫瘍性病変を発見した場合には，NBI観察を行いvessel patternとsurface patternを評価する．
> 〔2014年6月に日本から大腸腫瘍のNBI拡大観察の統一分類であるJNET（Japan Expert NBI Team）大腸拡大内視鏡分類が提唱（表2）された．〕
> - JNET分類のType 2Bの病変に対しては，染色法でのpit pattern診断を併用する（表3）．

表2 JNET大腸拡大内視鏡分類（2014）

NBI所見	Type 1	Type 2A	Type 2B	Type 3
vessel pattern	・認識不可[*1]	・口径整 ・均一な分布（網目，らせん状）[*2]	・口径不同 ・不均一な分布	・疎血管野領域 ・太い血管の途絶
surface pattern	・規則的な黒色または白色点 ・周囲の正常な粘膜と類似	・整（管状，樹枝状，乳頭状）	・不整または不明瞭	・無構造領域
予想組織型	過形成ポリープ	腺腫～低異型度癌（Tis）	高異型度癌（Tis/T1a）[*3]	高異型度癌（T1b～）

[*1]：認識可能な場合，周囲正常粘膜と同一径
[*2]：陥凹型については，微細血管が点状に分布されることが多く，整った網目・らせん状血管が観察されないこともある．
[*3]：T1bが含まれることもある．

〔佐野 寧, 田中信治, 工藤進英, 他：The Japan NBI Expert Team（JNET）大腸拡大 Narrow Band Imaging（NBI）分類. INTESTINE 19（1）：5-13, 2015 より〕

表3 pit pattern 分類

Ⅰ型		類縁形の正常パターン
Ⅱ型		星芒状，乳頭状で正常よりもやや大型のパターン
ⅢL型		管状で正常よりも大型のパターン
ⅢS型		類円形あるいは管状で正常よりも小型のパターン
Ⅳ型		脳回状，樹枝状のパターン
Ⅴ型		無構造形，不整形

※Ⅰ型が正常ないし炎症，Ⅱ型は過形成ポリープ，Ⅲ型やⅣ型は腺腫あるいは癌，Ⅴ型は癌が疑われるパターン．

Latest Topics 共焦点レーザー内視鏡(Confocal laser endoscopy)

約500倍の倍率で粘膜細胞とその直下(250 μm)の組織をリアルタイムに観察できる新しい検査方法である．蛍光剤の投与を必要とするが，従来の内視鏡では行えなかった体内での*H.pylori*観察やcollagenous colitisにおける結合組織帯の観察ができるようになり，潰瘍性大腸炎粘膜における発癌診断も試みられている．

6 小腸検査（小腸内視鏡・カプセル内視鏡）

a. 小腸内視鏡

背　景
- 小腸は 6〜7 m と長い管腔臓器でほとんど固定されず，複雑に屈曲した状態で存在している．
- 小腸は，口からも肛門からも遠いために通常内視鏡での到達が困難であり，「暗黒大陸」と称されていた．

原　理

> オーバーチューブ先端のバルーンによって腸管を内側から把持したまま引くと腸管が畳み込んで短縮され，内視鏡の有効長を超えて深部小腸を観察する．

- 鉗子チャンネルから生検やマーキングなどの内視鏡処置が可能

適　応　原因不明の消化管出血，小腸狭窄，小腸腫瘍，炎症性腸疾患

種　類
(1) ダブルバルーン内視鏡（DBE：double-balloon endoscopy）：内視鏡先端にもバルーンを装着する．
(2) シングルバルーン内視鏡（SBE：single-balloon endoscopy）（図6）：内視鏡先端のバルーンを装着しない．

バルーン内視鏡の手技
- 前処置
  経口ルート：前夜からの絶食のみ
  経肛門ルート：下剤や腸管洗浄剤を使用
- 実際の施行手順
  ① 最大限にスコープを挿入してからオーバーチューブを進める．
  　⇒スコープの逸脱を予防するために，DBE ではスコープ先端バルーンを拡張させて腸管を把持し，SBE ではスコープ先端を腸管に引っかけるようなアングル操作で代用する．
  ② オーバーチューブ先端のバルーンを拡張して腸管を把持した状態にしてスコープとオーバーチューブの両方を引くことでオーバーチューブ上に腸管を畳み込むように短縮する．

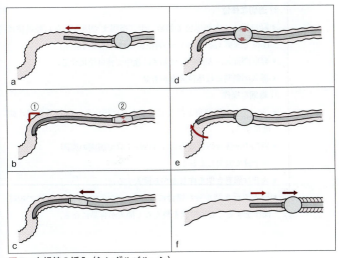

図6 内視鏡の挿入(シングルバルーン)
a:内視鏡を深部小腸へと挿入
b:アングルをかけて腸管を把持(①),バルーンを収縮させる(②)
c:スライディングチューブを進める
d:バルーンを膨らませる
e:アングル解除
f:スライディングチューブと内視鏡を引き戻すことで腸管を短縮させる

③ DBEであればスコープ先端のバルーンを収縮させ,SBEであればアングルを解除して,内視鏡をさらに奥に挿入する.
④ 上記操作を繰り返し行うことで深部小腸へ挿入する.

全小腸観察率	44〜71%
合併症	発生率0.72%(穿孔0.2%,急性膵炎0.2%,誤嚥性肺炎0.09%,出血0.07%,その他1.1%)
工夫とコツ	**1) 二酸化炭素送気の使用** ● 過剰な腸管ガスは短縮操作の妨げ ● 二酸化炭素は空気の100倍以上の速度で水に溶けて吸収されるため,腹部膨満が軽減される.

2) **適切な体位**
- 経口挿入:左側臥位で始め,十二指腸まで挿入したら腹臥位に体位を変更(深麻酔のため背臥位では誤嚥の可能性)
- 経肛門挿入:左側臥位で始め,途中で背臥位にする.
- 挿入困難時には体位変換が有効

3) **繊細な操作**
- アングルの微調整と捻れ操作を中心に行い,push 操作を最小限度にする.
- 胃内の液体は短縮操作に伴う内圧上昇で誤嚥の原因
  ⇒十分に吸引しておく.
- 大きな渦巻き型を作りながら挿入する.
- 挿入に行き詰まった場合には,オーバーチューブを進めて短縮操作をすることで形状を整えると挿入が容易になる.

b. カプセル内視鏡

原 理 被検者が自らカプセル型の小型内視鏡(図7)を嚥下することによって低侵襲に行える消化管検査

- 生検や止血などの処置は行えない.

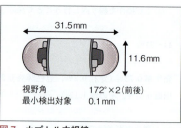

視野角 　　　172°×2(前後)
最小検出対象　0.1mm

図7 カプセル内視鏡

適 応	原因不明の消化管出血，既知または疑われる小腸疾患

> 【禁忌もしくは慎重な判断】
> 高度消化管狭窄，腸閉塞，腹部放射線照射歴を有する，ペースメーカー植込み，嚥下障害，妊婦，滞留時にカプセル内視鏡回収に同意しないなど

種 類	● PillCam® SB2，SB3（コヴィディエン） ● EndoCapsule（オリンパス）
手 順	(1) 検査前8時間以上の絶食（前処置は必要に応じて検討） (2) センサアレイ（アンテナユニット）を患者の体表の所定位置に取りつけ (3) 記録装置をポーチに入れベルトなどで装着後にカプセルを嚥下させる． (4) 小腸カプセル内視鏡嚥下2時間後に飲水可，4時間後に軽食可 (5) リアルタイムモニターでカプセルが大腸に到達したのを確認後に記録装置やセンサアレイの取り外し (6) 記録装置からワークステーションへのデータの転送 (7) コンピュータ支援読影ソフトウェアを用いて読影し，報告書の作成
合併症	● 滞留（カプセル内視鏡が2週間以上体内にとどまる状況）：1.4〜7.4％ ⇒自然排出されない場合には，バルーン内視鏡ないし外科手術による回収が試みられる．
工夫とコツ	● 滞留の回避：病歴や画像所見から消化管狭窄の可能性があれば，パテンシーカプセル検査を先行する． ● 見落としの可能性：カプセル内視鏡の通過速度の速い部位（十二指腸，上部空腸など）では見落としの可能性がある． ⇒カプセル内視鏡で異常所見がなくても，症状が続く場合は追加の検査（バルーン内視鏡など）を検討する．

> **PLUS ONE** パテンシーカプセル
>
> - パテンシーカプセルとはダミーのカプセルであり,カプセルが滞留してもカプセルが自己崩壊するため安全である.そのため,消化管の狭窄または狭小化を疑う場合,カプセル内視鏡検査前に消化管の開通性を評価するために事前内服してもらう.
> - 位置をX線撮影で確認することも可能であり,体外に排出されたパテンシーカプセルの形状をみて開通性の評価を行う.
>   ・カプセルのボディ部分が崩壊なしで排出:開通性あり
>   ・カプセルのボディ部分が崩壊した状態で排出:開通性なし
> - ただし,腸閉塞症状や通過不可能な消化管狭窄が存在することが既知の場合はパテンシーカプセル検査も行うべきではない.

7 消化管疾患の超音波内視鏡

原 理

> 超音波内視鏡（EUS：endoscopic ultrasonography）とは，内視鏡を用いて消化管壁の5層構造を超音波断層で観察する検査

- 通常の内視鏡で直接観察できない，粘膜より深層の情報を得る目的で行う．

適 応

- 消化管癌の壁深達度とリンパ節転移の診断，粘膜下腫瘍の診断，食道・胃静脈瘤の評価など

EUSの機器

ⓐ EUS専用機
- 先端に超音波プローブが組み込まれた内視鏡
  ① ラジアル型（図8a）：内視鏡の長軸に直交して360°スキャン．全周性に観察できることから通常観察に用いられる
  ② コンベックス型（図8b）：内視鏡の長軸に平行にスキャン．EUS下穿刺術（EUS-FNA）を行うことができる．
- 周波数：5〜20 MHz
- 焦点距離：2〜3 cm ⇒ 比較的大きな病変やリンパ節の評価に向いている．
- カラードプラにより血流の評価が可能

ⓑ 細径超音波プローブ（図8c）
- 細径超音波プローブの径は2.6 mmと細い ⇒ 通常内視鏡の鉗子

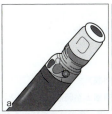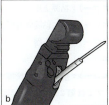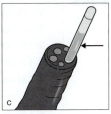

図8 EUS機の種類
a：ラジアル型　b：コンベックス型　c：細径超音波プローブ

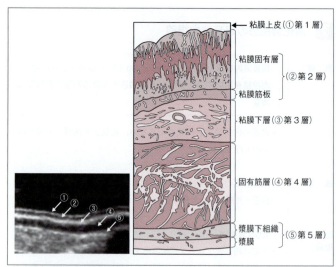

図9 消化管の5層構造

チャンネルを通して使用する．
- 周波数：20 MHz
- 焦点距離：5 mm～1 cm ⇒ 小さな病変の評価に向いている．
- 直視下走査で扱いやすいが，超音波減衰や有効広角が狭いなどの問題点がある．

正常の上部消化管壁構造	・5層構造が基本（図9） ・管腔側より 　第1層（高エコー）：粘膜上皮　　　　　　　　　　 ⎱ 粘膜 　第2層（低エコー）：主に粘膜固有層＋粘膜筋板　⎰ 　第3層（高エコー）：粘膜下層 　第4層（低エコー）：固有筋層 　第5層（高エコー）：漿膜下層＋漿膜（外膜） ・細径プローブでは第2層内に粘膜固有層と粘膜筋板の境界と，第4層内に内輪筋と外縦筋の筋間結合織が高エコーに描出される．

**診断の
ポイント**

1) 癌壁深達度の診断

- **癌は低エコー腫瘤**として描出され，層構造の連続性の破綻が癌の浸潤を示す．
- 正常の層構造と対比して，**低エコー腫瘤の最深部が第何層に及ぶかで深達度診断を行う**．
- 深達度診断の正診率：80〜92％
 （※浮腫・線維化・微小浸潤は診断率を悪化させる要因）

2) リンパ節転移の診断

- 血管ではない壁外の類円形の低エコー結節として描出される．
- 正診率：50〜90％

3) 粘膜下腫瘍の診断

- 観察のポイントは腫瘤局在とエコー所見
 局在診断：正常層構造との連続性を観察する
 エコー所見：境界の明瞭さ，腫瘍内部のエコーレベルや均一性などを評価する
- 典型的な所見
 囊胞：第3層の無エコー
 脂肪腫：第3層の高エコー腫瘤
 迷入膵：第3〜4層の低エコー腫瘤で内部に管腔構造
- 等〜低エコーを呈する GIST，悪性リンパ腫，SMT 様癌，転移性腫瘍，平滑筋腫，神経鞘腫，迷入膵を EUS だけで鑑別するのは困難
 ⇒ EUS-FNA による病理診断が必要となる．

8 内視鏡的逆行性胆管膵管造影 (ERCP: Endoscopic retrograde cholangiopancreatography)

意 義

胆道・膵臓疾患の診断のため十二指腸内視鏡を用いて、Vater 乳頭より胆管・膵管に造影カテーテルを挿入して造影する検査

適応と禁忌

【適応】乳頭部，胆管，胆囊など胆管系と膵管に異常所見をきたす腫瘍，炎症，外傷，発生異常
【絶対適応】胆石膵炎，急性閉塞性化膿性胆管炎（← 結石除去やドレナージが目的）
【禁忌】胆石以外が原因の急性膵炎，呼吸状態・バイタルサインが不安定な症例

目 的

ERCP の主な目的は診断から治療まで多岐にわたる.
(1) 良・悪性鑑別診断のための生検や細胞診
(2) 癌の進展度診断
(3) 管腔内超音波検査 (IDUS) や経口膵胆管鏡を用いた小病変の鑑別
(4) 閉塞性炎症へのドレナージ

基本原則

(1) 術前に適応，検査理由，予想される処置・各種画像検査を検討する（事前準備）.
(2) 挿管前に十二指腸乳頭の正面視と十二指腸乳頭開口部の形状観察
(3) 胆管挿管では見上げの角度で 11～12 時方向にアプローチする（図 10）.
(4) 胆管もしくは膵管に挿管し予定していた手技を行う.

乳頭開口部と胆管走行

- 開口部の形状：分離型（別開口型），タマネギ型，隔壁型，共通管型（図 11）
- ERCP では胆管膵管合流形式と開口部の形状に合わせた挿管戦略が成功の鍵である.

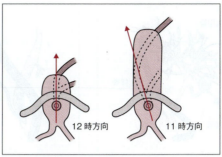

図 10 胆管挿管における乳頭アプローチ
形態により 11〜12 時方向に胆管が位置する

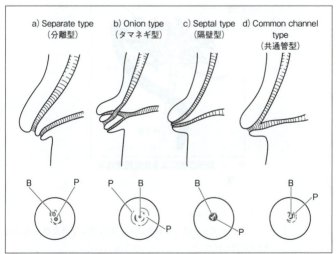

図 11 生体における開口部の形態
〔大井 至:十二指腸内視鏡検査と内視鏡的膵胆管造影. Gastroenterol Endosc 28 (Suppl):2881-2883, 1986 より〕

| 挿管法の種類 | (1) **造影法(通常法)**:造影を行いながら胆管や膵管を探る.
(2) **wire-guided cannulation (WGC) 法**:膵管造影を行わずガイドワイヤーの操作だけで選択的胆管挿管を行う. |

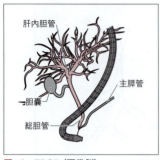

図12 ERCP（正常例）

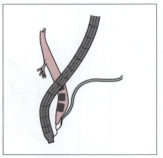

図13 総胆管結石のERCP像
総胆管内の透亮像と総胆管拡張を認める．

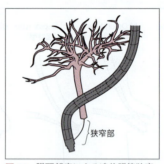

図14 膵頭部癌による遠位胆管狭窄

(3) 膵管ガイドワイヤー法
- ガイドワイヤーを用いて膵管口を下方に押し下げながら選択的胆管挿管を行う．
- 胆管挿管困難例に対して有効なアプローチ
- ダブルルーメンカテーテルを用いた新法も報告されている．

(4) プレカット法
- ニードルナイフやパピロトームを用いて乳頭切開を行ってから胆管口を得ようとする方法
- 胆管挿管困難例に対する最終的な経乳頭的アプローチ

(5) ランデブー法：PTBDルートからガイドワイヤーを乳頭開口部

に誘導し，スネアを用いてスコープの鉗子口内に引き込む方法から選択的胆管挿管を行う．最近は EUS 下胆道ドレナージルートを用いることもある．

用語解説
- 透亮像：造影剤の陰影欠損．結石，凝血塊，粘液などで認める（図 13）．
- 拡張：総胆管では 10 mm 超，主膵管では 2.5 mm 以上を拡張とする．原因（癌・慢性炎症）によって限局性，びまん性を呈する．
- 狭窄：不整な狭窄や途絶は悪性を疑う所見（図 14）．しかし，良性狭窄でも慢性炎症によって瘢痕や過形成粘膜を伴う場合では多彩な狭窄像を呈するため鑑別が難しい場合がある．

> **◆NOTE** ERCP 基本の"き"
> ERCP 初級者はカニューレを押すことに夢中となることから乳頭浮腫をきたし，挿入困難にしばしば陥る．乳頭アプローチはやさしく，愛護的操作を心掛けることが重要である．

C 治療手技の実際とコツ

I 消化管領域

1 内視鏡検査・治療と抗血栓薬服用者のマネジメント

歴史的経緯
- 高齢社会に伴い虚血性心疾患や脳血管障害への抗血栓薬服用者が増加
  ⇒安易な休薬によって重篤な心血管イベントが助長されるとの報告が相次ぐ.
  ⇒2012年に日本消化器内視鏡学会から『抗血栓薬服用者に対する消化器内視鏡診療ガイドライン』[1]が発表され,2017年に更新された[2].

抗血栓薬の分類と適応疾患
- 抗血小板薬…バイアスピリン®,パナルジン®,プラビックス®,プレタール® など
  【適応】アテローム血栓性脳梗塞,心筋梗塞・狭心症,閉塞性動脈硬化症など(動脈系の血栓症)
- 抗凝固薬…ワーファリン®,プラザキサ®,イグザレルト®,エリキュース®,リクシアナ®,ヘパリンなど
  【適応】深部静脈血栓症,心房細動による心原性脳塞栓症,肺血栓塞栓症など(静脈系の血栓症)

> ◆ NOTE
> 抗凝固薬の代替として「ヘパリン置換」がよく行われるが,ヘパリンは薬理作用として抗血小板作用を有していないことは理解しておく.

ガイドラインの概略	1) **通常の消化器内視鏡，粘膜生検，出血低危険度の内視鏡** - 抗血栓薬のいずれか **1 剤のみを服用している場合には休薬しなくてもよい**． 2) **出血高危険度の内視鏡** 　ⓐ **アスピリン単独**の場合 　　・血栓塞栓症の発症リスクが高い ⇒ 休薬しなくてもよい． 　　・血栓塞栓症の発症リスクが低い ⇒ 3〜5 日間の休薬を考慮する． 　ⓑ アスピリン以外の抗血小板薬単独の場合 　　・**休薬を原則**とする（休薬期間：パナルジン®・プラビックス®が 5〜7 日間，それ以外の抗血小板薬は 1 日間）． 　　・血栓塞栓症の発症リスクが高い ⇒ アスピリンまたはプレタール®への置換を考慮する． 　ⓒ 抗凝固薬単独の場合 　　・DOAC（直接経口抗凝固薬）：前日まで内服を継続し処置当日から中止する．翌日の朝から再開する． 　　・ワーファリン®：INR が治療域であればワーファリン®の継続，あるいは DOAC への一時的変更も考慮される． 　　※ワーファリン®からのヘパリン置換は後出血リスクを上げる可能性がある[3]． 　ⓓ **抗血栓薬 2 剤以上併用**の場合 　　・休薬が可能となるまで内視鏡の延期が望ましい． 　　・延期が困難な場合には，十分な対策のうえで治療に臨む（『抗血栓薬服用者に対する消化器内視鏡診療ガイドライン』[1,2] 参照）． 3) 事前に処方医と相談し休薬の可否を検討する． 4) 患者本人に検査・治療を行うことの必要性・利益と出血などの不利益を説明し，明確な同意の下に内視鏡を行うことを徹底する．
重要ポイント	1) **抗血栓薬を安易に休薬しない！** - 消化器内科医にとっては出血を見たくないものだが，心血管イベントをきたしてしまえば，もっと重篤になりうることを心せよ． 2) **抗血栓薬の再開はなるべく早く！**

- 内視鏡処置後に絶食が続くこともあるが、抗血栓薬の再開だけは早めがよい．

3) 抗血栓薬服用者は，出血と血栓の両方でハイリスク！
- 休薬しても出血リスクがなくなる訳ではない．
- 患者は休薬しなくてもなお心血管イベントのリスクをもった高齢者であることが多い．

4) 内視鏡処置前に，その必要性を再考せよ！
- 高齢者において良性ポリープを切除することは，生命予後の延長に貢献しない．
- 抗血栓薬服用者では**合併症リスク**が高まることを忘れてはならない．

5) 合剤にも注意する！
- 低用量アスピリンと PPI を組み合わせた合剤も市販されている．
 ⇒ 知らなければ抗血栓薬と気づかないこともあるので要注意

文献
1) 藤本一眞，藤城光弘，加藤元嗣，他：抗血栓薬服用者に対する消化器内視鏡診療ガイドライン．Gastroenterol Endosc 54：2075-2102, 2012
2) 加藤元嗣，古田隆久，伊藤透，他：抗血栓薬服用者に対する消化器内視鏡診療ガイドライン 直接経口抗凝固薬(DOAC)を含めた抗凝固薬に関する追補2017. Gastroenterol Endosc 59：1549-1558, 2017
3) 加藤元嗣，古田隆久，伊藤透，他：抗血栓薬服用者に対する消化器内視鏡に関連した偶発症の全国調査結果．Gastroenterol Endosc 59：1532-1536, 2017

2 内視鏡検査・治療における鎮静法

鎮静と鎮痛

- **鎮静 (sedation)**：投薬により意識レベルを低下させること．鎮痛効果は不十分．
- **鎮痛 (analgesia)**：投薬により痛みを軽減させること．

意義

> 患者の不安や不快感を取り除き，内視鏡診療に対する受容性や満足度を改善する．

⇒① 検査中の悪心や苦痛の軽減，② 検査の完遂率の向上，③ 再検査希望率の向上

鎮静の基本と原則

- 投薬については，**鎮静薬と鎮痛薬の少量ずつの併用が理想的とされる**．
- **内視鏡の偶発症のうち，鎮静・鎮痛薬関連が最多**である[1]．
- 2013 年に日本消化器内視鏡学会から『内視鏡診療における鎮静に関するガイドライン』[2]が発表された．
  ⇒鎮静が必要と思われる場面においてどのような鎮静法が望ましいかの指針
- 鎮静に頼りすぎず，内視鏡技術を磨くことが基本！

妥当な鎮静レベル

- 内視鏡検査および治療で行われる鎮静レベル ⇒ **中等度鎮静/鎮痛（意識下鎮静）**（Ramsay スコア 3 ないし 4 に相当）(**表 1，2**)

■ インフォームド・コンセント (IC)

- 鎮静の目的と必要性および危険性を患者に十分理解させる．
- 文書を使用しての IC が重要である．
- 特に，緊急内視鏡では鎮静による偶発症のリスクが通常時以上に高まる．

適切な鎮静法の実際

■ 各種鎮静薬・鎮痛薬の特徴と注意点

1) 鎮静薬

ⓐ ベンゾジアゼピン系薬剤

- 中枢神経系 GABA-$_A$ 受容体を活性化 ⇒ Cl$^-$ の流入を促進し睡眠・

表1 米国麻酔科学会による鎮静レベルと生体反応の分類 (2002)

	軽度鎮静 (不安除去) minimal sedation	中等度鎮静/鎮痛 (意識下鎮静) moderate sedation/ analgesia； conscious sedation	深い鎮静/鎮痛 deep sedation/ analgesia	全身麻酔 general anesthesia
反応	問いかけに正常に反応	問いかけまたは触覚刺激に対して意図して反応できる	繰り返しまたは痛みを伴う刺激に反応できる	疼痛刺激にも反応しない
気道	影響なく正常	処置を必要としない	気道確保の処置が必要なことがある	気道確保が必要
自発呼吸	影響なく正常	適切に維持	障害される	消失する
心血管機能	影響なく正常	通常維持されている	通常維持されている	障害されうる

＊内視鏡検査および治療の目的で行われる鎮静は主に中等度鎮静/鎮痛（意識下鎮静）

表2 Ramsay鎮静スコア

スコア	反応
1	不安そう，いらいらしている，落ち着かない
2	協力的，静穏，見当識がある
3	命令にだけ反応する
4	傾眠，眉間への軽い叩打または強い聴覚刺激にすぐ反応
5	傾眠，眉間への軽い叩打または強い聴覚刺激に緩慢に反応
6	刺激に反応しない

健忘を引き起こす．
- 代謝臓器：肝臓
- 中枢性呼吸抑制を用量依存性に認める．
- 循環器系への影響は少ない．
  ① ジアゼパム（セルシン®，ホリゾン®）
    ・催眠量以下の用量で不安感を取り除く．
    ・鎮痛効果はない．
  ② ミダゾラム（ドルミカム®）
    ・鎮静効果はジアゼパムより強い．
      ⇒舌根沈下による呼吸抑制が起こりうるので注意！

- ⓑ **静脈麻酔薬〔プロポフォール（ディプリバン®，プロポフォール）〕**
- 即効性と覚醒の早さで優れている（ただし，保険適用でなく麻酔科医の指導が必要）．
- 悪心・嘔吐が少ない．
- ⓒ **$α_2$アドレナリン受容体アゴニスト（プレセデックス®）**
- 交感神経の抑制により鎮静と鎮痛の作用を発揮する．
- 呼吸抑制が少ない．
- 徐脈や血圧低下に注意を要する．

2) **鎮痛薬**

- ⓐ **塩酸ペチジン（オピスタン®）**
- モルヒネと同様にオピオイド受容体作動薬であり，中枢性鎮痛作用を示す．
- 鎮痛効果：モルヒネの1/10～1/6
- アトロピン様作用から鎮痙効果も有する．
- 副作用：呼吸抑制，血圧低下，悪心・嘔吐
- ⓑ **ペンタゾシン（ソセゴン®，ペンタジン®）**
- 強力な鎮痛作用と弱いオピオイド拮抗作用を有する．
- 鎮痛効果：モルヒネの1/4～1/2
- 副作用：呼吸抑制，血圧上昇，心拍数増加

3) **拮抗薬**

- ⓐ **ベンゾジアゼピン系薬剤拮抗薬〔フルマゼニル（アネキセート®）〕**
- 投薬により覚醒を促進させる．
- 作用時間が短いために再鎮静を生じる可能性
- ⓑ **オピオイド拮抗薬（ナロキソン）**
- オピオイドに起因する呼吸抑制などの副作用を改善する．
- 拮抗作用の効果は通常3分以内で発現する．

術中・術後管理

- **偶発症（表3）を未然に防ぐには，適切な人員配置とモニタリングが重要！**
- 特に患者への視診や声掛けは大事！
- 高齢者の鎮静では投与量に配慮しながら，厳重に監視を行う．
- 超高齢者（85歳程度以上）においては原則的に鎮静しないほうがよい．
- 鎮静薬単独では不穏をきたすことがあり，追加投与を繰り返す

表3 鎮静に伴うトラブルの原因

内視鏡医の要因	薬剤の知識や経験の不足 不注意 判断の誤り
患者の要因	薬剤アレルギー 全身状態（高齢，重篤な基礎疾患など）
薬剤の要因	薬理作用（呼吸・循環抑制） 過剰投与
設備の要因	モニタリング機器の不備や不足 緊急カートの未設置

と急に呼吸抑制や血圧低下に至ることもある．

⇒安易に繰り返し投与をしない！

- 緊急内視鏡時には確実性の観点から鎮静が必要となることも多いが，通常の内視鏡時よりリスクが高いことを心せよ．

  ⇒少量の鎮静・鎮痛薬での awake sedation にとどめるのが望ましい[3]．

- パルスオキシメーターによる経皮的動脈血酸素飽和度は，酸素投与下では過大評価の可能性に注意．
- 低換気の敏感な検出にはカプノグラフィーによる呼気終末二酸化炭素分圧が優れている（両者を測定する経皮 PCO_2/SpO_2 モニターもあり）．
- 鎮静度を脳波からみる bispectral index monitor（BIS モニター）も有用である．ただし，若干のタイムラグに注意する．
- 拮抗薬や救急蘇生カートは，すぐ使用できるよう手元に置いておく．
- 過鎮静と逆に不穏が激しくなった場合も，むしろ覚醒させざるを得ないことがある．
- 内視鏡手技終了後も覚醒までの間は患者監視を継続する．

文献

1) 古田隆久，加藤元嗣，伊藤 透，他：消化器内視鏡関連の偶発症に関する第6回全国調査報告— 2008 年～2012 年までの5年間．Gastroenterol Endosc 58：1466-1491, 2016
2) 小原勝敏，春間 賢，入澤篤志，他：内視鏡診療における鎮静に関するガイドライン．Gastroenterol Endosc 55：3822-3847, 2013
3) 樫田博史，川崎正憲，朝隈 豊，他：緊急内視鏡における鎮静．消化器内視鏡 25：587-592, 2013

3 ポリペクトミー・内視鏡的粘膜切除術
（EMR：Endoscopic mucosal resection）

原　理

> スネアを用いて隆起性の粘膜病変を内視鏡的に切除する治療法

- 特に，EMRとは病変の粘膜下層に溶液（生理食塩水，ムコアップ®など）を局注し，病変をスネアで絞扼し通電・切除する方法である．

適　応

- 腺腫，早期癌（ただし，sm層への深部浸潤を除く）
- 形態的適応
  有茎状・亜有茎状→ポリペクトミー
  無茎性・広基性・結節集簇型→EMR

手技のコツ

ⓐ 病変を正面視し，画面の6時方向に捉える．
ⓑ 病変周囲の液体を十分に吸引除去する．
  ⇒病変が水没していると電流がリークして，十分な焼灼が得られない．
ⓒ 通電時間は短く．
  ⇒通電時間が長すぎると筋層まで熱効果が及び遅発性穿孔のリスク
ⓓ 太い有茎性ポリープでは留置スネアを考慮
  ⇒大胆に早く切ると動脈が生切れとなり大出血をきたす．
ⓔ どこに局注するのか？
- 病変が亜茎状になるまで局注液を注入する．
- 病変が大きい場合には，病変が画面の手前に倒れるように局注すると切除しやすい．
ⓕ スネアのかけ方
- ポリペクトミー：病変の影に隠れている粘膜を巻き込まない．
  ⇒病変の腫瘍部分ギリギリをスネアリングし，絞った時点で病変を引き上げ，その後にスネアを少し緩めたうえで締め直す．
- EMR：スネアが滑らずに病変を絞扼する．
  ⇒スネアの先端を病変近傍の粘膜に突き刺すように当て，少し押

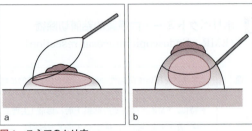

図1 スネアのかけ方

し気味にスネアを広げ (**図1a**), スネア内に病変を入れた時点で少し吸引してスネアを絞扼する (**図1b**).

合併症と対策

- 合併症の発生頻度 (大腸) : 出血 0.36%, 穿孔 0.2%
- 出血には内視鏡的止血術 (クリップ止血法)

Side Memo 分割 EMR

腫瘍径が大きい病変に対して数回に分けて行う EMR のこと. 分割数が多いほど局所再発が多いため, 分割数は可及的少なくとどめる. また, 病理学的な深達度診断や断端の判定が困難なため, 癌部を分割しないことが肝要である.

Latest Topics Cold polypectomy

後出血や遅発性腸管穿孔の原因が高周波通電であるとの考えから, 近年では高周波電流を使用しない cold polypectomy が普及しつつある. 事実, それらの偶発症がほとんど起こらないと報告されている. ただし, 高周波通電による burning effect が得られないため, 病変摘除直後には NBI などの画像強調内視鏡 (☞ 67 頁) を用いた遺残の確認が必要である.

4 内視鏡的粘膜下層剥離術
（ESD：Endoscopic submucosal dissection）

原理

ESD専用の処置具を使用して，病変の周辺切開とともに粘膜下層に生理食塩水やヒアルロン酸（ムコアップ®）を局注しながら粘膜下層の剥離を行って病変を切除する（図2）．

歴史的経緯

- EMR（☞前項）では小さな分化型粘膜内癌でも一括切除が難しく，分割切除となる場合も多かった．
- 分割切除では病理学的判定が困難なため，EMRより広範囲で病変を一括切除できる治療法が模索されていた．
- 1996年に国立がんセンター中央病院の細川・小野らによってITナイフを用いたESDが報告されて以降，ESDは急速に全国へ普及した．

適応

腺腫，早期癌（ただし，粘膜下層への深部浸潤を除く）（表4，5）

デバイスの種類

1) 先端系ナイフ：フラッシュナイフ・デュアルナイフなど
 [特徴]
- マーキング，粘膜切開から粘膜下層剥離，止血まで1本の処置具で行える．

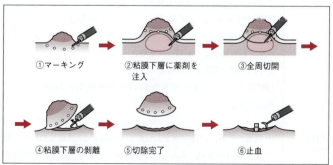

図2 ESDの手順

表4 胃 ESD の適応病変

a. 適応の原則
リンパ節転移の可能性が極めて低く,腫瘍が一括切除できる大きさと部位にあること.

b. 絶対適応病変
2 cm 以下の肉眼的粘膜内癌 (cT1a) と診断される分化型癌. 肉眼径は問わないが UL (−) に限る.

c. 相対適応病変
① 2 cm を超える UL (−) の分化型 cT1a
② 3 cm 以下の UL (+) の分化型 cT1a
③ 2 cm 以下の UL (−) の未分化型 cT1a

〔日本胃癌学会 (編):胃癌治療ガイドライン. 第5版. p.21, 金原出版, 2018 より作成〕

表5 大腸 ESD の適応病変

内視鏡的一括切除が必要な下記の病変
1. スネア EMR による一括切除が困難な,
   ・LST-NG, 特に pseudo-depressed type
   ・V_i 型 pit pattern を呈する病変
   ・T1 (SM) 軽度浸潤癌
   ・大きな陥凹型腫瘍
   ・癌が疑われる大きな隆起性病変[※1]
2. 粘膜下層に線維化を伴う粘膜内腫瘍[※2]
3. 潰瘍性大腸炎などの慢性炎症を背景とした sporadic な局在腫瘍
4. 内視鏡的切除後の局所遺残早期癌

注)※1:全体が丈高の結節集簇病変 (LST-G) も含む.
 ※2:biopsy や病変の蠕動による prolapse に起因するもの.

(田中信治, 樫田博史, 斎藤 豊, 他:大腸 ESD/EMR ガイドライン. Gastroenterol Endosc 56: 1598-1617, 2014)

・切除部位を直視しながら繊細なナイフ操作で治療を行える.

2) IT ナイフ系:IT ナイフ2・IT ナイフ nano など
[特徴] 絶縁体のセラミックチップで穿孔を予防しつつ, ブレードの広さから効率よく剝離を行える.

3) ハサミ系:SB ナイフなど
[特徴] ナイフでは対応できなかった把持牽引や圧迫凝固・切開に対応できる.

手技の コツ	ⓐ 病変の位置,治療環境をしっかりと確認する (体位変換による変化,重力の方向,水没しやすい部位,カメラ反転操作が可能かどうかなど).

ⓑ 大腸病変では境界が明瞭なため，一般的にマーキングは不要
ⓒ EMR と同様に病変を 6 時方向に捉え，デバイスが筋層と対峙しないことが重要である．
ⓓ 穿孔を恐れて剝離が粘膜下層の浅層になると出血に悩まされる．
　⇒常に筋層を視認しつつ粘膜下層深層で剝離する．
ⓔ 空気量を管理する．
　⇒治療に夢中になると過度な送気になりがちなため，ときどき脱気することを心がける．

合併症と対策

1) 術中出血
ESD 中の出血には止血鉗子による凝固止血法が望ましい（その後の ESD 操作の妨げにならないため）．

2) 後出血の予防
- ESD 後の潰瘍面に残存する血管に対して適切な予防処置（凝固止血・クリップ止血）
- 過度な血管凝固処置は遅発性穿孔の危険がある．
- ESD 後は消化性潰瘍に準じて PPI あるいは H_2 阻害薬の投与を行う．

3) 穿孔
ESD 中に穿孔した場合には，まず内視鏡的クリップ閉鎖を試みる．
　ⓐ 内視鏡的クリップ閉鎖に成功した場合
　　⇒禁飲食のうえで経鼻胃管挿入と抗菌薬投与などによる保存的加療
　ⓑ 不成功の場合や閉鎖できても腹膜炎の所見が疑われる場合
　　⇒外科医にコンサルトし，手術適応を検討する．

5 食道・胃静脈瘤の内視鏡的治療

原理
食道および胃静脈瘤破裂による吐下血に対して行う内視鏡診断と止血処置.

治療適応
- 食道静脈瘤
  ① 出血所見(活動性出血・フィブリン栓)を認める症例
  ② 出血既往のある静脈瘤
  ③ 非出血例において,食道・胃静脈瘤内視鏡所見基準 F2 以上の静脈瘤または RC sign 陽性の静脈瘤
- 胃静脈瘤
上記に加え,
  ④ 短時間に急速な増大傾向
  ⑤ 食道静脈瘤治療後に残存,または新生したもの

慎重にすべき状況
- 著明な黄疸 (T-Bil 4 mg/dL 以上)
- 大量の腹水貯留
- 肝性脳症
- 高度の腎機能障害など

処置前の準備
- 既往歴の確認:静脈瘤出血の場合,多くは肝疾患での通院歴を有する.
- 以前の内視鏡所見を参考にして,事前に治療戦略を想定しておく.
- 静脈ルートの確保,モニター類の装着,酸素投与など安全体制を確保する.
- 誤嚥の防止のためにオーバーチューブを準備する.

食道静脈瘤の処置
1) 内視鏡的静脈瘤結紮術 (EVL:endoscopic variceal ligation) (図 3, 4)
- 静脈瘤を粘膜ごとOリング(輪ゴム)で結紮することで静脈瘤の血流を遮断し壊死脱落させる治療法

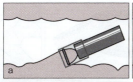
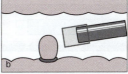

図3　EVLの模式図

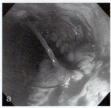
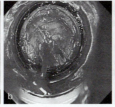
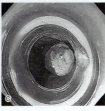

図4　EVL症例
a：右側壁からの噴出性出血を認める．
b：破綻部の結紮に向かうところ
c：EVLを行った直後

- 簡便な手技なため，静脈瘤破裂に対して第一選択
- 結紮する際は，静脈瘤をデバイス内に十分に吸引し大きな結紮ポリープを作るように心がける．
- 合併症：少ない
  ⇒肝機能不良や全身状態不良例にも施行可能
- 供血路の閉塞ではないため，再発率が高い．
- 線維化の強い再発静脈瘤では粘膜の浮き上がりが悪く，EVLが掛けられない場合がある．
  ⇒EISに移行できるように準備しておく．

2) 内視鏡的硬化療法（EIS：endoscopic injection sclerotherapy）（図5）

食道静脈瘤（図6）に対して内視鏡的に硬化剤＊を注入し，必要と思われる範囲の血管内に血栓形成をはかる治療法．

＊硬化剤：界面活性剤に分類される．

ⓐ オルダミン®（EO：ethanolamine oleate）

【薬効】

- 内皮細胞障害

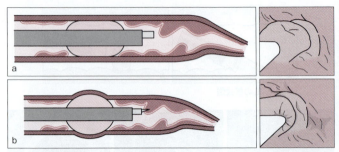

図5 EIS の模式図
a：装着バルーンを膨らませ，穿刺針は穿刺する食道静脈瘤と平行に位置取りする．
b：食道静脈瘤のなるべく頂部を鋭角に刺入する

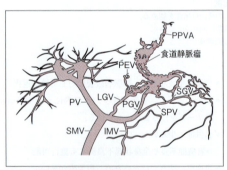

図6 食道胃静脈瘤の門脈血行路
PPVA（porto-pulmonary venous anastomosis）：門脈-肺静脈吻合
PEV（para esophageal vein）：傍食道静脈
LGV（left gastric vein）：左胃静脈
PGV（posterior gastric vein）：後胃静脈
SGV（short gastric vein）：短胃静脈
SPV（splenic vein）：脾静脈
IMV（inferior mesenteric vein）：下腸間膜静脈
SMV（superior mesenteric vein）：上腸間膜静脈
PV（portal vein）：門脈本幹

⇒ 血管内皮細胞の破壊から血栓形成
- 組織障害作用
  ⇒ 血管外漏出の際に静脈瘤周囲の炎症反応・線維化から小さな静脈瘤の消失（大循環に流れた EO は血清アルブミンと結合して不活化）

【注入】
- 総注入量：0.4 mL/kg 以内（おおよそ 20 mL まで）
- 血管外注入を確認した場合，注入は 0.5〜1 mL で中止

ⓑ エトキシスクレロール® (AS：aethoxysklerol)

【薬効】
- 血管内皮障害は EO より弱い．
  ⇒ 血管内より血管外注入に用いられる（地固め法）．

【注入】
- 1 mL ずつクワデル (AS を注入してできる膨らみ) を形成しながら，全周性に注入する．

［EIS 治療におけるポイント］
- 穿刺は食道胃接合部より口側 5 cm 以内
- 硬化剤の注入範囲：静脈瘤からすだれ状血管網，左胃静脈，短胃静脈辺りまで（注入中に大循環への流出を認めた場合はすぐに中止する）．
- EO が作用するまで多少時間（3〜5 分）を要する．
  ⇒ 穿刺針をすぐに抜針しない．
- 抜針後に出血
  ⇒ 先端フードやスコープ装着バルーンで圧迫止血を試みる．

3) EISL (EIS・EVL 同時併用法)
- EO を静脈瘤内注入し，穿刺部位に EVL を施行する治療法
- EIS 穿刺部を結紮することで，安全に止血が行える．
- EIS と EVL の相乗効果

4) アルゴンプラズマ凝固法 (APC)
- 地固め法
- 下部食道を全周性に隙間なく白焼きにする．
  ⇒ 全周性潰瘍の治癒により粘膜下層の密な線維組織に置換
  ⇒ 静脈瘤の発生母地の消失
  ⇒ 再発率が最も低い．

胃静脈瘤 の処置	**5) 内視鏡的組織接着剤*注入法 (CA 法)** *組織接着剤：シアノアクリレート系薬剤 (CA) (1) ヒストアクリル® (HA) (2) (医療用) アロンアルフア A **【処理手順】** ● 2.5 mL シリンジにリピオドール® 0.5 mL と CA 薬剤 1.5 mL を吸引 (CA 薬剤の重合予防のために CA 薬剤と空気の接触を極力避ける). ● 75％ CA 薬剤 2.0 mL を作製し，よく攪拌させる． ● 20 G または 21 G 穿刺針を 50％ブドウ糖液で通しておく． ● 穿刺針を出血点近傍に穿刺し，血液逆流を確認 ● 75％ CA 薬剤を一気に注入し，50％ブドウ糖液 1〜1.5 mL でフラッシュ ● 穿刺の度に新しい穿刺針を使用
合併症	● 胸痛，発熱，食道潰瘍，肝障害，門脈血栓，腎不全など ● 重篤な偶発症：2％程度
術後管理	● 菌血症の予防として，**抗菌薬の投与** ● 二次性肝不全として，**難治性腹水**や**肝性脳症**の出現を想定しておく． ● EO 投与では，ヘモグロビン尿や腎機能障害に留意する．

6 内視鏡的止血術(非静脈瘤性)

原理
吐血・下血を呈する患者に対して行う内視鏡による診断と止血処置

基本姿勢
1) 循環動態の評価と安定化
- 初期輸液によって迅速に循環動態を安定させる.
- 不安定な循環動態では内視鏡は禁忌

2) 緊急であってもより丁寧なスコープ操作
- 嘔吐反射を誘発しないように過度な送気を慎む.
- 深掘れ潰瘍や十二指腸潰瘍では穿孔の可能性を常に考慮する.
- 無理な処置により大量出血をきたす可能性がある.

3) 適切な視野の確保
出血点の正面視で処置の成功率が上がる.

4) 止血困難の場合には,速やかな治療方針の転換(IVR・緊急手術)

手技
ⓐ **クリップ止血法**:クリップの機械的な圧迫・結紮により最小限の組織損傷で止血を得る方法
【適応】Mallory-Weiss症候群による出血,消化性潰瘍出血,Dieulafoy潰瘍,内視鏡治療後の出血など
【禁忌】穿孔が危惧される消化性潰瘍,20 mmを超える穿孔部の縫縮など
【止血法のコツ】
- 出血部位の凝血塊は可能な限り除去してから止血処置する.
- スコープを回転させ病変を6時方向の位置にもってくるとクリップを掛けやすい.
- 出血点の観察が難しい場合には先端透明フードを装着することで病変の正面視が可能になる.
- 持続出血のため視野確保が困難な場合,潰瘍底の強い線維化のためクリップの刺入性が悪い場合
  ⇒5% HSE(高張NaCl溶液)の局注後にクリップを掛ける.

ⓑ **アルゴンプラズマ凝固法**:電離アルゴンガスにより発生したア

ルゴンプラズマによって非接触的に凝固止血を得る方法

【適応】毛細血管異常による出血（GAVE など），出血性放射線性直腸炎，悪性腫瘍からの湧出性出血など

【止血法のコツ】
- 出血部位の凝血塊は可能な限り除去してから止血処置する．
- スコープを回転させ 6 時方向の焼灼を維持する．
- 凝固の色調が黄色っぽい変化だけだと不十分な場合が多い．
  ⇒やや黒色変化ぐらいまでの凝固を心掛ける．
- 病変との適切な距離を維持する．
  ⇒消化管内壁に接触した状態だと壁内気腫や疼痛の原因
  ⇒離れすぎるとアルゴンガスのみの噴出で内圧上昇をきたす．

ⓒ 止血鉗子を用いた高周波凝固法：高周波止血鉗子による接触型の熱凝固法で，モノポーラタイプとバイポーラタイプの 2 種類がある．

【適応】潰瘍出血，内視鏡治療後の出血など

【止血法のコツ】
- 出血部位の凝血塊は可能な限り除去してから止血処置する．
- スコープを回転させ病変を 6 時方向の位置にもってくると止血しやすい．
- 過度の通電は遅発性穿孔のリスクが高まる．
  ⇒盲目的な焼灼は控え，出血点を確実に把持することが重要である．

予　後　再出血率 約 10 %
⇒24〜48 時間後に再検（second-look）が望ましい．

7 消化管バルーン拡張術

原　理

> 内視鏡を介して誘導したバルーンカテーテルを用いて消化管狭窄を拡張する治療手技

- 低侵襲・簡便・安全に狭窄解除が得られ，腸管切除などの外科手術を回避しうる．

疾　患

良性疾患による消化管狭窄

ⓐ 吻合部狭窄
ⓑ 炎症性疾患（NSAIDs 起因性腸炎，クローン病，非特異性多発性小腸潰瘍症，腸結核，虚血性腸炎など）に伴う狭窄
ⓒ 食道アカラシア（基本的には悪性疾患に伴う狭窄は適応外）

適　応

(1) 狭窄に伴う臨床症状がある．
(2) 狭窄長が 3 cm 程度まで（バルーン長径：5.5 cm）
(3) 狭窄部位に活動性の深い潰瘍がない．
(4) 狭窄部位に強い屈曲がない．
(5) 狭窄部位に瘻孔・膿瘍がない．

バルーンの種類

ⓐ through-the-scope (TTS) バルーン
- 治療中に拡張部位を視認できる（手技は比較的容易）．
- 最近は大径のバルーンも市販されるようになり，汎用されている．

ⓑ over-the-wire (OTW) バルーン
内視鏡観察にてガイドワイヤーを留置→内視鏡を抜去してから透視下にガイドワイヤーを通して拡張を行う．

手　順

内視鏡での狭窄部観察→ガストログラフイン®での造影→バルーン挿入→バルーン拡張（図7）→狭窄部観察（内視鏡スコープ通過を確認）

手技のコツ

- 拡張時はバルーンの中心に狭窄部が位置するように調整し，緩徐にバルーン圧を上げていく．

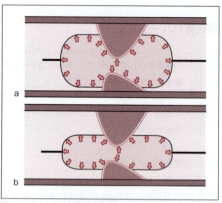

図7 バルーン拡張力の比較
加圧器の圧メーター値は同じでも，狭窄部にかかる拡張力はバルーン径が大きいほど強くなる．

- 加圧に伴いバルーンがスリップし，奥にバルーンが引き込まれやすい．
  ⇒バルーンカテーテルをしっかり把持する．
- 加圧によって狭窄瘢痕部に裂創が生じると急激にバルーンが拡張し，穿孔のリスク
  ⇒速やかに減圧
- 患者が**強い痛み**を訴えた場合には，**穿孔を疑い手技を中断**する．

合併症

ⓐ **出血**
- 保存的治療で軽快することがほとんど
- 自然止血が得られない場合には，バルーンにて圧迫止血，もしくは内視鏡的止血術

ⓑ **消化管穿孔**
発生頻度：2%

対策

(1) 穿孔部からの消化液漏出予防
  ・NG チューブの挿入
  ・絶飲食
  ・PPI 投与

(2) 感染予防：抗菌薬の投与
(3) 改善が得られない場合：外科手術を考慮して，外科医にコンサルト

Latest Topics　クローン病の腸管狭窄に対するバルーン拡張術

　クローン病ではしばしば線維性の不可逆的な腸管狭窄をきたすため，以前より外科的な腸管切除術や狭窄形成術が行われてきた．しかし，狭窄の再発により手術を繰り返すと QOL の低下につながってしまう．そのため，クローン病の腸管狭窄に対してバルーン拡張術が試みられ，外科手術を回避しうる有効な治療方法であると明らかとなってきた．ただし，内科治療で炎症の鎮静化や潰瘍の消失・縮小した時点で行うべきである．

　クローン病の消化管狭窄に対するバルーン拡張術の治療成績は，累積非手術率 が 1 年で約 70〜90％，2 年で約 60〜80％と報告されている．

8 消化管ステント留置術

原理 | 悪性消化管閉塞にステントを留置して通過性を確保する．

意義
- 消化管狭窄を解除する低侵襲治療
- バイパス手術の代替治療として，消化管ステント留置術が施行される．

製品一覧

■食道ステント
- Niti-S™ 食道ステント，Niti-S™ TTS 食道ステント（センチュリー・メディカル）
- ウルトラフレックス食道ステント（ボストン・サイエンティフィック）
- HANARO 食道ステント（M.I. Tech）
- Evolution® 食道ステント（クック）
- Flexella-J 食道ステント（パイオラックス）

■胃・十二指腸ステント
- WallFlex™ 十二指腸ステント（ボストン・サイエンティフィック）
- Niti-S™ 胃十二指腸ステント，Niti-S™ 胃十二指腸コンビステント（センチュリー・メディカル）
- HANARO 十二指腸ステント（M.I. Tech）

■大腸ステント
- WallFlex™ 大腸ステント（ボストン・サイエンティフィック）
- Niti-S™ 大腸ステント（センチュリー・メディカル）
- HANARO 大腸ステント（M.I. Tech）

手順
- 内視鏡での狭窄部観察（ガストログラフイン®での造影）
(1) ガイドワイヤーを留置して，内視鏡を抜去
(2) ガイドワイヤーを通してデリバリーシステムを挿入
(3) X線透視下にデリバリーシステムの位置合わせ
(4) 緩徐にステントをリリース
(5) ガイドワイヤーとデリバリーシステムを抜去

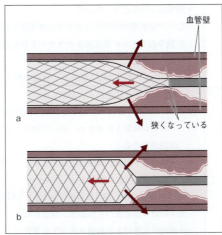

図8 WallFlex™ と Niti-S™ のステント展開の違い
a：WallFlex™．前方に持っていかれる感じが少ない．
b：Niti-S™．前方に持っていかれる感じが強い．

(6) 内視鏡でステント留置を観察（ガストログラフイン® での造影で最終確認）

手技のコツ

- 全身状態が低下した進行癌患者に対して施行される場合があり，偶発症が発生すると重篤な転帰をたどる．
  ⇒十分なインフォームド・コンセントを得たうえで，より慎重に処置を行う．
- **遠位小腸に閉塞が多発する場合にはステント留置は禁忌！**
  ⇒必ず術前に遠位狭窄や小腸蠕動低下を確認
  狭窄部より遠位側に挿入したカテーテルから造影剤約 50 mL を注入し，4 時間後に腹部単純 X 線を撮像
- ガイドワイヤーの狭窄部の突破
  狭窄部から離れてガイドワイヤーの軟性部で探ろうとしてもガイドワイヤーがはねてしまう．
  ⇒狭窄部に造影カテーテルをあてがい，**軸を合わせ**てガイドワイヤーを先進する．

- **狭窄長の計測とマーキング**
  ① 内視鏡観察や造影所見を参考に狭窄長を計測する．
  ② 狭窄長を十分に覆う長さのステント長を選択する．
- 展開時の注意
  - WallFlex™ タイプのステントでは狭窄部での反発力は小さいため，奥に引き込まれる力が強くない．
  - Niti-S™ タイプのステントでは狭窄部に対して急峻な角度でステントが展開されるため，強い反発力が加わり奥に引き込まれる力が生じる．
  ⇒ ステント展開が狭窄部に来たところで，引きのテンションをかけるように心掛ける．
- 胃内容液逆流の対策（食道ステント）：主病変が食道胃接合部に及ぶ場合は留置後の胃酸逆流が懸念される．
  ⇒ 逆流防止弁付きの食道ステントを選択

合併症と対策

ⓐ **消化管穿孔**
- 発生頻度：（上部）1〜2％，（下部）3〜9％
- 消化管屈曲部にステント先端が位置したときに穿孔が発生しやすい．
- 治療
  ① 穿孔部からの消化液漏出予防
    - NG チューブ挿入
    - 絶飲食
    - PPI 投与
  ② 感染予防
    - 抗菌薬の投与
  ③ これらで改善が得られない場合
    - 外科手術を考慮して，外科医にコンサルト

ⓑ **ステント逸脱**
- 発生頻度：（上部）4〜5％，（下部）5〜12％
- covered type のステントは逸脱を起こしやすい．
- 治療
  ① ステントを取り出すために
    - 内視鏡的ステント抜去，もしくは外科的摘出術

ⓒ ステント再閉塞
- 発生頻度：(上部) 8〜12％，(下部) 7〜9％
- ステントの被覆閉塞 (overgrowth) の予防のために狭窄長より少し長めのステントを留置する．
- 治療
 ① 閉塞解除のために
  ・ステント再留置

> **PLUS ONE** Axial force と Radial force
> - axial force (直線化力) とはステントがまっすぐになろうとする力で，radial force (拡張力) とはステントが同心円状に拡張しようとする力である．
> - WallFlex™ タイプのステントでは axial force と radial force がともに強いため直線部での留置に適する．
> - Niti-S™ タイプのステントでは axial force が弱いため屈曲部に留置する場合でも腸管への負荷が少ない．

9 消化管異物除去術

原理

消化管内に停滞する異物を内視鏡的に排除する治療法

目的

異物の機械的もしくは化学的刺激によって引き起こされる消化管穿孔などの重篤な病態の回避.

診断

1) 問診が重要
- 誤嚥した異物の特定
  ⇒成人であれば本人より聴取, 小児・高齢者であれば家族より聴取
- 違和感・疼痛部位の確認
  ⇒異物の停滞部の推測

2) 単純X線, CT検査

異物の停滞部と形態の確認
⇒内視鏡スコープと把持鉗子類の選定

基本姿勢

- 消化管内に入った異物は必ず同じ経路で摘出できる
- 10歳以下の小児では気管内挿管による全身麻酔下で行うのが原則

手技のコツ

ⓐ PTP (press through package) 包装 (図9)
- ほとんどが食道内に停留
- そのままの摘出では食道壁を損傷
  ⇒先端フードを装着して摘出

ⓑ 魚骨
- 魚骨は透明感のある白色調を呈するため, 発見が難しい.
- 消化管壁に刺入している先端部とは対側の鈍な部分を把持して抜去
  ⇒手技は比較的容易

ⓒ 鋭利な異物 (義歯など)
- ブリッジのついた義歯は消化管穿孔のリスクがあるため速やか

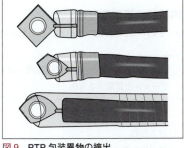

図9 PTP包装異物の摘出
PTPの角を鉗子で把持し，フード内に引き入れて摘出する．また，大きいPTPの場合にはオーバーチューブを用いるのもよい．

に摘出する．
- 大きいものは摘出が困難な場合もある．
  ① 消化管壁に鋭利な部分が突き刺さっている
     ⇒愛護的に引き抜く
  ② 摘出
     ・鋭利な部分を先端フード内に引き入れて抜去
     ・(上記が困難な場合) 鋭利な部分を肛門側に向けて把持しながら抜去

ⓓ **磁石・電池**
- ボタン型電池では胃液との電気分解のため数時間で潰瘍形成のリスクがあるため速やかに摘出する
- 形状から把持鉗子による把持が難しい．
- バスケット鉗子が有効

ⓔ **鋭利でなく閉塞をきたす可能性のない異物**
硬貨，パチンコ玉，ビー玉，衣服のボタン，体温計内の水銀など
  ⇒異物がそのまま自然排泄される可能性から経過観察がなされる場合もある．

| 合併症の対策 | 摘出後には再度内視鏡検査を行い，出血・穿孔の有無を確認する． |

10 経皮内視鏡的胃瘻造設術
(PEG：Percutaneous endoscopic gastrostomy)

原理

経腸栄養を目的として，内視鏡を用いながら経皮的に胃内にカテーテルを留置する方法

適応

1) 注入目的
ⓐ 経口摂取量の減少に伴う栄養確保
- 脳血管障害，認知症，神経・筋疾患による摂食嚥下障害
- 頭頸部癌，食道癌，噴門部胃癌の狭窄・閉塞による通過障害
- クローン病で成分栄養が経口摂取できない事例

ⓑ 薬剤投与の経路確保（抗パーキンソン薬や精神系薬剤など）

2) 減圧目的
ⓐ 癌性腹膜炎などによる非可逆的な消化管通過障害
※ PEG を用いた消化管減圧はイレウス管と比べて留置に伴う異物感が少なくて美容上も好ましい．食品の物性によっては経口摂取が可能になる場合もある．

分類

introducer 法（主流），pull 法/push 法

基本姿勢

1) PEG を作ることが目的ではない．
⇒ 長く安全に使える PEG が治療効果を発現させる．
2) 重篤な転帰への引き金になりうる．
3) 病状によっては処置の中止・延期をする．
⇒ 肺炎・尿路感染を合併したまま PEG を行うのは厳禁

手技のコツ

ⓐ 穿刺部位の決定
- 胃体下部前壁が理想的位置（大彎側は出血のリスク）
- 穿刺に伴う他臓器損傷の回避
⇒ 指圧迫サイン（指による腹壁圧迫を内視鏡下に観察），イルミネーション・テスト（体外から内視鏡透過光の確認）

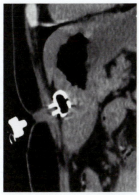
図10 PEGカテーテルの消化管外への逸脱

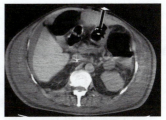
図11 PEGによる肝外側区の貫通

ⓑ 腹壁固定
- 本穿刺を前に胃壁と腹壁を2〜4か所程度固定する方法
- 利点：カテーテル逸脱の予防，本穿刺の安定性，短い距離での瘻孔形成
- 欠点：出血のリスク

合併症と対策

ⓐ 出血：多くの場合は圧迫止血で対応可能
⇒ カテーテルに圧迫用のガーゼなどを挟み込むようにして圧迫止血を行う．

ⓑ 誤穿刺・逸脱（図10，11）：CTで胃瘻創部の確認
⇒ 大腸や小腸などの他臓器穿刺が確認された場合は，速やかに外科医に相談する．

術後管理のコツ

ⓐ 経腸栄養剤の立ち上げ：経腸栄養が確立できていない場合
⇒ 便通状況をみながらゆっくりと栄養剤を増量

ⓑ 経腸栄養剤投与時の体位：食道への逆流や誤嚥性肺炎の予防
⇒ 上半身挙上と軽度の右側臥位

ⓒ 在宅医療の準備：在宅医療導入には家族によるカテーテル管理の習熟が不可欠

11 胃管・イレウス管挿入法

原　理

主に消化管内の減圧を目的として，経鼻経路でカテーテルを留置する方法

目　的

- 胃管（short tube）
  ① 胃内容物の吸引・減圧（上部消化管出血，イレウス），② 胃洗浄（薬物中毒），③ 経腸栄養剤の投与など
- イレウス管（long tube）：腸内容の吸引・減圧（単純性・麻痺性イレウスなど）

手技のコツ

■ 胃管

ⓐ 気管挿入の防止

- まず頭部を挙上し下顎を引き（喉頭蓋が閉じる），嚥下運動に合わせて挿入
- 気管挿入を繰り返す場合
  ⇒ 喉頭鏡で喉頭展開し，マギール鉗子や長鑷子を用いて直視下に胃管先端を梨状窩に誘導する．

ⓑ 胃管先端の確認…胃泡音の聴取を怠らない．

■ イレウス管

ⓐ カテーテルの深部挿入

体位変換や用手圧迫を用い，可能であれば Treitz 靱帯部（十二指腸空腸曲）を越えて深部に挿入する．

管理のコツ

■ 排液量のチェック

- 少量：① イレウスの改善，② 管内の閉塞，など
- 多量：腎前性腎不全に注意

■ カテーテル先端のチェック

単純 X 線を定期的に撮像：蠕動によりカテーテルが先進するため，胃内ではループ形成するようにカテーテルの押し込みが適時必要

Side Memo 保存的治療の継続か手術治療か

イレウス管からガストログラフィン®を投与し6〜24時間以内に大腸が造影される症例では手術的治療が不要である．保存的治療に抵抗するイレウスに対して，①保存的治療を3〜7日間（高齢者の場合は3〜4日）行っても症状が改善されない場合，②血行障害がある場合には，速やかに手術的治療を検討すべきである．

Ⅱ 肝臓領域

1 肝生検・肝腫瘍生検

原 理
> 生検針 (16～18 G) を用いて体外から超音波ガイド下に肝臓組織の一部を採取する.

意 義
1) **原因不明の肝障害や黄疸の診断**
- 画像検査で閉塞性黄疸が否定され, 血液検査で肝障害や黄疸の原因が解明されない場合に行う.
- 鑑別を要する疾患として, 薬物性肝障害, 原発性胆汁性胆管炎, 自己免疫性肝炎, 原発性硬化性胆管炎, アルコール性肝障害, NASH, 脂肪肝, ヘモクロマトーシス, Wilson病, 特発性門脈圧亢進症, サルコイドーシス, アミロイドーシス, 肝結核など

2) **肝疾患の病態把握**
- B・C型慢性肝炎やNASHにおける炎症の活動性 (grading) と線維化の進行度 (staging) の判定

3) **画像で確定診断に至らない肝結節性病変の診断**
- US・CT・MRI所見の乖離から確定診断にならず, 良悪性の判断のために行われる.

手技のコツ
- **脈管損傷の予防**
  - 超音波画像の良好な視野条件で行う.
  - 肝内脈管が介在しない安全な穿刺経路で行う.
  - 超音波画像で針先を常に描出し続けながら生検針を進める. 特にTru-Cut型自動生検針の場合では, 生検針先端を確認しないでリリースしてはいけない.

合併症と対策
- ■ **術後出血**
- 腹腔内出血, 胸腔内出血, 胆道出血がある.

- 発生頻度：0.11〜0.5％（当日〜数日以内に発生）
- 症状：腹部膨満，腹痛，血圧低下，呼吸苦，顔面蒼白，貧血の進行（胆道出血の場合）下血，閉塞性黄疸
- 診断：US・CT でフリースペースを指摘し，試験穿刺で血性を確認
- 治療

① 循環動態の安定，貧血の改善

輸液・輸血

② 止血処置

血管造影による動脈塞栓術

2 ラジオ波焼灼術 (RFA：Radiofrequency ablation)

原理

> ラジオ波電極針 (15〜17 G) を用いて体外から超音波ガイド下に肝腫瘍を穿刺した後, 通電によって病変を熱凝固させる.

意義

■ **肝悪性腫瘍の低侵襲治療**
- 外科切除の適応とならない肝悪性腫瘍の局所根治を目的に行われる.
- 肝細胞癌での適応として, ①直径 3 cm 以下, ②3 個以内

手技のコツ

■ 脈管損傷の予防
- 超音波画像の良好な視野条件で行う.
- 肝内脈管が介在しない安全な穿刺経路で行う.
- 超音波画像で針先を常に描出し続けながらラジオ波電極針を進める.
- 脈管近傍の腫瘍を焼灼する場合には,
  ① ラジオ波電極針が脈管に直接刺さらないような穿刺
  ② 低出力からの通電
  ③ 長時間焼灼の回避

■ 消化管穿孔・横隔膜損傷の予防
- ラジオ波電極針が腫瘍を貫通した後に, 電極針先端が直接他臓器に接しない.

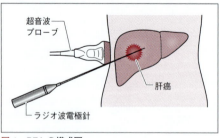

図 1　RFA の模式図

- 開腹手術後では癒着のため消化管穿孔が起こりやすい．
  ⇒可変電極針は選択の1つ
  ⇒エタノール注入療法（PEI：percutaneous ethanol injection）も選択の1つ

肝膿瘍の予防

糖尿病，胆管空腸吻合術後，高齢者，腎不全（血液透析患者）は細菌感染のリスクファクター

⇒予防的抗菌薬の投与期間を少し延長

合併症と対策

術後出血

- 腹腔内出血，胸腔内出血，胆道出血がある．
- 発生頻度：0.5～2.2％（当日～数日以内に発生）
- 血液透析患者では出血しやすい（透析：非透析＝13.3％：0.8％）．
- 症状：腹部膨満，腹痛，血圧低下，呼吸苦，顔面蒼白，貧血の進行（胆道出血の場合）下血，閉塞性黄疸
- 診断：US・CTでフリースペースを指摘し，試験穿刺で血性を確認
- 治療

① 循環動態の安定・貧血の改善

輸液・輸血

② 止血処置

血管造影による動脈塞栓術

肝梗塞

- 発生頻度：0.1～0.4％（当日～翌日に発生）
- 症状：発熱，疼痛，血清トランスアミナーゼ値やLDH値の著明な上昇（1,000 IU/L以上）
- 診断：造影CTで染影されない楔型の巣状病変
- 治療

① 肝血流量の確保

輸液

② 急性肝不全の予防

> 肝庇護薬・新鮮凍結血漿・アルブミン製剤の投与

③ 感染予防

> 抗菌薬の投与

■ 肝膿瘍
- 発生頻度：0.2〜0.4％（数日〜数週間後に発生）
- 治療

① 膿の排出＋病原性細菌の抑制

> 経皮的ドレナージ，抗菌薬の投与

(☞ 128, 336頁)

■ 胸・腹水
- 発生頻度：1〜4％（数週間後に発生）
- 治療に伴う一過性の肝機能低下に起因
- 治療

① 尿量確保

> 利尿薬の投与

② 蛋白質合成の亢進・アルブミンの補給

> 肝庇護薬・分枝鎖アミノ酸製剤・アルブミン製剤の投与

■ 胆管損傷・胆汁瘻
- 発生頻度：0.1〜1％（数週間〜数か月後に発症）
- 多くは無症状の肝内胆管拡張像
- 治療

① 細菌感染を伴う場合

> 抗菌薬の投与

② 胆汁の排泄障害で胆汁貯留を伴う場合

> 経皮的ドレナージ

※胆管瘻孔部が難治性のため，再燃を繰り返しやすい．

Side Memo: PEI や MCT など

穿刺局所療法は 1980 年代のエタノール注入療法(PEI)から始まり,経皮的酢酸注入療法(PAI)やマイクロ波凝固術(MCT)を経て,ラジオ波焼灼術が現在の代表的な治療となっている.さらに,最近は凍結融解壊死療法(cryoablation)や不可逆性電気穿孔法(IRE:irreversible electroporation)といった新しい治療法(保険未収載)も登場している.

Latest Topics: Fusion imaging と造影超音波ガイド

ラジオ波焼灼術は超音波 B モードガイドで通常行われるが,① 腫瘍の被膜形成が不十分で結節自体が不明瞭,② 大きな再生結節に小肝癌が紛れている,③ 局所再発と前治療の壊死領域とを判別できない,などの状況では病変をはっきりと認識できないために治療には困難を伴う.しかし,画像技術の進歩により難しい条件下でも病変を描出したうえでラジオ波焼灼術を行うことができるようになった.

Fusion imaging ガイド

CT・MRI の 3 次元画像を超音波プローブと同じ断面で再構成(MPR:multiplaner reconstruction)すると超音波では指摘できないが CT/MRI で描出される病変を画像で対比することができる.また,プローブに装着された磁気センサーによってプローブの動きと MPR 像がリアルタイムに対応する.MPR 画像を参照しながら B モード下に穿刺治療を行うのが fusion imaging ガイド下ラジオ波焼灼術である.

造影超音波ガイド

ソナゾイド® を用いた造影超音波では肝癌は Kupffer 相で欠損像を呈し,造影剤の再注入によって欠損部に染影を認める(defect re-perfusion imaging).このような像を呈する病変を標的にして穿刺治療を行うのが超音波ガイド下ラジオ波焼灼術である.

3 肝動脈化学塞栓療法
（TACE：Transcatheter arterial chemoembolization）

原理

> カテーテルを用いて癌病変の栄養動脈の遮断による阻血効果と抗癌剤の局所滞留効果を意図した治療法

適応

(1) 手術や穿刺局所療法の適応とならない多血性肝癌
(2) 門脈主幹から一次分枝に閉塞を認めない（Vp3, Vp4 以外）
(3) Child-Pugh 分類 A，B（☞ 418 頁）

手技のコツ

■ 親カテーテルの安定化

親カテーテルが不安定だと子カテーテル操作に支障
⇒ 適切な親カテーテルのタイプ選択と親カテーテル先端を総肝動脈内まで挿入

■ 想定外の血管走行

(1) 事前の CT 画像から推測された血管走行が実際とは異なる可能性

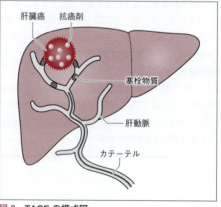

図2　TACE の模式図

合併症と対策

(2) 繰り返される治療の影響から栄養血管が変化
⇒ 想定外の血管走行がありえることを念頭に置く．

■ 腫瘍崩壊症候群

- 治療に伴う急速な腫瘍細胞崩壊
  ⇒ 腫瘍の細胞成分とその代謝産物が体内に蓄積
  ⇒ 血中尿酸・Pi・K 上昇，低カルシウム血症，乳酸アシドーシス
  ⇒ 急性腎不全
- 巨大な肝癌の治療後に起きやすい．
- 発生頻度：0.5％未満（治療後 12〜72 時間に発生）
- 死亡率が高い（50％）．
- 治療

① 尿量と循環血漿量の確保

輸液

② アシドーシス補正

メイロン® の投与

③ 高尿酸血症

- アロプリノール錠　200〜300 mg　1 日 2〜3 回
- フェブリク®錠　60 mg　1 日 1 回

④ 高カリウム血症

- GI 療法（glucose-insulin therapy）
- ループ利尿薬（フロセミド）の投与

⑤ 感染予防

抗菌薬の投与

⑥ 著明な血小板低下，凝固能異常，FDP 上昇の場合

DIC 治療

⑦ 腎不全，治療抵抗性の高カリウム血症・高尿酸血症の場合

血液透析

■肝膿瘍

- 発生頻度：2〜7%（数日〜数週間後に発生）
- 治療

① 膿の排出 + 病原性細菌の抑制

経皮的ドレナージ，抗菌薬の投与

(☞ 128, 336 頁)

Latest Topics　さまざまな TAE：c-TACE，bland TAE，DEB-TACE，b-TACE

　肝動脈化学塞栓療法とは腹部血管造影を診断から治療へ応用する試みから生み出されたわが国オリジナルの治療法．当時は TAE (transcatheter arterial embolization) という略称で普及したが，最近では TACE (transcatheter arterial chemoembolization) が用いられている．

- **c-TACE** (conventional TACE) では油性造影剤リピオドール® と抗癌剤のエマルジョンの動注後にゼラチンを用いて動脈塞栓を行う．TACE の標準的な治療法．
- **bland TAE** は球状塞栓物質だけで行われる塞栓療法．TACE に対峙してリピオドール® と抗癌剤を併用しない治療法として提唱された．
- **DEB-TACE** (drug eluting beads TACE) とは，抗癌剤を充填された球状塞栓物質によって行われる塞栓療法．球状塞栓物質による塞栓効果と腫瘍内における抗癌剤の徐放効果が期待される．
- **b-TACE** (balloon occluded TACE) とは c-TACE の治療内容をバルーン付きのマクロカテーテルを用いて行う塞栓療法．バルーンでの肝動脈血流の遮断によって薬剤の効果的な腫瘍内集積が期待される．

Latest Topics 球状塞栓物質

Embosphere（エンボスフィア®），HepaSphere（ヘパスフィア®），DC Bead（ディーシービーズ®）が 2014 年からわが国で臨床使用されている．

① エンボスフィア®
- アクリル系ポリマーにゼラチンを含浸させた白色半透明のビーズ
- 欧米では bland TAE や TACE の後詰めとして普及している．
- 薬剤を吸着する性質はなく，抗癌剤との併用で変性することもない．
- 適応：子宮筋腫を含む多血性腫瘍，動静脈奇形（AVM）

② ヘパスフィア®
- 高吸収性ポリマー
- 生理食塩水や造影剤によって吸水膨潤
  ⇒変形性が高いことから血管腔を隙間なく鋳型状に塞栓する．
- ポリマー内の陰性荷電から陽性荷電のアントラサイクリン系薬剤やイリノテカンなどの抗癌剤を吸着できる．
- 本来の吸水能から非電性のシスプラチンも含浸できる（ただし，薬剤放出はイオン交換機序より早い）
- 適応：子宮筋腫を含まない多血性腫瘍，AVM

③ ディーシービーズ®
- ポリビニルアルコール系ポリマー
- 内部が陰性荷電していることから陽性荷電の薬剤と電気結合できる．
- 適応：肝細胞癌

4 リザーバー肝動注化学療法

原理

> リザーバー・カテーテルシステム*を介して行う動注化学療法

- 局所制御効果は高いが,生命予後の改善に寄与するエビデンスはない.

適応

肝細胞癌の高度門脈内浸潤,多発肝内転移,びまん性肝内腫瘍進展,TACE 不応例

手技の概要

(1) 血流改変術:複数肝動脈の一本化によって,カテーテルシステムから注入される薬剤が肝全体に分布し,肝以外の臓器(胃・十二指腸・膵など)への分布を抑制する.
(2) 経皮的カテーテル・ポート留置:側孔型カテーテルを用いて胃十二指腸動脈に固定する GDA コイル法が主流
(3) 薬剤分布の評価と管理:リザーバーポートより造影剤を注入して,DSA あるいは CT を用いて造影剤の分布をみる.

合併症と対策

■ リザーバー埋め込み部の出血・感染

- 出血・血腫形成の対策:十分な止血,穿刺部の圧迫,術後の安静
- 感染予防:創部清潔を維持しながらの操作,予防的抗菌薬の投与

① 血腫が大きい場合

> 外科的処置や再留置も考慮する.

② 感染をきたした場合

> 速やかにシステムを抜去し,再埋め込みを行う(感染に対して下手に保存的で粘りすぎると敗血症や仮性瘤形成の事態となりえる).

---

*:肝動脈内にカテーテル先端を留置し,もう一端をリザーバーと接続して皮下に埋設した状態.リザーバーを専用針(ヒューバー針)で穿刺することで低用量の薬剤を高濃度で肝臓に投与することができる.

標準的なレジメン

1) low dose FP（低用量シスプラチン/5-FU 持続肝動注療法）

> シスプラチン 20 mg/m^2 を 1 日目に投与後，5-FU 330 mg/m^2/日を 1 日目から 5 日目まで 5 日間持続投与し，2 日休薬する．2 週投与 2 週休薬で 1 クールとする．

- 奏効率：44〜71%

2) IFN 併用 5-FU 持続肝動注療法

> 5-FU 450〜500 mg/日で 5 日間の持続動注と IFN-α 500 万単位/回，週 3 回皮下投与

- 奏効率：48〜73%
- ただし，IFN 投与は保険適用外

5 肝膿瘍ドレナージ

原理

経皮経肝的にドレナージチューブを膿瘍腔内に留置して排膿する手技

適応

保存的治療(抗菌薬の投与など)で難治・不応例

手技のコツ

- 超音波画像の良好な視野条件において,膿瘍腔を同定する.
- 経路は経皮経肝とし,肝膿瘍を直接穿刺しない.
- 超音波ガイドにて標的の膿瘍腔を穿刺し,膿瘍排液を確認してからガイドワイヤー操作に入る.
- ガイドワイヤーを十分に深く挿入した状況で,シースイントロデューサー操作やカテーテル留置を行う(ガイドワイヤーの逸脱予防).
- 腹膜炎を防ぐために,シリンジを用いてできるだけ排液する.
- 呼吸性移動による逸脱予防のため,穿刺部近傍でドレーン固定する.

合併症と対策

■ 出血
- 通常は保存的治療で改善
- 改善しない場合

① ドレーンカテーテル周囲からの少量持続出血

一回り太径のカテーテルに交換して圧迫止血を試みる.

② ドレーンカテーテル内の持続出血

カテーテルを先進して再固定(側孔が肝実質内にあるため)

■ ドレーンカテーテルのたわみ・逸脱
- 肝臓の呼吸性移動により肝-腹壁間に生じるカテーテルのたわみが原因
- 呼吸変動幅が大きい右肋間穿刺で生じやすい.
- 再穿刺となることが多い.

胆汁瘻

- 排液が胆汁色に変わることで認識できる.
- 悪性疾患による胆管狭窄を合併した場合では難治性のことが多い.

Side Memo　肝嚢胞ドレナージ

- 消化管への圧迫から悪心・嘔吐をきたす場合や感染を合併した場合に行う.
- 十分に排液したうえで薬剤を注入することで，嚢胞上皮を障害し嚢胞を縮小瘢痕化する.
- 注入薬剤：無水エタノール，ミノサイクリン塩酸塩，モノエタノールアミンオレイン酸塩（オルダミン®）

III 胆道・膵臓領域

1 内視鏡的胆管ドレナージ（EBD：Endoscopic biliary drainage）

意 義
減黄を目的に十二指腸内視鏡を用いて経乳頭的にドレナージを施す手技

- 内瘻法（EBS：endoscopic biliary stenting）と外瘻法（ENBD：endoscopic nasobiliary drainage）に分かれる．

適 応
(1) 良性胆道狭窄：総胆管結石症，慢性膵炎に伴う胆道狭窄，術後の胆管狭窄，（肝外胆管狭窄が優位な）原発性硬化性胆管炎
(2) 悪性胆道狭窄：乳頭部癌，膵頭部癌，下部胆管癌，肝門部胆管癌，胆道浸潤をきたした胆嚢癌や肝癌，胃癌などのリンパ節転移に伴う胆道狭窄

※ 胆管炎が重篤でなければ，術前の MRCP から胆管走行を把握しておくことが望ましい．

a. 内視鏡的胆管ステント留置術（EBS）

意 義
腸管内へ胆汁を排出する生理的なドレナージ法

- 内瘻に使用するステントは plastic stent（PS）と metallic stent（MS）に大別される．

PS

ステントの種類
- 太さ：5〜12 Fr（表示はステントの**外径**）⇒ 内腔径は各製品で異なる．
- 長さ：5〜12 cm（表示はフラップ間の距離）⇒ 全長は各製品で異

なる．
- 形状 … ストレート型，pig tail 型

開存期間の目安
- 細径ステント（7〜8.5 Fr）：約 3 か月程度
- 太径ステント（10〜13 Fr）：4〜5 か月程度

※太径ステントを留置する場合は，圧迫による膵炎予防のために胆管と膵管が別開口となる中切開 EST を追加することが望ましい．

手技のコツ
- 目的の胆管枝にガイドワイヤー（GW）を留置し，ステントを胆管内に進める（鉗子起上装置やアングル操作を用いて挿入を補助する）．
- 胆管の狭窄や屈曲が強い場合は，スコープを左右に捻る操作やスコープ全体を口側に引き上げる操作も有効
- 狭窄部や屈曲部を通過する際には，助手による GW のテンションの調整（引きのテンション）も重要
- ステント肝側のフラップが狭窄部を越えたらステントを留置するが，必ずステント下端を内視鏡的に視認しながらステントをリリースする．

※内視鏡の鉗子チャンネル内にステント下端が引っ掛かり逸脱するトラブルとなる．

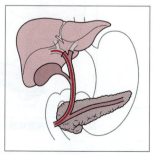

図1 PS の留置状態

MS

現在使用されているMSはほぼすべて**自己拡張型ステント**(SEMS:self-expandable metallic stent)である.

適応

従来は悪性胆道狭窄のみが対象であったが良性疾患へも適応の広がりをみせつつある.

ステントの種類

■ 作成法の違い
- braided type:金属ワイヤーを編み込むことで作成→展開後に15〜40％程短縮(shortening)する
- laser-cut type:ナイチノール製の筒をレーザーで切り抜くことで作成→shorteningが少ない

■ カバーの有無
- covered SEMS:ingrowthによるステント閉塞は少ないが,ステント逸脱や迷入,胆嚢管閉塞による胆嚢炎が起こりやすい.
- uncovered SEMS:狭窄にメッシュが食い込むため逸脱は少ないが,腫瘍のingrowthによりステント閉塞しやすい.

■ 直線化力(axial force)と拡張力(radial force)
- ステントごとにaxial forceとradial forceは異なり,それがそのステントの性質を決める

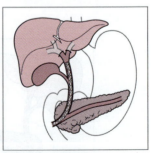

図2 MSの留置状態

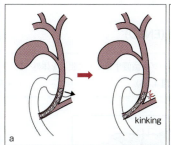 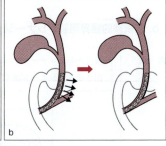

図3 SEMSの直線化力と胆管内の変化

ステントの選択	・axial forceの強いステントではkinkingが起こり，ステント肝側が胆管壁に埋没してしまう（図3a）. ⇒長めのステントだとaxial forceが分散し低減することができる（図3b）. ・屈曲の強い症例ではaxial forceの弱いステント（Niti-S™など）を選択するのも一案
手技のコツ	・GWに沿わせてデリバリーシステム（DS）を挿入する． ※DSを損傷させないためになるべく鉗子起上装置を用いず，スコープの捻りやアップアングル操作でDSを先進させる． ※DSに力を伝えるには乳頭に近接した状態にし，視野を確保する場合には乳頭から距離をとる． ・狭窄部が強く長いほどステントが開かないため，留置直後のステント長は長くなることに留意する． ・DSの展開時には奥に引き込まれる． ⇒術者は助手がアウターシースを引くのに合わせてDSに引きのテンションをかけ，ステント先端位置を保持する．
複数本のMS留置法	・stent-in-stent法：1本目のステント・メッシュの間隙から対側の胆管に毛1本を留置 ・side-by-side法：2本のMSを平行にして左右の胆管に留置

b. 内視鏡的経鼻胆管ドレナージ (ENBD)

意 義 | 鼻孔からドレナージチューブを留置することで胆汁を体外へ排出させるドレナージ法(図4, 5)

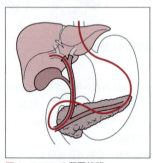

図4 ENBD の留置状態

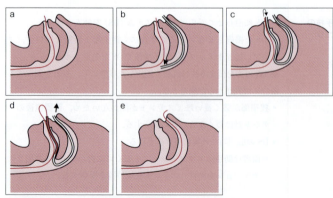

図5 ENBD チューブの鼻腔への誘導
a：スコープを抜去後，患者を背臥位にする．
b：鼻腔からネラトンチューブを挿入する．鑷子で咽頭に達したネラトンチューブ先端を把持し，口腔外に引き出す．
c：ENBD チューブの先端をネラトンチューブ内に挿入する．
d, e：鼻腔から挿入したネラトンチューブを引き，ENBD チューブの先端を鼻腔から外に出す．

	● 主に感染を伴った閉塞性黄疸に対する緊急避難的な治療として用いられる. ● チューブ径：5 Fr, 7 Fr（通常 7 Fr が選択される）
利　点	● 胆汁性状と排液量を把握できる. ● 胆管内洗浄ができる. ● 胆管造影や胆汁細胞診に利用できる.
欠　点	● 長期留置はできない（長期留置は胃潰瘍や十二指腸潰瘍の原因）. ● 患者の不快感 ● 自然脱落のリスク ● 高齢者のせん妄時や認知症の患者では自己抜去のリスク
手技のコツ	● 目的部位にチューブを挿入後，スコープにダウンアングルをかけつつ徐々にチューブを進めるのと同時にスコープを抜去する. ⇒X 線透視を見ながらチューブが逸脱しないように注意し，十二指腸内で正確なループを形成する. ⇒胃内では逆にアップアングルをかけ，スコープ先端を胃穹窿部に誘導し，胃内でチューブに余裕をもたせながらスコープを抜去する. ● スコープを抜去後は患者を背臥位にして口から出ているチューブを鼻腔へと誘導する.

Side Memo　超音波内視鏡下胆道ドレナージ（EUS-BD）

EUS を用いて経消化管的に胆管を穿刺してドレナージを行う手技を EUS-BD（endoscopic ultrasound guided biliary drainage）という．通常の経乳頭的胆道ドレナージが困難な症例では経皮経肝胆道ドレナージが行われてきたが，外瘻チューブによる苦痛や QOL の低下から新しい代替治療として EUS-BD が開発された．具体的には，超音波内視鏡下胆嚢ドレナージ（EUS-GBD），超音波内視鏡下胆管十二指腸吻合術（EUS-CDS：EUS-guided choledochoduodenostomy），超音波内視鏡下胆管胃吻合術（EUS-HGS：EUS-guided hepaticogastrostomy）などがある．

2 内視鏡的乳頭切開術（EST：Endoscopic sphincterotomy）

意義

経乳頭的に胆管にパピロトミーナイフ（図6）を挿入し，高周波電流で乳頭部胆管を切開する手技．

適応

(1) 総胆管結石の結石除去，胆管ドレナージ術
(2) 良・悪性胆道狭窄の胆管ドレナージ術

手技のコツ

- 切開方向：胆管軸と合う方向（多くは11時～12時方向になる，図7）
- ナイフワイヤと切開部位との接触面積をなるべく小さくする．
  ⇒ 通電により速やかに切開が開始される．
- 適度にナイフワイヤを張り適度な圧がかかった状態で切開を開始する．

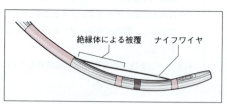

図6 パピロトミーナイフ

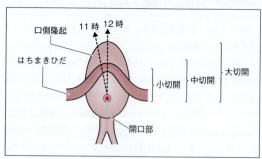

図7 ESTにおける切開長と切開方向（11～12時）

始し，その後は徐々にスコープの鉗子起上装置を用いて切開範囲を広げていく．

※切開が進まずワイヤ周囲の熱凝固の状態が続くと術後膵炎のリスクが高まる．

| 合併症 | ・早期合併症：出血，穿孔，膵炎
・発生頻度：3.0〜11.8%
・結石再発率：4.1〜17.0%
　⇒再治療が推奨される． |

3 内視鏡的乳頭バルーン拡張術
（EPBD：Endoscopic papillary balloon dilation）

歴史的経緯
- 1974 年に EST が総胆管結石症に対する治療として報告され，その後に世界中で第一選択として普及する．
- 1982 年に出血・穿孔リスクが少なく乳頭括約筋機能の温存が期待できる治療法として EPBD が報告される．
- 1990 年代後半からわが国を中心に EPBD が広まるが，欧米では術後膵炎の懸念からほとんど普及しなかった．
- 2003 年に大口径バルーンを用いる内視鏡的乳頭大径バルーン拡張術（EPLBD：endoscopic papillary large balloon dilatation）が報告される．
- その後，EPLBD は韓国，インド，米国から世界的に広がり，わが国でも 2012 年に薬事承認が得られ急速に普及しつつある．

EPBD の適応
- 10 mm 未満の総胆管結石
- 出血リスクの比較的高い場合（←抗血栓薬内服や肝硬変症例）
- EST が困難な場合（←術後腸管や大きな乳頭憩室）

EPLBD の適応
- 大結石（短径 10 mm 以上），積み上げ結石
- EST 後の再発結石

禁忌
出血傾向，複数の抗血栓薬内服，急性膵炎，遠位胆管狭窄，胆管非拡張

バルーンの種類
- CRE PRO Wireguided Biliary Dilatation Balloon Catheter（Boston Scientific）
  ・拡張径：10〜20 mm
  ・有効長：55 mm
- カネカ胆管拡張バルーン REN（カネカメディックス）
  拡張径：3〜18 mm
  有効長：20〜40 mm

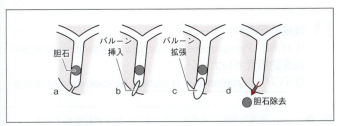

図8 EPLBD の実際

- Giga（センチュリーメディカル）
  拡張径：10〜18 mm
  有効長：40 mm
- StoneMaster V（オリンパス）：EST ナイフとバルーンの一体型
  拡張径：12〜18 mm
  有効長：40 mm

手技のコツ	・鉗子起上装置でバルーンに負荷をかけると破損の可能性 ⇒胆管軸とバルーン挿入を合わせながら挿入し，無理な起立操作をしない． ・notch（バルーンのくびれ）を確認してからはバルーン拡張を緩徐に行う． ・バルーン拡張は遠位胆管径を超えない． ・notch 消失後も 30〜60 秒の拡張が推奨されている． ・排石では胆管軸に沿ってバルーンやバスケットカテーテルを操作することで，胆管に無理な力がかからず容易に結石除去が行える．
結石除去率	・初回治療：80.9〜89％ ・最終的な完全結石除去率：95.2〜100％
合併症	EPLBD の合併症の発生頻度：0〜22.5％（急性膵炎 0〜13.2％，出血 0〜10.0％，穿孔 0〜2.5％，胆道炎 0〜5.0％）

4 経皮的胆囊ドレナージ
（PTGBD：Percutaneous transhepatic gallbladder drainage）・
経皮的胆管ドレナージ
（PTCD：Percutaneous transhepatic cholangio drainage）

原理

閉塞性黄疸の減黄を目的として，経皮経肝的にドレナージチューブを胆道系に留置する手技
- ドレーン先端が胆囊内 ⇒ PTGBD
- ドレーン先端が胆管内 ⇒ PTCD

適応
- 閉塞性黄疸で内視鏡的減黄術が不成功・不応例
- 閉塞性胆囊炎（PTGBD）

手技のコツ

■ 胆管へのアプローチ
- 超音波画像の良好な視野条件において，十分に拡張した肝内胆管を探す．
- 肝門部や深部の胆管は穿刺部位として不適切
- 超音波画像で針先を常に描出し続けながら，標的の拡張胆管を穿刺する．
- 十分な胆汁逆流を確認してから，ガイドワイヤー操作に入る．
- 閉塞性黄疸では胆管内圧が既に高いため，胆管造影では注入する造影剤量を少なめにする．
- ガイドワイヤーを十分に深く挿入した状況で，シースイントロデューサー操作やカテーテル留置を行う（ガイドワイヤーの逸脱予防）．

■ 胆囊へのアプローチ
- 胆管と比べて標的が大きい ⇒ PTCD と比べて PTGBD が容易
- 経路は経皮経肝とし，胆囊を直接穿刺しない（胆汁瘻のリスク）．

合併症と対策

■ 出血
- 通常は保存的治療で改善

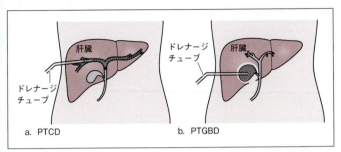

図9 PTCDとPTGBD

- 改善しない場合

  ① ドレーンカテテル周囲からの少量持続出血

  一回り太径のカテテルに交換して圧迫止血を試みる．

  ② ドレーンカテテル内の持続出血

  カテテルを先進して再固定（側孔が肝実質内にあるため）

胆汁性腹膜炎

- 胆道ドレナージ術の不成功やドレナージチューブの逸脱後に生じる．
- 通常は保存的治療（抗菌薬投与など）で改善
- 改善しない場合には腹腔内ドレナージ術を考慮

ドレーンカテテルのたわみ・逸脱

- 肝臓の呼吸性移動により肝-腹壁間に生じるカテテルのたわみが原因
- 呼吸変動幅が大きい右肋間穿刺で生じやすい．
- 再穿刺となることが多い．

第3章

消化器疾患各論

I 食道疾患

II 胃・十二指腸疾患

III 小腸・大腸疾患

IV 虫垂・肛門・腹壁疾患

V 肝疾患

VI 胆道・膵疾患

D 食道疾患

1 逆流性食道炎（Reflux esophagitis）・胃食道逆流症（GERD：Gastroesophageal reflux disease）

疾患概念

> GERDとは胃酸を主とした胃内容物の逆流により生じる病態の総称

- 食道粘膜障害を伴わないGERDを非びらん性逆流症（NERD：non-erosive reflux disease）とよび，明らかな粘膜障害を有するものが逆流性食道炎である．

疫学
- 有病率は男性に高い傾向
- 内視鏡検査の有病率：18.9％（増加傾向）

病因

攻撃因子と防御因子のバランスの破綻によって発症
- 攻撃因子：胃酸，膵液，胆汁などの逆流液　←増悪因子：H.pylori感染陰性，胃切除後
- 防御因子
  - 一過性の下部食道括約筋（LES）弛緩　←増悪因子：高脂肪食，肥満，加齢，亀背
  - LES機能不全：食道裂孔ヘルニア，強皮症など
  - 食道クリアランス不全
    - 食道蠕動障害：強皮症，加齢など
    - 唾液分泌障害：Sjögren症候群など

臨床像
- 定型症状：胸やけ，呑酸（口腔内への胃液の逆流感）
- 非定型症状：胸痛，心窩部痛，慢性咳嗽，胃もたれ

検査

[内視鏡] 粘膜障害の有無を確認（図1）

治療

症状の緩和とQOLの改善，合併症予防を目的とする内科的治療が

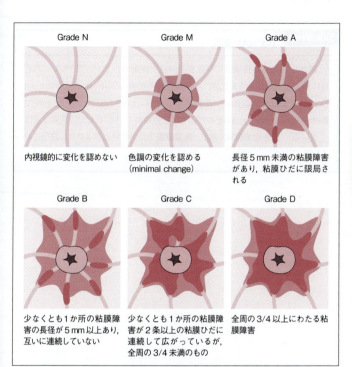

図1 内視鏡検査による GERD の重症度分類（改訂ロサンゼルス分類）

主体

1) 生活指導

- 禁煙，肥満の改善，過食の回避，食後前屈位の回避

2) 薬物治療

- 第一選択はプロトンポンプ阻害薬（PPI）（パリエット®，ネキシウム®），P-CAB（タケキャブ®）
- 補助的に粘膜保護薬，制酸薬，消化管機能改善薬の投与

3) コントロール不十分な場合

倍量投与や分割投与を考慮

Side Memo / Barrett 食道

胃から連続して食道内に存在する円柱上皮を Barrett 粘膜といい，Barrett 粘膜が 3 cm 未満または、非全周性のものを SSBE(short segment Barrett's esophagus)，全周性で 3 cm 以上を LSBE(long segment Barrett's esophagus)とわが国では定義されている(ただし，定義は各国で異なる)．近年増加傾向にあり，**食道腺癌**の発生母地となるために注目されている．

2 食道潰瘍 (Esophageal ulcer)

疾患概念	食道粘膜下層に達する組織欠損をきたした状態

分 類

1) 逆流性食道炎 (☞ 144 頁)
2) 薬物性潰瘍
- 薬物の付着停滞に起因
- 食道第二生理的狭窄部に生じやすい．
- 原因薬物：**抗菌薬**（約半数），**解熱鎮痛薬**，ビスホスホネート製剤など
3) 腐食性食道炎
- 幼児の誤嚥，精神障害者や成人の自殺企図で強酸・アルカリ・農薬の摂取が原因
- 特にアルカリでは，組織融解により障害が広範囲で深部に達しやすい．
4) 感染性食道炎
- 原因：カンジダ，サイトメガロウイルス，単純ヘルペス
- 免疫不全に合併することが多い．
5) 全身疾患・免疫異常に伴う食道潰瘍
- クローン病，強皮症，天疱瘡，Behçet 病など
6) 医原性：内視鏡治療後など

3 好酸球性食道炎 (Eosinophilic esophagitis)

疾患概念

嚥下された何らかの抗原により食道粘膜局所で好酸球を中心とした過剰な免疫反応 (TH2 系優位) が惹起された疾患

疫 学
- わが国における内視鏡検査施行例の 0.004〜0.08％ (ただし, 近年増加傾向)
- 男児や若年男性に好発
- アトピー性皮膚炎, 喘息などのアレルギー疾患を高率に合併 (44％)

原 因
- 食物アレルギーの関与:小児例において, 牛乳, 卵, 大豆, 小麦, ピーナッツなどに対し過敏反応
- 胃酸逆流の関与:胃酸分泌抑制薬によって好酸球浸潤が消失する一群の存在

症 状
- 小児例:哺乳障害, 嘔吐, 腹痛など
- 成人例:食物のつかえ感, 嚥下障害, GERD 症状など

診 断

わが国での診断指針案[1)]
(1) 有症状
(2) 生検 (食道内の数か所を行うことが望ましい) にて食道上皮内に 20/HPF 以上の好酸球の存在
(3) 食道内に白斑, 縦走溝, 気管様狭窄
(4) 食道壁肥厚
(5) 末梢血中の好酸球増多
(6) 男性
(7) プロトンポンプ阻害薬 (PPI) は無効で, グルココルチコイド製剤が有効

※ (1) と (2) は必須. これら以外の他の項目も満たせば可能性が高くなる.

[血液] 好酸球数↑ (10〜50％), 血清 IgE↑ (70％)
[内視鏡] 微細顆粒状の白斑 (食道カンジダ白斑より小型), 縦走溝,

輪状溝
[CT, EUS] 食道壁肥厚

病理 食道上皮へ多数の好酸球浸潤，eosinophilic microabscess，基底層細胞の過形成，上皮乳頭の延長

治療
1) 無症状の場合

経過観察

2) 有症状の場合

- アレルゲンの除去，アレルゲン制限食
- PPI の経口投与

3) 効果が乏しい場合

吸入ステロイド薬（保険未収載）

文献
1) 木下芳一，他：好酸球性食道炎/好酸球性胃腸炎の疾患概念確立と治療指針作成のための臨床研究〔http://ee.shimane-u-interval2.jp/6.html accessed 2018 年 9 月 10 日）より〕

4 Mallory-Weiss症候群 (Mallory-Weiss syndrome)

疾患概念 | 嘔吐に伴い急激に上昇した腹腔内圧によって食道胃接合部付近に裂創を生じ,これにより出血をきたす疾患

疫 学
- 上部消化管出血の2〜6%
- 好発年齢:30〜50歳
- 男性に多い(90%)
- 裂創の8割は噴門部に好発(食道に限局する例は少ない)

誘 因 | 嘔吐(特に飲酒後),喘息発作,咳,くしゃみ,内視鏡検査など

臨床像
- 激しい嘔吐後の吐血が典型的症状
- 胸痛や腹痛,呼吸困難を伴うことは少ない(激烈な胸背部痛や呼吸困難症状を認めた場合には食道破裂を疑う).

検 査 | 出血源の確認のため,速やかに上部消化管内視鏡を行う.
[内視鏡] 食道胃接合部の長軸方向の粘膜裂創

治 療
1) 止血している場合

   保存的治療(絶食+制酸薬の経口投与)

2) 出血している場合

   内視鏡的止血術(クリップ止血法が第一選択)

5 食道アカラシア (Esophageal achalasia)

疾患概念	下部食道噴門部の弛緩不全による食物の通過障害や食道の異常拡張などからみられる機能疾患
疫学	・成人に多くみられるが,どの年齢層にも発生 ・性差なし ・発生:年間 10 万人あたり 0.4～1.2 人
病因	食道平滑筋内の Auerbach 神経叢細胞の変性・消失により,食道胃接合部が弛緩不全を起こし,収縮したままの状態となって食道が拡張する.
臨床像	・食物や唾液の食道内貯留による「つかえ感」が主な症状 ・嚥下障害に伴う体重減少,食道内貯留食物残渣の口腔内逆流,食道炎による胸痛など ・誤嚥性肺炎の合併
検査・診断	[食道造影] ・下部食道の平滑な狭窄と食道の拡張,食物残渣の貯留 ・X 線分類(図 2)

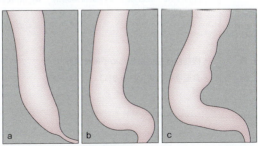

図 2 アカラシアの拡張型分類
a:直線 (St) 型 b:シグモイド (Sg) 型 c:進行シグモイド (aSg) 型

拡張型 ①直線 (St) 型, ②シグモイド (Sg) 型, ③進行シグモイド (aSg) 型

拡張度 ①Ⅰ度：膨大部最大横径 (d) < 35 mm
② Ⅱ度：35 mm ≦ d < 60 mm
③ Ⅲ度：60 mm ≦

[内視鏡]
- 食道拡張, 食道残渣貯留, 食道粘膜の浮腫・肥厚・異常収縮, 下部食道の放射状の fold 像など
- 狭窄部の通過は比較的容易 (→食道癌との鑑別点)

[食道内圧測定] 下部食道括約筋 (LES：lower esophageal sphincter) 弛緩不全による弛緩残圧が 8 mmHg 以上と高値で, 一次蠕動波が消失

治療

1) 薬物療法：軽症例に有用だが, 耐性が出現しやすい.

- カルシウム拮抗薬 (アダラート® 10～20 mg/回, 1日3回経口投与)
- 亜硝酸薬 (ニトロペン® 0.3～0.6 mg/回, 1日3回経口投与, ニトロール® 2.5～5.0 mg/回, 1日3回経口投与)

2) 薬物治療で抵抗性の場合

- 内視鏡下バルーン拡張術
- ボツリヌス菌毒素局注療法 (保険未収載)

3) 内視鏡治療で抵抗性の場合

外科手術：腹腔鏡下での筋層切開術 + 噴門形成術 (Heller-Dor 法) など

予後

- 機能性疾患であるため予後は良好
- 食道癌の合併 (2～9.2%)

Side Memo　POEM

　POEMとは経口内視鏡的筋層切開術(per-oral endoscopic myotomy)のことで,2008年に井上晴洋らが開発した食道アカラシアの内視鏡治療法である.食道側から長い粘膜下トンネルを作成し内輪筋を内視鏡的に切開することから,外科手術と比べて侵襲が少なく同等以上の効果が期待されている.2012年から高度先進医療として認可された.

6 食道・胃静脈瘤 (Esophageal and gastric varix)

疾患概念

門脈圧亢進症による側副血行路の一部で食道および胃の粘膜下層の静脈が腫瘤状に拡張したもの

- 門脈圧亢進症をきたす基礎疾患：80％以上で肝硬変（肝癌を含む）

病因

(1) 門脈系からの流出血管抵抗の増大
　⇒ 流出障害 (outflow block) により門脈系全体の圧亢進
　⇒ うっ滞した門脈血が肝臓を経由せずに遠肝性側副血行路が発達（図3）
(2) 胃噴門部・脾門部領域の循環亢進状態 (hyperdynamic state)
　⇒ 門脈系への流入動脈血流の増大 (increased inflow)
　⇒ 門脈系全体の圧亢進

病態

- 食道・胃静脈瘤の供血路：左胃静脈，後胃静脈，短胃静脈
- 柵状血管 (palisade vein：すだれ様血管)
  分布：食道・胃接合部から下部食道（約4cm）の粘膜固有層
  供血：柵状血管を経て食道静脈瘤に供血される．
  機能：門脈圧と血流の緩衝作用
- 2～4％で柵状血管を介さない巨木型食道静脈瘤 (pipe line varix)

臨床像

- 突然の吐血，下血
- 肝硬変の所見：腹水，黄疸，くも状血管腫，手掌紅斑など
- 静脈瘤は食道・胃だけに発生するとは限らない（図4）．

検査

[血液] Hb↓, Ht↓, BUN↑
[内視鏡] 占拠部位，形態，色調，発赤所見，出血所見，粘膜所見の6項目で診断（☞402頁）
- F因子が大きいほど出血率が高い．
- RC sign 陽性の出血率：70％以上

[EUS] 粘膜下層に無～低エコー管腔像，貫通血管を介した傍食道静脈との交通

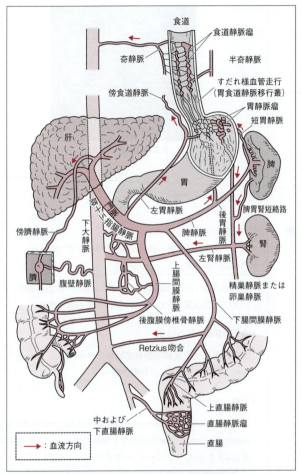

図3 門脈圧亢進症により生じる側副血行路（豊永原図）
〔豊永 純：食道・胃静脈瘤の発生機序と病態生理．小原勝敏，鈴木博昭（監修）：食道・胃静脈瘤，改訂第3版．p.22，日本メディカルセンター，2012より〕

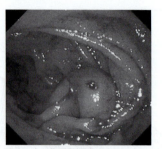

図4 十二指腸静脈瘤出血

[CT] 血行動態の把握

治 療

1) 内視鏡的治療（☞ 96 頁）
- 食道・胃静脈瘤の第一選択の治療法は内視鏡治療
- 内視鏡治療の適応

> ① 出血所見（活動性出血・フィブリン栓），② 出血既往，③ F2 以上の静脈瘤または RC sign 陽性，④ 急速な増大

- 食道静脈瘤出血の場合

> 緊急内視鏡で内視鏡的静脈瘤結紮術 (endoscopic variceal ligation：EVL) にて止血し，待期治療へ

- 待期・予防例の場合

> EISL (endoscopic injection sclerotherapy with ligation) や EIS (endoscopic injection sclerotherapy) を実施して，その後に地固め法〔エトキシスクレロール®の血管外注入 (AS 法)・アルゴンプラズマ凝固法 (APC)〕を追加

- 胃静脈瘤出血の場合

> 緊急内視鏡で内視鏡的組織接着剤注入法 (CA 法) にて止血し，待期治療へ

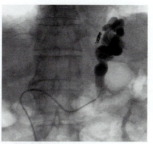

図5 B-RTO
胃腎シャントからの静脈造影によって拡張した胃静脈瘤が描出される.

- 待期・予防例の場合

> バルーン下逆行性経静脈的塞栓術（B-RTO：balloon-occluded retrograde transvenous obliteration）（胃腎シャント例）もしくは，CA法の追加

2) IVR (interventional radiology) 治療
ⓐ B-RTO（図5）
- 胃腎シャントを有する胃静脈瘤や肝性脳症に有効な治療法
- 胃腎シャントをバルーンカテーテルで制御し，逆行性にオルダミン®（EO）を胃静脈瘤とその供血路まで注入し閉塞させる.
- 治療成功例では胃静脈瘤の消失率は高いが，術後に食道静脈瘤が悪化することがある.

ⓑ **経頸静脈的肝内門脈大循環短絡術（TIPS：transjugular intrahepatic portosystemic shunt）**
- 右頸静脈穿刺にて肝静脈から肝内門脈枝を穿刺してバルーンカテーテルを用いて短絡路を拡張した後に金属ステントを留置する手技
- 大循環系へのシャント経路の作成によって，速やかに門脈圧減圧を達成できる.
- 欧米でよく行われている.

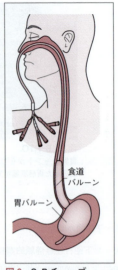

図6 S-Bチューブ

3) **外科的治療**：Hassab手術（脾摘＋傍食道胃血管郭清術）
- 内視鏡的治療やIVR治療では困難だった症例や巨脾合併例が適応

4) **圧迫止血処置**：Sengstaken-Blakemore tube（S-Bチューブ）（図6）
- 胃バルーン内に空気（200 mL）を充満して牽引し，食道バルーンで圧迫（30～40 mmHg）しながら止血を行う一時的処置
- S-B tube挿入は患者にかなりの苦痛を与える．
- 病状安定後には早期（12時間以内）にチューブを抜去し，内視鏡的治療法で完全止血を図ることが重要

> **◆NOTE**
> 孤立性胃静脈瘤出血に対する止血処置として，クリップやEVLは原則として禁忌（脱落による潰瘍形成から大出血のリスクのため）

7 食道良性腫瘍 (Benign esophageal tumor)

疾患概念	食道に発生する上皮性および非上皮性の良性腫瘍

分 類	・上皮性…乳頭腫など ・非上皮性…平滑筋腫，顆粒細胞腫，血管腫など

a. 食道乳頭腫 (Esophageal papilloma)

病 態	・parakeratosis や hyperkeratosis の組織像を示す食道粘膜の増殖性変化

疫 学	・中高年に多く，男女比＝2：1 ・下部食道に好発し，比較的小さい（平均 0.7 cm）． ・内視鏡検査での発見頻度：0.3〜0.4％程度 ・逆流性食道炎や食道裂孔ヘルニアの合併が多い→局所の慢性刺激が誘因

検 査	[内視鏡] ・食道内腔に突出するポリープ状隆起，無茎性が多い． ・色調：乳白色 ・表面平滑あるいは桑実状 ・ヨード染色：まだらに淡く染色

病 理	・乳頭上皮の表層への延長，上皮の過形成の肥厚，血管増生

治 療	・治療は不要

予 後	・癌化もまれ ・自然脱落する場合もある．

b. 食道顆粒細胞腫 (Esophageal granular cell tumor)

病　態	食道の粘膜下神経叢の Schwann 細胞が起源とされる非上皮性腫瘍
疫　学	・顆粒細胞腫は腫瘍全体の 0.0019〜0.003％を占め，さまざまな臓器に発生 ⇒① 舌 (40％)，② 皮膚 (30％)，③ 乳腺 15％，④ 消化管 (3〜8％) ・消化管に発生する腫瘍の 1/3 が食道に好発 ・食道顆粒細胞腫は 50 歳代に好発 ・食道粘膜下腫瘍では平滑筋腫に次いで多い． ・食道内に多発：5〜12％，他臓器に多発：4〜16％
検　査	[内視鏡] ・黄色あるいは白色を呈し，臼歯様粘膜下結節 ・丈の低い台形もしくは半球状 (ほとんどが腫瘍径 2 cm 以下) [EUS] 第 3 層に低エコー性の境界明瞭で辺縁整，内部均一な結節
病　理	・多角形で比較的大型の腫瘍細胞がシート状に増殖 ・小型の核が中央に存在し，細胞質は PAS 染色陽性で粗い顆粒状を呈する． ・免疫染色：S-100 蛋白，ビメンチン，NSE，ラミニンが陽性
治　療	・基本的に経過観察
予　後	・悪性化：2〜5％ ⇒急速な発育や腫瘍径の大きい場合には悪性の可能性

8 食道癌 (Esophageal cancer)

概念

食道に発生する上皮性悪性腫瘍．比較的早期からリンパ節転移をきたすため予後不良な消化器疾患

疫学

- 好発年齢：60～70歳代（全体の68％），男女比＝6：1，年間死亡者数約11,000人（2016年）
- 罹患率：男性…増加傾向，女性…横ばい
- 死亡率：男性…横ばい，女性…減少傾向
- 好発部位：**胸部中部食道 (Mt)(50%)** ＞胸部下部食道 (Lt) ＞胸部上部食道 (Ut)（☞ 396頁）
- 組織型：扁平上皮癌（約90％）＞腺癌
- 食道癌の家族歴：17％
- 同時性および異時性の多臓器重複癌（胃癌・咽頭癌）：約20％

危険因子

- 飲酒，喫煙，加齢
- アルコール：ALDH2（アルデヒド脱水素酵素）ヘテロ欠損型，フラッシャー
- 食生活：ビタミン欠乏も危険因子
  ⇒緑黄色野菜や果物は予防因子とされる．
- Barrett上皮は食道腺癌の発生母地
  ⇒欧米では腺癌が約6割
    わが国では発生数は少ないが，最近は増加傾向

臨床像

- 食道表在癌：無症状なことが多い．
- 進行癌：**嚥下時痛（しみるような感じ），食物のつかえ感，体重減少，胸痛，背部痛，咳，嗄声**など
- 食道気管支瘻⇒咳嗽，嚥下時の咳込み，喀痰・血痰，肺炎の併発
- 大動脈浸潤⇒突然の大量の吐血

分類

- 病型分類（食道癌取扱い規約による）（図7, 8）
  ・早期食道癌：癌の深達度が粘膜内にとどまる．リンパ節転移の

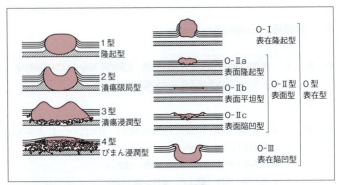

図7 食道癌の病期分類と表在型（0型）の亜分類
〔日本食道学会（編）：臨床・病理食道癌取扱い規約，第11版．p9，金原出版，2015より〕

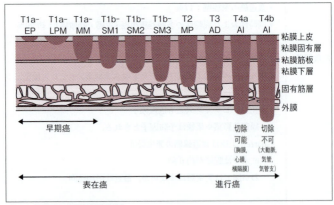

図8 食道癌の深達度亜分類
粘膜下層 T1b については手術標本では粘膜下層を3等分して T1b-SM1，T1b-SM2，T1b-SM3 に分類．内視鏡切除標本では粘膜筋板から 200μm 以内を T1b-SM1，200μm を超えると T1b-SM2 とする．

- **表在癌**：癌の深達度が粘膜下層まで．リンパ節転移の有無を問わない．

  N（リンパ節転移） N0：転移なし，N1：1群リンパ節のみ，N2：2群リンパ節まで，N3：3群リンパ節まで，N4：4群リンパ節に転移

  M（遠隔転移） M0：遠隔転移なし，M1：遠隔転移あり

- **進行癌**：癌浸潤が固有筋層以深に達したもの．
- 進行度（Stage）（☞ 401頁）

検査

[腫瘍マーカー] SCC↑，CYFRA↑

[食道造影] 進行癌…不整な隆起による陰影欠損，不整な食道狭窄

[内視鏡]

- 表在癌

  白色光：表面のわずかな凹凸や発赤，血管透見消失，ヨード不染

  NBI弱拡大：茶褐色調域（brownish area），ドット状血管（B1血管）

  NBI強拡大：拡張・蛇行・口径不同・形状不均一を示すループ様異常血管（B1血管）

- 進行癌

  不整な潰瘍を伴った隆起，不整な食道狭窄，易出血性，壁内転移

[EUS] 壁深達度や頸部・腹腔内リンパ節転移の検索

[US] 肝転移・リンパ節転移の検索

[CT・MRI] 隣接臓器への直接浸潤や肺・肝転移の検索

[FDG-PET] 全身における遠隔転移・リンパ節転移の検索

治療

1) **内視鏡治療（endoscopic resection：ER）**（☞ 91頁）

- 絶対適応：T1a-EP または T1a-LPM（リンパ節転移はきわめてまれ）
- 相対適応：T1a-MM または T1b-SM1

  ⇒病理で脈管侵襲があれば追加切除（手術または化学放射線療法）を考慮
- 周在性が3/4周性以上の場合は，内視鏡治療後狭窄の予防が必要
- 一括切除が望ましい（ESD/EMR 分割切除）．

```
                                 ┌─ 非全周性 ─────────→ 内視鏡的切除
                    ┌─ T1a-EP/LPM ┤  (3/4 周未満)
                    │            │                    内視鏡的切除＋狭窄予防
                    │            └─ 3/4 周以上〜 ───→ 化学放射線療法
                    │               全周性              手術
cStage0             │                                  放射線療法
(T1a)               │
                    │            ┌─ 耐術能あり ──→    内視鏡的切除
                    └─ T1a-MM  ──┤                    手術
                                 │                    化学放射線療法
                                 │
                                 └─ 耐術能なし ──→    内視鏡的切除
                                                      化学放射線療法
                                                      放射線療法

cStage I            ┌─ 耐術能あり ───────────────→ 手術
(T1b)               │                                  化学放射線療法
                    │
                    └─ 耐術能なし ───────────────→ 化学放射線療法
                                                      放射線療法
```

```
                    ┌─ 耐術能あり ─── 化学療法 ─────→ 手術
                    │                (化学放射線療法)
                    │                              └→ 手術 ──→ 化学療法
                    │
                    ├─ 耐術能なし   ─────────────→ 根治的化学放射線療法
                    │  化学放射線療法可能                        │
cStage II,          │                                            ├─ 完全奏効 ─→ 化学療法
III                 │                                            │              経過観察
                    │                                            └─ 遺残・再発 → 救済治療*
                    │
                    └─ 耐術能なし   ─────────────→ 放射線療法**
                       化学放射線療法不能              化学療法***
                                                      緩和的対症療法
```

*：内視鏡的切除, 手術　　**：腎機能低下症例, 高齢者など　　***：放射線照射歴のある患者など

図9　食道癌の治療アルゴリズム一覧（取扱い規約第11版に基づく）（続く）
〔日本食道学会（編）：食道癌診療ガイドライン 2017 年版, 第4版. pp.viii-ix, 金原出版, 2017 より〕

2) **外科治療**（Stage I, II, III での治療は外科手術が中心的役割）
ⓐ 頸部食道癌…喉頭温存手術, 咽頭喉頭食道切除術（喉頭合併切除）

喉頭合併切除による発声機能の喪失は術後の QOL に大きな差をもたらす.

⇒根治性と QOL のバランスを十分に考慮して治療法を選択する.

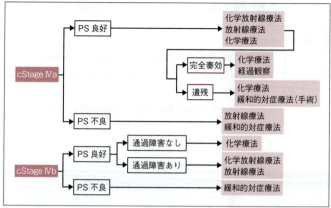

図9 (続き)

  ⓑ 胸部食道癌
   右開胸胸腹部食道切除＋リンパ節郭清（頸・胸・腹部）
   再建臓器：胃，結腸など
   再建経路：後縦隔，胸骨後，胸壁前
   ※ Stage Ⅱ, Ⅲ の胸部食道癌：術前化学療法（シスプラチン＋5-FU）＋根治手術が標準
  ⓒ 食道胃接合部癌（腹部食道癌）
   右開腹食道切除＋リンパ節郭清＋胃管再建，経裂孔的下部食道噴門側胃切除または下部食道胃全摘＋リンパ節郭清など
 3) **化学療法**
  - cStage Ⅰ-Ⅳの局所進行癌に対する化学放射線療法，術前化学療法（上記），切除不能進行・再発食道癌に対して用いられる．
  - 切除不能進行・再発食道癌では一次治療としてシスプラチン＋5-FU療法
 4) **放射線療法**
  - 適応は病変が局所あるいは領域リンパ節にとどまる症例
  - 放射線治療単独より同時併用化学放射線療法が根治的治療に有効
  - 切除可能進行癌でPSが不良の場合，通過障害がある cStage Ⅳb
  - 術後残存例，遠隔転移のない術後再発例にも行われる．

5) 緩和的対症療法：食道ステント留置，胃瘻造設など

予後

■ 内視鏡治療
- 5年生存率：完全切除で約90％，不完全切除で約70％
- 分割切除例やヨード不染帯多発例では，より厳重な食道内視鏡検査を要する．
- リンパ節再発・臓器再発が2〜3年経過後に発見されることも．

■ 外科切除
- 全外科切除の5年生存率：約55％

Side Memo　食道表在癌における壁深達度診断の要点

食道癌は大部分が中〜高分化扁平上皮癌のためexpansive growthを呈し，それによる肉眼的な病変の高さや陥凹の深さが癌の深達度を反映する．表在型食道癌の内視鏡治療において，隆起型の0-Ⅰ型や陥凹型の0-Ⅲ型はSM浸潤を伴うことが多いため適応となりにくい．

また，最近では拡大内視鏡を用いた**上皮乳頭内ループ状毛細血管（IPCL：intra-epithelial papillary capillary loop）**の評価から壁深達度診断が試みられている．

- 異常血管を認めるがループ様構造が保たれているもの(B1血管)
  ⇒推定深達度：EP/LPM
- ループが消失しているもの(B2血管)
  ⇒推定深達度：MM/SM$_1$
- B2血管の3倍以上の太い血管(B3血管)
  ⇒推定深達度：SM2以深
- 無血管野(AVA：avascular area)を亜分類
  AVA-small ⇒ EP/LPM
  AVA-middle ⇒ MM/SM1
  AVA-large ⇒ SM2/SM3に概ね相当する．

II 胃・十二指腸疾患

1 慢性胃炎（Chronic gastritis）

病　態
> 胃粘膜に慢性的な炎症細胞浸潤と固有胃腺の萎縮をきたす病態

病　因
- *Helicobacter pylori*（*H. pylori*）感染によるものが90％以上
- その他の病因：*H. pylori* 以外の微生物（サイトメガロウイルス，梅毒，結核など），自己免疫やアレルギー性（サルコイドーシス，食物アレルギーなど）

疫　学
H. pylori の感染率は20歳代で10％程度，それより高い年齢では徐々に増加（図1）

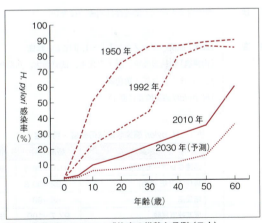

図1　年齢別の *H. pylori* 感染率の推移と予測（日本）
（北海道大学大学院医学研究科がん予防内科学講座研究報告より）

胃炎分類の経緯	- 1947年にSchindlerの分類が発表される（原発性胃炎を表層性胃炎・萎縮性胃炎・肥厚性胃炎に分類）．
- 1969年に木村・竹本の分類が発表される（胃体部萎縮の進展度をclosed typeとopen typeに分類）．(☞ 405頁)
- 1983年にH. pyloriが発見され，H. pyloriが組織学的胃炎の原因と判明する．
- 1990年にSydney systemが提案され，1996年に改定された（内視鏡的胃炎を明確化し，病理組織所見を4段階に分類）．(☞ 406頁)
- 2013年に京都分類が発表される（H. pylori感染診断と胃炎所見による胃癌リスク評価）．(☞ 407頁)
特 徴	- H. pylori感染の大部分は小児期に起こる．
- 炎症は前庭部から年齢が高くなるにつれ体部へと移行する．
- H. pyloriの分布は炎症の進展とともに胃粘膜の広い範囲に広がる．
⇒胃底腺組織が炎症で破壊されるため胃酸分泌能が年齢とともに低下
症 状	慢性胃炎と症状の関連性は明確ではない．
検 査	[血液] 血清ペプシノゲンⅠ↓・Ⅰ/Ⅱ比↓，貧血
[内視鏡] 胃粘膜萎縮，腸上皮化生，皺襞腫大，鳥肌様の小顆粒状隆起，びまん性発赤，黄色腫
[H. pylori感染検査] (表1)

表1 H. pylori感染診断法の感度・特異度

診断法	感度（%）	特異度（%）
迅速ウレアーゼ試験	91.0～98.5	90.9～100
鏡検法（HE染色）	92～98.8	89～100
培養法	68～98	100
尿素呼気試験	97.7～100	97.9～100
抗体測定法（血清）	88～100	50～100
便中抗原測定法	96～100	97～100

【侵襲的な検査法】
(1) 迅速ウレアーゼ試験：生検組織において H. pylori が産生するアンモニアによる pH 変化を検出する方法
(2) 鏡検法：生検の組織標本より顕微鏡で直接観察する方法
(3) 培養法・薬剤感受性試験：生検組織の培養から検出する方法．特異性に優れ，抗菌薬の感受性試験が可能

【非侵襲的な検査法】
(1) 尿素呼気試験（UBT）：呼気中の二酸化炭素に含まれる ^{13}C の増加率を測定する方法
(2) 抗体測定法：H. pylori に対する抗体を測定する方法
(3) 便中抗原測定法：便中の H. pylori 由来の抗原を検出する方法

治　療
- 自覚症状のある場合には，胃酸分泌抑制薬，胃粘膜防御因子薬，消化管運動機能調節薬，抗不安薬など
- H. pylori 除菌治療

  - 一次除菌：PPI or P-CAB＋アモキシシリン（AMPC）＋クラリスロマイシン（CAM）を 1 週間投与
  - 二次除菌：PPI or P-CAB＋AMPC＋メトロニダゾール（MNZ）を 1 週間投与

予　後
H. pylori 除菌によって粘膜炎症は改善するが，除菌後も胃癌スクリーニングを目的として定期的な内視鏡検査は必要である．

> **PLUS ONE　血清ペプシノゲン（PG）検査**
> - 胃粘膜の炎症状態を血性学的に診断する方法．PG は PGⅠと PGⅡに大別され，PGⅠは胃底腺粘膜から PGⅡは胃粘膜全域と十二指腸腺から分泌される．
> - 胃粘膜に炎症が生じると PGⅠ，PGⅡともに増加し，I/Ⅱ比は低下する．萎縮をきたすと PGⅠ，I/Ⅱ比は低下する．

Side Memo *Helicobacter heilmannii*

H. heilmannii は胃粘膜組織中に存在する *H. pylori* ではない螺旋菌で，*H. pylori* 同様に慢性胃炎，胃潰瘍，胃癌を引き起こす．ヒト慢性胃炎患者の0.2〜6％から検出されるとされ，*H. pylori* 陰性の慢性胃炎では *H. heilmannii* の感染が疑われる．しかし，ウレアーゼ活性がないため通常の *H. pylori* 検査では発見できず，*H. heilmannii* 感染症検査法の確立が待たれる．

2 機能性ディスペプシア (Functional dyspepsia)

疾患概念

> 器質的異常を見出せないにもかかわらず，慢性的に原因不明の上腹部愁訴を呈する疾患

- 典型的な胸やけは GERD (☞ 144 頁) と診断し，ディスペプシアとは区別すべきである．

疫学

- ディスペプシア症状の発生率：年間約 1%
- 自然消失率もほぼ同程度→有病率に変化なし

病因

- 胃適応性弛緩障害，胃排出障害，内臓知覚過敏，社会因子，*H. pylori* 感染，胃酸分泌，心理的要因 (特に不安や虐待歴)
- 高脂肪食は増悪因子
- サルモネラ胃腸炎の経過で IBS や機能性ディスペプシアを高率に合併
- 喫煙，アルコール，NSAIDs は機能性ディスペプシアの危険因子ではない．

検査

[内視鏡など] 器質的疾患の除外

> 【機能性ディスペプシアの診断基準】[1)]
> 1. 下記の症状のうち 1 つ以上の症状が 6 か月以上前から起こり，最近 3 か月は症状が持続して，つらいと感じている．
>   a. 食後のもたれ感，b. 早期飽満感，c. 心窩部痛，d. 心窩部灼熱感
> 2. 器質的疾患が確認されない．

治療

- 食事療法：辛い食事や高脂肪食の回避
- 薬物療法：H_2 受容体拮抗薬・PPI あるいは消化管運動改善薬が第一選択
  不応の場合：*H. pylori* 除菌，抗うつ薬，漢方薬など

文献

1) Drossman DA (ed) : ROME IV — Functional Gastrointestinal Disorders — Disorders of Gut-Brain Interaction, 4th ed. Rome foundation, 2017

3 胃・十二指腸潰瘍 (Gastric ulcer/duodenal ulcer)

疾患概念

> 胃・十二指腸壁が障害され，粘膜筋板を越えて粘膜欠損をきたしたもの

- *H. pylori* 関連潰瘍と NSAIDs に代表される薬剤性潰瘍に大別される．

疫学

- 発生頻度は胃：十二指腸＝1.5～2.3：1
- 男性に多い．
- 好発年齢：胃潰瘍… 40～50 歳代
  十二指腸潰瘍… 20～40 歳代
- 幽門部-前庭部潰瘍は若年者に，胃体上部潰瘍は高齢者に多い．
  ⇒ 年齢とともに萎縮粘膜が体下部から体上部に進展することに関連

病因

- *H. pylori* 感染と NSAIDs が 2 大病因
- 胃粘膜に対する攻撃因子（胃酸，ペプシンなど）と防御因子（粘液，重炭酸イオン，胃粘膜血流，プロスタグランジンなど）の均衡の破綻（図 2）

攻撃因子	防御因子
胃酸，ペプシン，NSAIDs, *H. pylori*, 喫煙など	粘液，重炭酸イオン，プロスタグランジン，胃粘膜血流，増殖因子など

増強
- NSAIDs，インスリン，ヒスタミンなど
- Zollinger-Ellison 症候群，副甲状腺機能亢進症など

減弱
- ストレス
- 慢性肺気腫，喫煙，肝硬変，関節リウマチ，低栄養，腎不全，糖尿病
- NSAIDs，ビスホスホネート

図2 **攻撃因子と防御因子の均衡**

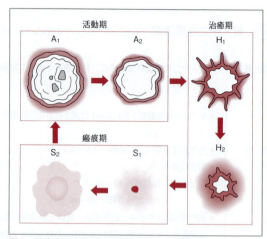

図3 胃潰瘍の時相分類（崎田・大森・三輪分類）

- *H. pylori* 感染率
  - 胃潰瘍 92〜99％（一般人口の感染：約60％）
  - 十二指腸潰瘍 90％以上
- 衛生環境の整備とともに，*H. pylori* 感染患者は減少（若年者の感染は10％以下）
  ⇒ 将来は，*H. pylori* 感染関連消化器疾患（慢性胃炎，消化性潰瘍，胃癌）の減少が予測される．

臨床像
- 粘膜障害に伴う症状
  - 心窩部痛の鈍痛，腹部膨満感，食欲不振，悪心・嘔吐，胸やけなど
  - 十二指腸潰瘍では上腹部痛（夜間や空腹時）
  - 高齢者や糖尿病患者では症状に乏しい．
- 出血に伴う症状：新鮮血吐血，コーヒー残渣様吐物，黒色便（タール便）
- 消化管穿孔を伴う場合：強い腹痛と腹膜刺激症状

検査

[血液] 慢性出血 ⇒ 小球性貧血（Fe↓，UIBC↑，フェリチン↓），急

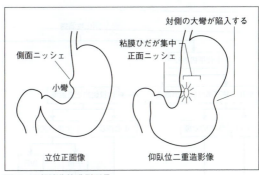

図4 上部消化管造影所見

性出血 ⇒ 正球性貧血，BUN↑，BUN/Cr↑

[内視鏡] 時相により所見は変化する（図3）．

- 活動期（active stage）（☞ 405 頁）
  A_1：潰瘍底は白苔・黒苔に覆われ，潰瘍辺縁に浮腫
  A_2：浮腫が改善し，潰瘍底には白苔
- 治癒期（healing stage）
  H_1：白苔は縮小し，潰瘍周囲に再生上皮が出現
  H_2：白苔はほぼ消失し，全周性に再生上皮
- 瘢痕期（scarring stage）
  S_1：赤色の瘢痕発赤
  S_2：瘢痕の白色化
- 癌との鑑別や *H. pylori* 感染診断のために生検が必要

[上部消化管造影]（図4）

- ニッシェ（niche）：粘膜欠損部の造影剤貯留
- Hampton line：胃本体と潰瘍底の間の透亮像
- タッシェ（衣嚢）：十二指腸球部変形による造影剤貯留
- 胃の変形，砂時計胃，小彎側の短縮など

[*H. pylori* 感染検査]（☞ 168 頁）

鑑別診断 胃癌・悪性リンパ腫などの悪性腫瘍，胃クローン病など

治療 潰瘍自体の治療，原因の除去，合併症の治療を行う．

176 第3章 消化器疾患各論

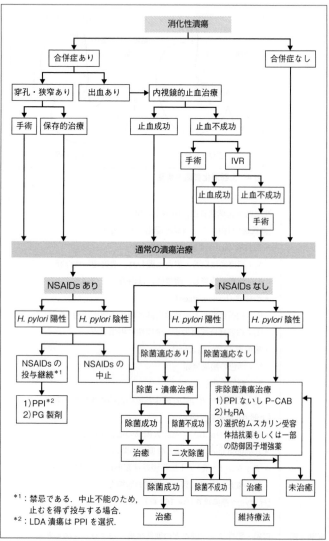

図5 消化性潰瘍ガイドラインフローチャート
〔日本消化器病学会（編）：消化性潰瘍診療ガイドライン2015, 改訂第2版. p.xvii, 南江堂, 2015より許諾を得て転載〕

1) 潰瘍自体の治療
- 急性期治療:投与期間 胃潰瘍8週,十二指腸潰瘍6週

【処方例】
- ボノプラザン(タケキャブ®)20 mg 分1
- ラベプラゾール(パリエット®)20 mg 分1
- エソメプラゾール(ネキシウム®)20 mg 分1
- ランソプラゾール(タケプロン®)OD30 mg 分1
- オメプラゾール(オメプラール®)20 mg 分1

- 維持期治療

【処方例】
- ボノプラザン(タケキャブ®)10 mg 分1
- ラベプラゾール(パリエット®)5-10 mg 分1
- エソメプラゾール(ネキシウム®)10 mg 分1
- ランソプラゾール(タケプロン®)OD 15 mg 分1
- オメプラゾール(オメプラール®)10 mg 分1

- NSAIDs潰瘍症例ではプロスタグランジン製剤をPPIに加えて処方する.

【処方例】
ミソプロストール(サイトテック®)800 µg 分4

2) 原因の除去
- *H. pylori* 感染陽性の場合,除菌療法
- NSAIDsの内服は原則禁止

3) 合併症の治療
- 出血:内視鏡的止血術が第一選択
  ⇒止血困難例では外科手術やIVRを考慮して,外科医や放射線科医に相談

予後
- きわめて予後良好(死亡率:10万人あたり3.1人)

4 好酸球性胃腸炎 (Eosinophilic gastroenteritis)

疾患概念

消化管に好酸球が浸潤し傷害を起こし,その機能を障害する疾患が好酸球性消化管障害 (EGIDs: eosinophilic gastrointestinal disorders) であり,食道に病変がある場合は好酸球性食道炎,胃,小腸,大腸に好酸球浸潤と機能障害を引き起こすものは,好酸球性胃腸炎とよばれる.

疫学
- わが国において報告が比較的多いが,世界的には非常にまれ
  ⇒欧米ではむしろ好酸球性食道炎が多い.
- 有病率:10万人あたり1〜20例 (増加傾向)
- 平均年齢:40歳代,男女差なし
- アトピー性皮膚炎,アレルギー性鼻炎,喘息などのアレルギー疾患を高率に合併 (約50%)

病因
- 病因は不明
- 仮説:食物や薬品など何らかの物質がアレルゲンとなり免疫異常を引き起こす.

臨床像
- 消化管における炎症の局在によって症状が異なる.
  - 粘膜:腹痛,悪心・嘔吐,下痢
  - 筋層:閉塞による悪心・嘔吐,腹痛
  - 漿膜下:腹水
- 鉄欠乏性貧血や栄養障害に伴う低蛋白血症を合併することがある.

検査

[血液] 好酸球↑ (80%),IgE↑,炎症反応↑
[腹水] 好酸球↑
[内視鏡]
粘膜病変群:浮腫,ひだの肥厚,発赤,びらん
筋層病変群:不整な狭窄
[US・CT] 消化管壁の肥厚,腹水

表2 好酸球性胃腸炎の診断指針（厚生労働省研究班 2011 年）

1. 症状（腹痛，下痢，嘔吐など）を有する．
2. 胃，小腸，大腸の生検で粘膜内に好酸球主体の炎症細胞浸潤が存在している（20/HPF 以上の好酸球浸潤，生検は数か所以上で行い，また他の炎症性腸疾患を除外することを要する）．
3. 腹水が存在し，腹水中に多数の好酸球が存在している．
4. 喘息などのアレルギー疾患の病歴を有する．
5. 末梢血中に好酸球増多を認める．
6. CT で胃，腸管壁の肥厚を認める．
7. 内視鏡検査で胃，小腸，大腸に浮腫，発赤，びらんを認める．
8. グルココルチコイドが有効である．

1 と 2，または 1 と 3 は必須．これら以外の項目も満たせば可能性が高くなる．

診 断	表 2 に好酸球性胃腸炎の診断指針を示す．
鑑別疾患	消化管の寄生虫症（鉤虫症，糞線虫症，旋毛虫症），Hypereosinophilic syndrome，血管炎症候群，腸結核，癌，リンパ腫，クローン病など
治 療	成人に対する食事療法の有効性は高くない． 1）薬物療法 ステロイド治療（プレドニゾロン 20～40 mg/日の経口投与，8 週間） ⇒投与量，減量スピード，中止の時期，治療抵抗例に対する対応については一定の見解はない．
予 後	慢性化：58%

> **PLUS ONE** Hypereosinophilic syndrome
> 著明な末梢血中の好酸球の増加と心，肺，腎などの臓器障害を伴う原因不明の疾患

5 胃ポリープ (Gastric polyp)

疾患概念	胃内腔に突出した限局性の粘膜隆起で悪性でないもの
疫 学	発見率：集団検診で 0.1〜1.6％
分 類	・形状による分類（図6） 　山田・福富分類：I型…平滑隆起，II型…無茎性，III型…亜有茎性，IV型…有茎性 ・組織学的分類：胃底腺ポリープ，胃過形成性ポリープ，腺腫性ポリープ，炎症性線維性ポリープなど

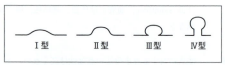

図6　山田・福富分類

a. 胃底腺ポリープ (Gastric fundic gland polyp)

病 態	胃底腺の過形成と囊胞状拡張腺管（悪性化しない過誤腫性病変）
疫 学	・30〜50歳代に発生 ・男女比 = 1：4 ・*H. pylori* 陰性で萎縮のない胃粘膜に発生
検 査	［内視鏡］胃体部に数 mm 大の無茎性〜亜有茎性，色調は周囲粘膜と同色調
治 療	不要
予 後	経過観察中に 15〜20％で自然消退

> **PLUS ONE** 胃底腺ポリープのβ-catenin 変異
>
> 胃底腺ポリープでは Wnt シグナル伝達系の活性化に関与する β-catenin の変異が高率に認められることから、過形成というより胃腺細胞による腫瘍性病変に近いことが提唱されている.

b. 胃過形成性ポリープ（Gastric hyperplastic polyp）

病　態　*H. pylori* 感染による炎症性ポリープ

疫　学
- *H. pylori* の陽性率：76〜100％ と高率
- 除菌成功例の 80％ でポリープが消退（観察期間：3〜15 か月）
- 癌化の可能性（2.1〜4.8％）
- 増大し巨大化すると繰り返す出血から貧血をきたす場合がある.

検　査　[内視鏡] 著明に発赤した隆起性病変，表面にびらんや白苔を伴い易出血性

病　理　腺窩上皮の過形成と固有筋層の強い炎症や浮腫

治　療
1) *H. pylori* 陽性の場合

    除菌療法

2) *H. pylori* 陰性でポリープ径 1 cm 以上の場合

    ポリペクトミーもしくは EMR を検討

c. 腺腫性ポリープ（Adenomatous polyp）・腺腫（Adenoma）

病　態　「腺腫性ポリープ」は胃腺腫のポリープ状形態に限定した慣用的用語

疫　学
- 50 歳以上の男性に多い.
- 男女比 = 4：1

検 査	[内視鏡] 境界明瞭な灰白色で平滑なIIa病変類似の広基性隆起
病 理	組織像：小腸型 (9割以上)，大腸型，胃型
特 徴	「胃腺腫を胃癌の前癌病変と決定づけることはできない」と考えられている．

d. 炎症性類線維性ポリープ (IFP：Inflammatory fibroid polyp)

病 態	・好酸球性肉芽腫ともよばれる． ・膠原線維の増生と好酸球の浸潤 　⇒ アレルギー性反応による炎症性ポリープ
疫 学	50〜60歳代に好発，男女比 = 1.6：1
検 査	[内視鏡] 前庭部に多く，表面平滑で粘膜下腫瘍様．典型例では頂上にびらんを伴う．
特 徴	*H. pylori* 除菌により縮小する場合もある．

6 胃癌 (Gastric cancer)

疾患概念

> 胃に発生する上皮性腫瘍(悪性新生物)の総称

- 早期癌は壁深達度が粘膜および粘膜下層にとどまり(リンパ節転移の有無は問わない),進行癌は固有筋層より深部に浸潤する.

疫学

- 罹患数:男性は第1位,女性は乳癌,大腸癌についで第3位
- 男女比=2:1
- 死亡者数:男性は肺癌に次いで第2位,女性は大腸癌,肺癌,膵癌に次いで第4位
- 死亡率の年次推移は大幅な減少傾向,罹患率は高齢化に伴い緩やかな減少傾向
- 好発部位:胃下部(L)>胃中部(M)>胃上部(U)
- 前庭部:分化型が多い(←腸上皮化生),胃体部:未分化型が多い(表3)

病因

- 危険因子:***Helicobacter pylori* 感染**(*H. pylori* 持続感染による慢性胃炎⇒腸上皮化生⇒異形成⇒発癌),塩分の過剰摂取,喫煙,ニトロソ化合物,CDH1の変異(家族性びまん性胃癌)

表3 胃癌の組織型と臨床的特徴

	分化型 (intestinal type)	未分化型 (diffuse type)
好発年齢・性別	高齢,男性	比較的若年,女性
背景粘膜	萎縮,腸上皮化生	胃底腺粘膜,鳥肌胃炎
H. pylori との関連	強い	あり
早期癌の肉眼型	0-Ⅰ,0-Ⅱa,0-Ⅱcが多い(発赤調)	0-Ⅱcが多い(褪色調)
進行癌の肉眼型	境界明瞭な限局型	境界不明瞭な浸潤型,スキルス型
組織像	腺腔形成が明瞭あるいは乳頭状	腺腔形成が不明瞭~認めない,印環細胞癌
転移形式	血行性,肝転移	リンパ行性,腹膜播種

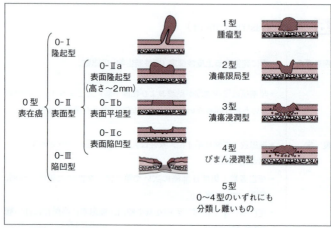

図7 胃癌の肉眼型分類
〔日本胃癌学会(編):胃癌取扱い規約.第15版.p.11,金原出版,2017より作成〕

- 予防抑制因子:ビタミンA・C,カロテンなど

臨床像
- 早期癌では無症状
- 進行癌で上腹部痛,腹部膨満感,悪心,食欲不振,胸やけ,体重減少,吐下血など
- 鎖骨上窩リンパ節転移(Virchow転移)を触知する場合がある.
- 直腸診からDouglas窩(男性の場合は膀胱直腸窩)への転移(Schnitzler転移)を硬い硬結として触知する場合がある.
- 卵巣への転移(Krukenberg腫瘍)を伴う場合がある.

分類
1) 肉眼型分類(図7):『胃癌取扱い規約 第15版』に基づき0〜5型に分類される.0型(表在型)は早期胃癌の肉眼型分類を準用して亜分類される.
2) TNM分類(第8版)による腫瘍進展度[1]
- T(壁深達度)
  T1:T1a粘膜(M)またはT1b粘膜下層(SM),T2:固有筋層(MP),T3:漿膜下層(SS),T4a:漿膜に接する〜破る(SE),T4b:直接他臓器に及ぶ(SI)

- N(リンパ節転移):領域リンパ節(No.1〜12, 14 v)への個数で分類

  N0:転移なし,N1:1〜2個,N2:3〜6個,N3a:7〜15個,N3b:16個以上

- M(遠隔転移)

  M1:領域リンパ節以外の転移がある

3) 進行度分類(☞ 404 頁)

検査

[内視鏡]

1) 早期癌:胃粘膜の形態〔隆起型病変・陥凹型病変(図8)〕,色調の変化

- 形態と色調を明瞭にするために色素散布(インジゴカルミンなど)
- **拡大内視鏡**:異常な毛細血管網や腺窩の構造異型(分化型),無構造(未分化型)
- **NBI(狭帯域光観察)**:拡大内視鏡と併用することで血管の走行を鮮明に観察できる.fine network pattern(分化型),corkscrew pattern(未分化型)(☞ 67 頁)

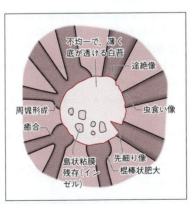

図8 陥凹型胃癌の内視鏡所見
陥凹型胃癌では,癌巣に向かって集中するひだの先端は,癌浸潤の深さや量によりさまざまな形態を示す.途絶像は未分化型癌で多く,ひだの先細りは粘膜内癌で,棍棒状肥大は粘膜下層以深,さらに浸潤量が増えるとひだの癒合や周堤を形成する.陥凹内の島状粘膜残存(インゼル)は未分化型の粘膜内癌でみられることが多い.

2) 進行癌：不整な隆起，周堤の形成，易出血性，汚れた白苔の付着
※同時に生検を行うことで病理学的検索ができる．
[消化管造影] 不整な透亮像，胃壁の伸展不良，胃壁の短縮・変形，集中するひだの途絶・太まり・癒合
※内視鏡では見逃しやすいスキルス胃癌の描出は比較的容易
※高度の便秘や高齢者では検査後のバリウムイレウスに注意する．
[US・CT] 肝・リンパ節転移や周辺臓器浸潤，遠隔転移，腹水の検索に有用
[EUS] 壁深達度診断，リンパ節転移や周辺臓器浸潤の評価
[血液] CEA↑，CA19-9↑（腫瘍マーカーは早期癌ではほとんど上昇しない），病状が進行すると鉄欠乏性貧血や低蛋白血症，（AFP産生胃癌の場合）AFP↑

治療

■ 内視鏡的治療[2]（☞ 91, 93 頁）

1) 絶対適応病変：リンパ節転移の危険性が1%未満の病変

ⓐ EMR/ESD 適応病変
- 2 cm 以下の肉眼的粘膜内癌（cT1a），分化型，UL0

ⓑ ESD 適応病変
- 2 cm を超える肉眼的粘膜内癌（cT1a），分化型，UL0
- 3 cm 以下の肉眼的粘膜内癌（cT1a），分化型，UL1

2) 適応拡大病変
- 2 cm 以下の肉眼的粘膜内癌（cT1a），未分化型，UL0

3) 根治性の評価

ⓐ 内視鏡的根治度 A（eCuraA）⇒ 年1〜2回の内視鏡検査で経過観察
- UL0 の場合，腫瘍径にかかわらず分化型優位で，pT1a, HM0, VM0, Ly0, V0
- UL1 の場合，3 cm 以下分化型優位で，pT1a, HM0, VM0, Ly0, V0

ⓑ 内視鏡的根治度 B（eCuraB）⇒ 年1〜2回の内視鏡検査 + 超音波検査，CT検査で経過観察
- 2 cm 以下 UL0，未分化型優位，pT1a, HM0, VM0, Ly0, V0
- 3 cm 以下の分化型優位で pT1b（SM1, 500 μm 未満），HM0, VM0, Ly0, V0

ⓒ 内視鏡的根治度 C (eCuraC) A，B 以外 ⇒ 追加治療

■ 外科的治療

1) 治癒手術

ⓐ 定型手術：胃の 2/3 以上切除＋D2 リンパ節郭清

ⓑ 非定性手術

　(1) 縮小手術：胃の 2/3 未満の切除，D1，D1＋郭清
　(2) 拡大手術：他臓器合併切除，D2 を越えるリンパ節郭清

- 胃切除範囲：切離断端距離の確保

　(1) 早期胃癌 (T1)：肉眼的に 2 cm 以上の切離断端距離を確保，場合により術前内視鏡生検やマーキング
　(2) 進行胃癌 (T2 以深)：限局型で 3 cm 以上，浸潤型で 5 cm 以上の近位側断端距離を確保

- 切除術式の選択：cN (＋) または T2 以深⇒通常，幽門側胃切除術あるいは胃全摘術，

- cN0 の T1 腫瘍⇒切除範囲の縮小を考慮してもいい，幽門保存胃切除術 (PPG)，噴門側胃切除術など

- 再建術式 (**表 4**)：Billroth I 法，Billroth II 法，Roux-en-Y 法，空腸間置法，Double tract 法など

2) 非治癒手術

- 緩和手術〔姑息手術 (palliative surgery)〕：治癒切除不能例で出血や狭窄などの切迫症状改善目的で行われる姑息的胃切除やバイパス手術

■ 化学療法[2)]

⇒ 切除不能・再発胃癌

1) 一次化学療法

　(1) HER2 陰性：SP 療法 (S-1＋シスプラチン)，Cape＋CDDP 療法 (カペシタビン＋シスプラチン) など
　(2) HER2 陽性：Cape＋CDDP＋T-mab (カペシタビン＋シスプラチン＋トラスツズマブ) など

2) 二次化学療法

　wPTX＋RAM (週 1 回パクリタキセル＋ラムシルマブ) など

表4 胃切除後の再建術式

再建術式	部分切除	全摘	特徴
Billroth I法	胃／十二指腸	—	・手技が簡便 ・食物の通過が生理的 ・残胃が小さいと吻合できない
Billroth II法	胃／空腸	—	・手技が比較的簡便 ・残胃が小さくても吻合できる ・輸入脚症候群のリスク ・胆汁・膵液の逆流による食道炎のリスク ・結腸前経路では輸入脚が長く内容物の貯留から Braun 吻合を追加
Roux-en-Y法	胃／空腸／十二指腸	空腸／十二指腸	・手技がやや煩雑 ・残胃が小さくても吻合できる ・胆汁・膵液の逆流は生じにくい

3) 三次化学療法

ニボルマブ

4) 術後補助化学療法：Stage II, III症例の術後再発予防

S-1 または CapeOX（カペシタビン＋オキサリプラチン）

予 後
- 5年生存率：Stage I 97.3%, Stage II 65.7%, Stage III 47.2%, Stage IV 7.3%
- 早期胃癌でのリンパ節転移率：7〜18%
- 進行胃癌でのリンパ節転移率：60〜70%
- 再発例の70%以上は腹膜播種性再発

Latest Topics　胃底腺型胃癌

　2010年にわが国から胃底腺へ分化を示す低異型度の胃底腺型胃癌が新しい概念として提唱された．H. pylori 感染を伴わない症例が多いことから H. pylori 未感染胃癌の1つと考えられている．頻度は低くまれな胃癌だが，H. pylori 除菌が普及してきたことから胃底腺型胃癌は相対的に増加すると予想される．

　胃底腺型胃癌の内視鏡的特徴として，① 粘膜下腫瘍様の隆起性病変，② 褪色調・白色調，③ 拡張した樹枝状の血管，④ 背景粘膜に萎縮性変化を伴わないなどの所見が挙げられる．

文献
1) 日本胃癌学会（編）：胃癌取扱い規約，第15版．金原出版，2017
2) 日本胃癌学会（編）：胃癌治療ガイドライン 医師用 2018年1月改訂，第5版．金原出版，2018

7 粘膜下腫瘍（SMT：Submucosal tumor）

疾患概念

病変の主座が消化管粘膜下層以深に存在し，周辺粘膜と同様の粘膜で覆われた半球状または球状に消化管内に突出した病変

分類

- 腫瘍性病変
  - 非上皮性…間葉系腫瘍（GIST，平滑筋腫・平滑筋肉腫，神経鞘腫），悪性リンパ腫，脂肪腫，血管原性腫瘍（血管腫，リンパ管腫）
  - 上皮性…カルチノイド，粘膜下腫瘍様を呈する癌腫（未・低分化腺癌，粘液癌，転移性腫瘍など）
- 非腫瘍性病変：迷入膵（異所性膵），炎症性線維性ポリープ，囊胞など

検査

[消化管造影] 平滑で楕円形の陰影欠損，bridging fold（架橋ひだ），病変が大きい場合には delle（中心陥凹）の形成

[内視鏡] 正常粘膜に覆われた bridging fold を伴う腫瘤像，delle の形成（図9），鉗子触診から腫瘤の硬さや可動性を診断できる．

[EUS] 病変の首座と消化管の層構造由来の判別

悪性を疑う所見：大きな腫瘤，辺縁不整，delle 形成，不均一な内部エコー，囊胞変性，高エコースポット

[CT・MRI] 病変の拡がり，内部性状，転移病巣の確認

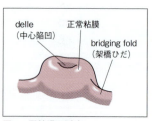

図9 胃粘膜下腫瘍

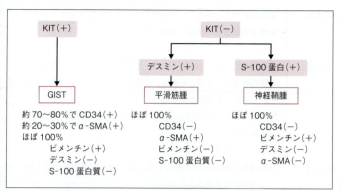

図10 消化管間葉系腫瘍の免疫組織化学による鑑別

診　断 | 超音波内視鏡下穿刺吸引生検法（EUS-FNAB）にて組織の採取し，免疫組織染色により鑑別診断を行う（図10）．

a. 消化管間葉系腫瘍（GIST：Gastrointestinal stromal tumor）

疾患概念 | 消化管壁に発生する間葉系腫瘍のうち KIT を発現する腫瘍（ただし，KIT 陰性の GIST も存在）

疫　学
- 10万人あたり2人．全消化管腫瘍 0.2〜0.5％
- 男女差なし，50〜60歳代に多い．

病　態
- 消化管運動のペースメーカー細胞である Cajal の介在細胞由来
- 消化管間葉系腫瘍の 80〜90％ を占める．
- 発生部位の頻度：胃＞小腸＞大腸＞食道

原　因
- 機能獲得型の KIT 遺伝子の変異（85〜90％）
- 血小板由来増殖因子受容体α（PDGFR-α）遺伝子の変異（5〜10％）

第3章 消化器疾患各論

臨床像
- 無症状のことが多く，腫瘍が大きくなるまで症状所見に乏しい．
- 最も多い症状：出血，腹痛，腫瘤触知．

検　査
[CT・MRI] 直径3 cm 以下では，比較的内部が均一で淡く造影される壁内腫瘤として認められる．腫瘍径が大きくなると壊死を伴うことから不均一な造影を呈する．
[EUS] 筋層とほぼ同様の内部エコーを呈し，また第4層（筋層）と連続性をもつ．

病　理
- 紡錘形細胞からなる場合が多いが，類上皮細胞からなる場合には両者が混在する．
- 免疫組織染色：KIT 95% 前後に陽性，CD34 70～80% に陽性．DOG1 は KIT と同等の陽性率を示し，KIT 陰性の GIST に対する相補的なマーカーとして有用

治　療

1) 治療選択として

> Fletcher 分類：中リスク群以上が積極的手術適応
> 　　　　　　　低リスク群以上が相対的手術適応
> 　　　　　　　超低リスク群は原則経過観察

2) 術後補助療法

> 高リスク群において，イマチニブ 400 mg/日を3年間投与が推奨

3) 再発治療の場合

> イマチニブ 400 mg/日の投与

4) 切除不能，転移性 GIST の場合

> - 免疫染色により KIT 陽性が確認された場合
>   イマチニブ 400 mg/日の内服が標準治療
> - イマチニブ耐性例
>   スニチニブ 50 mg/日の4週間投与2週休薬の内服が推奨

- スニチニブ耐性例
  レゴラフェニブ 160 mg/日の 3 週間投与 1 週休薬の内服が推奨

予後　リスク群により異なるが，一般に 30〜40％程度が悪性の経過をたどる（表5）．

表5　modified Fletcher リスク分類

	大きさ (cm)	核分裂像数/50 HPFs
超低リスク	<2	<5
低リスク	2〜5	<5
中リスク	<5 5〜10	6〜10 <5
高リスク	>5 >10 Any	>5 Any >10

(Fletcher CD, Berman JJ, Corless C, et al：Diagnosis of gastrointestinal stromal tumors：A consensus approach. Hum Pathol 33：459-465, 2002)

b. 平滑筋肉腫（Leiomyosarcoma）

疾患概念　平滑筋組織の腫瘍で多くは胃壁の固有筋層より発生する．

疫学
- 胃悪性腫瘍の 0.5〜2％を占め，平滑筋肉腫全体の約 65％を占める．
- 好発年齢は 50 歳代
- 占拠部位は U 領域に多い．

臨床像　GIST と同様

転移
- 肺や肝への血行性転移が多い．
- リンパ節転移は 0〜11.8％と比較的少ない．

検査　［消化管造影・内視鏡・EUS］GIST と同様
［血管造影］栄養血管に富み，hypervascular な像を呈する．

病 理	[免疫組織染色] KIT：陰性，デスミン：陽性，S-100蛋白：陰性，α-SMA：ほぼ100％で陽性，ビメンチン：陰性
治 療	・化学療法の効果が期待できないため，積極的な切除が望ましい． ・術式についてはリンパ節転移がまれであることから，局所切除術が基本

c. 神経鞘腫 (Schwannoma)

疾患概念	末梢神経の Schwann 細胞から発生する腫瘍である．
疫 学	・胃の非上皮性腫瘍の6～7％を占め，胃神経性腫瘍の70～80％を占める． ・女性にやや多く，好発年齢は40～60歳代．占拠部位はU・M領域に多い．
臨床像	GIST と同様
検 査	[消化管造影・内視鏡・EUS] GIST と同様 [血管造影] 左右胃動脈の拡張と腫瘍部の血管増生
病 理	[免疫組織染色] KIT：陰性 デスミン：陰性 S-100蛋白：陽性
治 療	化学療法および放射線療法は無効であるとの報告が多く，外科切除が原則と考えられる．

8 十二指腸腫瘍 (Tumor of the duodenum)

a. 非乳頭部腫瘍 (Non-ampullary duodenal epithelial tumor)

疾患概念	十二指腸由来の上皮性腫瘍，非上皮性腫瘍，転移性腫瘍に大別
分 類	(1) 上皮性腫瘍 　ⓐ 腺腫：腸型腺腫，胃型腺腫，Brunner 腺腫 　ⓑ 腺癌 　ⓒ 消化管 NET（神経内分泌腫瘍） (2) 非上皮性腫瘍 　ⓐ 間葉系腫瘍：筋原性腫瘍，神経原性腫瘍，GIST 　ⓑ リンパ増殖性疾患 　ⓒ その他 (3) 転移性腫瘍
疫 学	・十二指腸腺腫では組織学的に腸型腺腫，胃型腺腫，Brunner 腺腫に大別され，腸型が圧倒的に多い． ・十二指腸に発生する悪性腫瘍：癌（約 80％）
検 査	[内視鏡] 病変表面の性状・色調・硬さの評価 [拡大内視鏡] 絨毛内のループ状血管や粘膜表層の微小血管構築の評価
治 療	リンパ節転移のない粘膜内病変の場合：内視鏡治療
予 後	ESD 施行例の穿孔率：14.3〜22.2％

b. 乳頭部腫瘍 (Tumor of the major duodenal papilla)

疾患概念	乳頭部に発生する腫瘍の多くは癌と腺腫であるが,その他に平滑筋腫,線維腫内分泌腫瘍,悪性リンパ腫などがある.

疫 学
- 全消化管腫瘍の5%
- 乳頭部癌:全悪性新生物死亡者数の5%程度
  胆道癌全体の12.9%
  好発年齢50〜70歳,男女比=1.12:1

病 因
- 病因は不明だが,*de novo* 発癌が多い(84%).
- 危険因子も不明

臨床像
- 黄疸(72〜90%),発熱,腹痛が多い.
- 次いで全身倦怠感,体重減少,食欲不振,背部痛,下血など
- 腫瘍壊死による乳頭の再開通により黄疸の消長
- 胆管炎の合併

検 査
[血液] 肝胆道系酵素↑,Bil(直接型優位)↑,炎症反応↑,CEA↑(約15%),CA19-9↑(約40%)
[US・CT・MRCP] 胆管・膵管の拡張
[内視鏡]
直視鏡:病変の存在診断が可能,ただし開口部観察は困難
側視鏡:正面視によって腫瘤,顆粒状変化,色調の変化,びらんや潰瘍性変化
[EUS・IDUS] リンパ節転移・十二指腸浸潤・膵浸潤の有無

治 療
(1) 乳頭部腫瘍の治療の基本は外科切除術
(2) 胆管・膵管内進展陰性の腺腫の場合:内視鏡的乳頭切除術

予　後　内視鏡的乳頭切除術

・治療成功率 71〜100％，一括切除率 46〜92％
・合併症 膵炎 (9.9％)，出血 (7.7％)

9 消化管悪性リンパ腫
(Primary gastrointestinal malignant lymphoma)

疾患概念

消化管原発の悪性リンパ腫(ほとんどが非 Hodgkin 性 B 細胞リンパ腫)

- 病変の主体が消化管に存在

疫学

- 消化管悪性腫瘍の 1〜8%
- 発生部位：胃 (60〜70%), 小腸 (20〜30%), 大腸 (5〜15%), 食道 (<1%)
- しばしば多発
- 好発年齢：50〜60 歳代
- 性差：胃リンパ腫→なし
  腸リンパ腫→男：女 = 2：1
- 組織型：MALT リンパ腫とびまん性大細胞型 B 細胞リンパ腫 (DLBCL) が大半 (70〜80%) であり, 濾胞性リンパ腫が 10% 程度

臨床像

- 腹痛, 腹部腫瘤, イレウス, 体重減少, 下痢, 発熱, 下血など
- 無症状も少なくない.
- 体重減少, 発熱, 盗汗は予後不良因子

肉眼分類

八尾分類：① 表層拡大型, ② 腫瘤形成型, ③ 巨大皺襞型

検査

[血液] 貧血, WBC↑, CRP↑, LDH↑, 可溶性 IL-2 受容体↑ (病勢の指標)
[内視鏡] さまざまな所見を呈し, 特異的所見はない.
[CT, PET] 原発巣と遠隔転移の評価

病理

びまん性に増殖する小〜中型の腫瘍細胞と腺管上皮の破壊像

a. 胃 MALT リンパ腫 (Gastric MALT lymphoma)

定 義 慢性炎症により胃に形成される粘膜関連リンパ組織 (MALT) の辺縁帯 B 細胞由来の低悪性度リンパ腫

疫 学
- 胃悪性リンパ腫の 40〜50%
- *H. pylori* の感染率：90%
- 局所再燃：2〜10%
- 異時性胃癌の発生：4〜6%

検 査 [内視鏡] 凹凸顆粒状・敷石状粘膜，胃癌類似の陥凹，びらん，褪色調変化，SMT 様隆起，襞の腫大など

病 理 [免疫染色] B 細胞マーカー CD20, CD79a：陽性
　　　　　　　　CD5, CD10, CD21：陰性
[染色体異常] t(11;18)(q21;q21) 転座 (*API2-MALT1* キメラ遺伝子)

治 療
1) 限局期症例（Lugano 国際会議分類のⅠ/Ⅱ$_1$期：**表6**）

   H. pylori 除菌療法が第一選択

2) 除菌無効例の場合

   (a) 慎重な経過観察 (watch and wait)
   (b) 抗腫瘍治療
   - 経口単剤化学療法：シクロホスファミド 100 mg/日，12 か月
   - 放射線療法 (Ⅰ/Ⅱ$_1$期)：30 Gy の外照射
   - リツキシマブ併用 CHOP 療法：Ⅱ$_2$〜Ⅳ期や放射線療法の抵抗・再燃例
     ⇒ *H. pylori* 陰性，t(11;18)(q21;q21) 転座，進行病期は除菌療法への抵抗性因子とされる．

予 後
- きわめて良好（除菌治療後の 5 年生存率：80〜100%）

表6 消化管リンパ腫の病期分類 (Lugano 国際会議分類)

Ⅰ期	消化管に限局した腫瘍 　　単発または多発 (非連続性)
Ⅱ期	消化管の原発部位から腫瘍が腹腔へ進展 　　リンパ節浸潤 　　　　Ⅱ$_1$：限局性 (胃のリンパ腫の場合は胃周囲, 腸管の場合は腸管周囲) 　　　　Ⅱ$_2$：遠隔性 (腸管原発の場合は腸間膜, その他では傍大動脈, 骨盤, 鼠径)
ⅡE 期	近接の臓器または組織へ進展する漿膜の浸潤 (実際の浸潤部位. 例：ⅡE$_{[膵臓]}$, ⅡE$_{[大腸]}$, ⅡE$_{[後腹膜]}$) リンパ節浸潤と近接臓器へ浸潤する進展の両方がある場合は, 病期は下付きの1または2とEの両方が記載されるべきである. 例：Ⅱ$_1$E$_{[膵臓]}$
Ⅳ期	リンパ外への播種性浸潤または消化管病変に横隔膜を越えたリンパ節病変を伴う.

(Rohatiner A, d'Amore F, Coiffier B, et al : Report on a workshop convened to discuss the pathological and staging classifications of gastrointestinal tract lymphoma. Ann Oncol 5 : 397-400, 1994)

b. びまん性大細胞型 B 細胞リンパ腫 (DLBCL：Diffuse large B-cell lymphoma)

定　義

高悪性度 MALT リンパ腫とされていた群 (大細胞が混在) や MALT リンパ腫から転換した群および新規発生の群が含まれる.

- MALT リンパ腫に比較すると深達度が深く, 漿膜を越えて隣接臓器に浸潤を起こしやすい.

検　査

[内視鏡] 進行胃癌に類似した腫瘤形成 (潰瘍辺縁に耳介様の周堤), 潰瘍形成, SMT 様隆起など

病　理

[免疫染色] CD20, CD79a：陽性
[染色体異常] t (3 ; 14)(q27 ; q32) 転座 (*BCL6-IGH* キメラ遺伝子) など

治　療

1) 胃 DLBCL の場合

- *H. pylori* 陽性で限局期：除菌療法を考慮 (CR 率：30〜60％)
- 除菌無効のⅠ/Ⅱ$_1$期：R-CHOP 療法 3 コース＋放射線療法
  Ⅱ期以上：R-CHOP 療法 6〜8 コース

2) 腸 DLBCL の場合

- I/II₁ 期：外科切除＋術後化学療法（R-CHOP）
- II 期以上：R-CHOP 療法 6〜8 コース

Side Memo　悪性リンパ腫の遺伝子診断

悪性リンパ腫の治療には複数の選択肢があるため，正確な組織診断が重要である．診断は免疫染色と染色体再構成を組み合わせて行う．

B 細胞リンパ腫では免疫グロブリン遺伝子（heavy chain, kappa chain, lambda chain）の単クローン性再構成を，T 細胞リンパ腫では T 細胞受容体の再構成を確認する．各組織型に特徴的な染色体・遺伝子異常が知られている．頻度の高い B 細胞リンパ腫の診断にかかわる免疫染色・染色体異常を表 7 に示す．

表 7　B 細胞リンパ腫の診断にかかわる免疫染色・染色体異常

組織型	免疫染色	染色体転座/キメラ遺伝子
MALT リンパ腫	CD20＋, CD79a＋, CD5−, CD10−, CD23−	t(11;18)(q21;q21)/*API2-MALT1*
濾胞性 リンパ腫	CD20, CD79c＋, CD10＋, BCL2＋, CD21＋, CD23＋	t(14;18)(q32;q21)/*BCL2-IGH*
DLBCL	CD19＋, CD20＋, CD22＋, CD79a＋, CD5＋（5〜10％）, CD10＋（20〜30％）, BCL2＋（50〜80％）	t(3;14)(q27;q32)/*BCL6-IGH* [t(14;18)(q32;q21)/*BCL2-IGH*] [t(8;14)(q27;q32)/*cMyc-IGH*]

10 消化管アミロイドーシス (Intestinal amyloidosis)

疾患概念
異常蛋白質であるアミロイドが細胞外へ沈着することにより，吸収不良やそれに伴う下痢などの症状を引き起こす原因不明の疾患

疫学
全身性アミロイドーシスにおける消化管病変の合併率
・ALアミロイドーシス（原発性）：8〜70％
・AAアミロイドーシス（続発性）：10〜70％
・透析アミロイドーシス：75％

病因
- ALアミロイドーシスでは，粘膜筋板と粘膜下層，固有筋層への塊状沈着傾向が強い．高度化するとアミロイド塊瘤（amyloidoma）を形成
 ⇒十二指腸や小腸の粘膜下腫瘤様隆起
- AAアミロイドーシスでは，粘膜固有層と粘膜下層の血管壁に沈着傾向が強く，黄白色調の微細顆粒状隆起が多発する．
- 透析アミロイドーシスでは，粘膜下血管壁〜固有筋層に沈着するが，塊状を呈さない．

臨床像
- アミロイドーシスによる消化管症状
 ① 神経や平滑筋浸潤による運動障害
 ② 浸潤や虚血による粘膜障害
 ⇒程度によりさまざまな症状（全身倦怠感・体重減少・下痢・便秘・腹痛・出血・腹部膨満・悪心など）を引き起こす．
- 巨舌はALアミロイドーシスの10〜20％に認められる．

画像所見
[内視鏡] ポリープ様病変，狭窄，びらん，潰瘍，粘膜下出血，びまん性斑状出血などさまざまで特異的所見といえるものはない．

病理
- 本症の確定診断では，内視鏡下の生検によりアミロイド線維の沈着を病理学的に証明（Congo red染色）する．

- 一般的に内視鏡での粘膜病変の程度とアミロイド沈着の程度は相関するが，正常に見える粘膜からもアミロイド沈着が認められる．
  ⇒本症を疑った場合には，十分な深さの生検が行うことが重要
- アミロイドーシスの基礎疾患である関節リウマチ，SLE，多発性骨髄腫，長期透析患者などでは本症併発の可能性を念頭に置いた診療が必要

治療

消化管症状に対する治療は**対症療法が中心**

予後

- AL アミロイドーシスは予後不良（生存期間中央値は 2 年以下）
- AA アミロイドーシスでは急性反応性蛋白質である SAA (serum amyloid A protein) が死亡率と相関
  ⇒基礎疾患治療によって SAA を低下する．近年では抗サイトカイン療法の進歩により予後は改善傾向（生存期間中央値：133 か月）

III 小腸・大腸疾患

1 炎症性腸疾患（IBD：Inflammatory bowel disease）

疾患概念

遺伝的素因，環境因子，腸内細菌叢の異常，免疫異常などが原因となり消化管に慢性炎症をきたす病態

- 狭義には潰瘍性大腸炎とクローン病を指し，広義には Behçet 病も含める．

a. 潰瘍性大腸炎（UC：Ulcerative colitis）

疾患概念

主として**大腸の粘膜および粘膜下層**を侵し，びらんや潰瘍を形成するびまん性炎症性疾患．直腸から連続性に大腸の口側に進展し，**寛解と増悪を繰り返す**．

病因

原因不明だが，遺伝的因子と環境因子が複雑に絡み合って何らかの抗原が腸管局所での過剰な免疫応答を引き起こし，発症と炎症の持続に関与している．

疫学

- 2014 年度の有病率（10 万あたり）：143
- 2014 年度の罹患率（10 万人あたり）：8.5
- 男女比 = 1：0.87
- 発症年齢は 10〜20 歳代がピークであるが，高齢で発症することもある（図1）．

分類

- 病変の広がりによる分類：全大腸炎型，左側大腸炎型，直腸炎型，右側または区域性大腸炎型
- 病期による分類：活動期（血便があり内視鏡的に炎症所見を呈する），寛解期（症状・所見が消失）
- 重症度による分類（表 1, 2）：軽症，中等症，重症（重症のなか

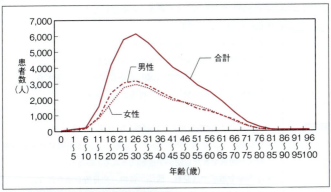

図1 潰瘍性大腸炎の初診時年齢別患者数
(厚生労働科学研究費補助金難治性疾患克服研究事業「難治性炎症性腸管障害に関する調査研究」班「データベースの拡充・活用」プロジェクト研究 2006年度報告書より)

表1 潰瘍性大腸炎の重症度分類

	重症*	中等症	軽症**
1. 排便回数	6回以上	重症と軽症の中間	4回以下
2. 顕血便	(+++)		(+)〜(−)
3. 発熱	37.5℃以上		(−)
4. 頻脈	90/分以上		(−)
5. 貧血	Hb 10 g/dL以下		(−)
6. 赤沈	300 mm/時以上		正常

*重症とは1および2のほか3または4のいずれかを満たし、かつ6項目のうち、4項目を満たすもの
**軽症とは6項目全部を満たすもの

表2 Mayoスコア

1. 排便回数
   0(正常回数), 1(正常回数より1〜2回/日多い),
   2(正常回数より3〜4回/日多い), 3(正常回数より5回/日以上多い)
2. 血便
   0(なし), 1(排便時の半数以下でわずかに血液が付着する),
   2(ほとんどの排便時に明らかな血液の混入), 3(大部分が血液)
3. 内視鏡所見 (Mayo内視鏡スコア, 表3)
   0(正常または非活動性所見), 1〔軽症(発赤, 血管透見像の減少, 軽度脆弱)〕,
   2〔中等症(著明に発赤, 血管透見像の消失, 脆弱, びらん)〕, 3 重症(自然出血, 潰瘍)
4. 医師による総合的評価
   0(正常), 1(軽症), 2(中等症), 3(重症)

点数は3日間の所見に基づく。

でも特に症状が激しく重篤なものを劇症とする)
- 臨床経過による分類
再燃寛解型：再燃と寛解を繰り返す
慢性持続型：初回発作より6か月以上活動期にある
急性劇症型（急性電撃型）：激烈な症状で発症し予後不良
初回発作型：初回発作のみで再発がないもの

臨床像

- 主な症状：(反復性または持続性) **粘血便，下痢**
- 軽症例にしぶり腹 (テネスムス：過敏となった直腸では少量の便貯留で便意をきたし便が少量頻回となる) がある．
- 中等症や重症では発熱，腹痛，貧血，全身倦怠感を伴う．
- **サイトメガロウイルス (CMV) や *Clostridium difficile* (CD) の感染が症状を増悪させる．**
⇒ 難治症例ではこれら感染症をチェックする．

合併症

- 腸管合併症
中毒性巨大結腸症 (toxic megacolon)，癌 (colitic cancer)
- 腸管外合併症
アフタ性口内炎，結節性紅斑，壊疽性膿皮症，末梢関節炎，強直性脊椎炎，虹彩炎，ぶどう膜炎，原発性硬化性胆管炎，膵炎，血栓性静脈炎など

検査

[血液] **貧血**，血小板↑，**炎症所見 (赤沈↑，CRP↑)**，低栄養 (Alb↓，コレステロール↓)，電解質異常 (下痢による)，CMV感染の診断としてC7-HRP
[便] 便中カルプロテクチン (腸管粘膜の炎症マーカー)↑，便培養，CDトキシン
[内視鏡] **直腸より連続して口側に進展する炎症粘膜** (表3)
- 活動期：血管透見性の消失，発赤，浮腫，粗糙な粘膜，膿性付着物，易出血性，びらん，**潰瘍**，**出血**
- 寛解期：**粘膜治癒**，残存粘膜が不均一な炎症性ポリープや紐状の粘膜垂，粘膜橋 (mucosal bridge)

[CT] 腸管壁の肥厚から病変の広がりを類推できる．重症の場合は，腹腔内膿瘍や肺炎など感染症の除外が必要

表3 潰瘍性大腸炎の内視鏡重症度分類

Matt 分類			Mayo スコア
Grade 1	正常	血管透見像正常,易出血性なし	0
Grade 2	軽度	血管透見像なし 易出血性なし,またはごく軽度 自然出血なし,粘膜発赤軽度 微細顆粒状,膿様粘液なし	1
Grade 3	中等度	血管透見像なし 易出血性あり,自然出血あり 粘膜浮腫状,発赤しやや粗 膿様粘液の付着あり	2
Grade 4	高度	潰瘍 易出血性,自然出血著明 膿様粘液の付着あり,腸管の拡張不良	3

[病理]

- 活動期:粘膜・粘膜下層にうっ血,びまん性の炎症細胞浸潤,杯細胞の減少,陰窩膿瘍(陰窩内の多核白血球を主体とする膿瘍形成)

診 断

(1) 持続性または反復性の粘血・血便
(2) 特徴的なびまん性の炎症粘膜
(3) 生検組織学的にびまん性炎症細部浸潤や陰窩膿瘍

上記すべてを満たし,下記鑑別疾患が除外できれば確定診断となる.鑑別診断のため便培養は必須である.

鑑別診断

大腸型クローン病,アメーバ赤痢やカンピロバクター腸炎など感染性腸炎,薬剤性大腸炎,虚血性腸炎,放射線性腸炎,リンパ濾胞増殖症,血管炎

治 療

- 活動期および寛解維持の治療のいずれの場合でも内科的治療が優先(☞411頁)

■寛解導入療法

1) 直腸炎型,軽症〜中等症の左側大腸炎型・全大腸炎型

- 5-ASA(5-アミノサリチル酸)製剤.直腸炎型では局所療法を第一選択とする.

> - 経口剤
>   アサコール® 2.4～3.6 g/日，リアルダ® 2.4～4.8 g/日，ペンタサ® 1.5～4.0 g/日のいずれかを使用
> - 局所製剤
>   5-ASA 製剤の坐剤：サラゾピリン® 坐剤 1～2 g/日，ペンタサ® 坐剤 1 g/日
>   5-ASA 製剤の注腸剤：ペンタサ® 注腸 1.0 g/日
>   ステロイドを含む製剤：リンデロン® 坐剤 1～2 mg/日，ステロイド注腸（プレドネマ® 注腸 20～40 mg/日，ステロネマ® 注腸 3～6 mg/日），レクタブル®（1日2回まで）

- 局所療法において，急性期での 5-ASA とステロイドの有効性の差はエビデンスレベルでは明らかではない．局所投与されたステロイド製剤の約 1/3 が血中に移行するといわれている．

2) 5-ASA が無効の場合

> ステロイド投与（プレドニン® 外来では初期投与 15～40 mg/日，入院では 1 mg/kg）

- プレドニン® 60 mg/日以上の投与の有効性に関するエビデンスはない．
- 初期投与量を 2 週間使用し寛解導入可能と判断すれば，ステロイドを 1～2 週間に 5 mg 減量のペースで漸減する（ステロイドの投与は副作用の観点から短期間に限る）．
- 潰瘍予防のための PPI を，骨粗鬆症対策にビスホスホネート製剤（若年者はビタミン D）を処方する．
- 50 歳以上かつステロイドと免疫調節薬（生物学的製剤を含む）の併用症例では，ニューモシスチス肺炎対策としてバクタ®（1錠/日）を考慮する．
- ステロイドまたは免疫調節薬を使用する前に HBc 抗体，HBs 抗体を測定し，いずれかが陽性であれば，HBV 再活性化リスクがあり，6 か月間は月1回，6 か月以降は 3 か月ごとの HDV DNA 量のモニタリングが必要
- ステロイド不応または不耐症例では，カルシニューリン阻害薬，チオプリン，抗 TNF 製剤，JAK 阻害薬，抗インテグリン抗体製

剤（後述）を使用する．
3) 重症の場合

- 絶食のうえ入院での加療
- ステロイドの点滴静注（1 mg/kg が目安）
- カルシニューリン阻害薬（サンディミュン® 初期投与 1.5 mg/kg/日持続点滴，プログラフ® 初期投与 3 mg 分 2 内服）
- 抗 TNFα 抗体製剤（レミケード® 5 mg/kg 0, 2, 6 週で投与し，その後は 8 週ごと静脈注射）
- JAK 阻害薬（ゼルヤンツ® 内服）
- 抗インテグリン抗体製剤（entyvio®）

- 重症では細菌感染の合併を考えて抗菌薬を考慮する．
- 外科との連携が必須
- 速やかに至適血中濃度（サンディミュン® 300〜400 ng/mL，プログラフ® 10〜15 ng/mL）を得るように用量調整する．
- サンディミュン® 2 週間投与後，ネオーラル®（初期投与 150〜250 mg 分 2，朝内服前の血中濃度 100〜200 ng/mL）に変更し 3 か月間投与し，その後はチオプリン製剤で維持する．
- プログラフ® は初めの 2 週間は高トラフ（10〜15 ng/mL），その後は 5〜10 ng/mL に維持し 3 か月間投与し，その後はチオプリン製剤で維持する．
- 抗体製剤を使用する前に T spot，胸部 X 線などで結核の除外が必要

4) 血液成分除去療法（cytapheresis：CAP）

GCAP（アダカラム®），もしくは LCAP（セルソーバ®）2〜3 回/週

- 中等症以上の難治症例で適応があり，10 回（劇症は 11 回）まで施行可．重症では他治療と併用する．

寛解維持療法

1) 免疫調整薬

チオプリン製剤（イムラン®，アザニン® 初期投与 25〜50 mg 分 1，ロイケリン® 30 mg 分 1）

- ステロイド中止後もチオプリン製剤を継続し寛解維持を図る．白血球数 (3,000〜4,000/mm³)，MCV (100 fL) を目標に用量を調整する．チオプリン製剤不耐症例 (悪心, 肝障害など) で, チオプリン製剤は半減しアロプリノール (50〜100 mg) を併用することで，チオプリン製剤継続投与が可能になる場合がある．

2) 生物学的製剤 (biological drugs)

【抗 TNFα 抗体製剤】
- レミケード® またはインフリキシマブ BS (5 mg/kg, 0・2・6 週で投与しその後は 8 週ごと静脈注射)
- ヒュミラ® (160 mg, 2 週後に 80 mg, その後は 2 週ごとに 40 mg 皮下注射)
- シンポニー® (200 mg, 2 週後 100 mg, その後は 4 週ごとに皮下注射)

【抗インテグリン抗体製剤】
- entyvio®

- ステロイド依存, 抵抗例に使用する．
- 寛解導入と維持の両方に有効
- 免疫調節薬または生物学的製剤を使用中, および中止後 6 か月間は生ワクチンは禁忌

■ 外科手術

1) 絶対的適応：穿孔, 大量出血, 中毒性巨大結腸症, 大腸癌合併, 重症型で内科的治療抵抗性

   相対的適応：重症ではないが難治性で QOL の低下した患者

- 大腸全摘＋直腸粘膜抜去＋回腸嚢肛門吻合術 (IAA)
- 大腸全摘　　　　　　　＋回腸嚢肛門管吻合術 (IACA)

- IACA は, IAA と比べて手術操作がより簡便で肛門機能が温存できるが, 残存直腸粘膜に再燃する可能性がある．

2) 術後の回腸嚢炎 (pouchitis) が発症した場合

- 抗菌薬〔メトロニダゾール (フラジール®) 750〜1,000 mg/日, シプロフロキサシン (シプロキサン®)〕の 2 週間投与
- 潰瘍性大腸炎に対する内科的治療

- メトロニダゾール,シプロフロキサシンを2週間投与し,改善がなければさらに2週間投与する.2剤併用,その他の抗菌薬を用いてもよい.

予後

- 慢性に経過することが多い(再燃率:約50%).
- 長期経過例では炎症を母地とした**癌化**がみられる(**表4**).(累積癌化率:10年で0〜5%,20年で8〜23%,30年で30〜40%)

表4 潰瘍性大腸炎の大腸癌発癌(colitic cancer)のリスク因子

① 慢性持続型(8年以上経過)
② 全大腸炎型・左側大腸炎型
③ 若年発症
④ 原発性硬化性胆管炎の合併
⑤ 大腸癌の家族歴

PLUS ONE 中毒性巨大結腸症

- **腸管の異常拡張**とそれに伴う**全身性炎症反応症候群**が惹起された病態
- 腹部単純X線で中毒性巨大結腸症(横行結腸の中央で6cm以上の腸管径を有するガス像)を認めれば,**穿孔**の可能性が高く**緊急手術**を検討する.
- 抗コリン薬,モルヒネは蠕動を抑制するので禁忌

Side Memo 虫垂切除によってUC発症が予防できる?

以前には虫垂切除でUC発症のリスクが下がるとの報告もあったが,北欧からの大規模コホート研究[1]から単に虫垂を切除するだけではリスクが下がらないことが示唆された.

文献

1) Frisch M, Pedersen BV, Andersson RE:Appendicitis, mesenteric lymphadenitis, and subsequent risk of ulcerative colitis:Cohort Studies in Sweden and Denmark. BMJ 338:b716, 2009

Latest Topics 糞便微生物叢移植

糞便微生物叢移植(FMT:fecal microbiota transplantation)は,抗菌薬に不応であった偽膜性腸炎患者において90%以上の有効性を示し,米国では偽膜性腸炎に対して保険収載された治療法である.炎症性腸疾患と腸内細菌叢の関連は指摘され,現在,炎症性腸疾患の病態を改善する腸内細菌叢の解明やカプセルを使った経口内服方法の開発などが進められている.FMTは安全で有効な炎症性腸疾患の治療法として期待される.

b. クローン病 (Crohn's disease)

疾患概念
主に若年者にみられる浮腫や潰瘍を伴う肉芽腫性炎症性疾患.小腸と大腸を主座とするが消化管のどの部位にも生じ,再燃と寛解を繰り返す.

原因
原因不明だが,遺伝的素因と環境因子,免疫学的異常が複雑に絡み合って発症する.

疫学
- 2014年度の有病率(10万あたり):33.4
- 2014年度の罹患率(10万人あたり):1.2
- 男女比=2:1
- 10〜20歳代の若年者に多い(図2).

分類
- 病変部位による分類:小腸型(25%),大腸型(25%),小腸・大腸型(50%)
- 病態による分類:炎症型,狭窄型,穿通型(瘻孔型)
- 活動性による分類:軽症,中等症,重症〔Crohn's Disease Activity Index (CDAI), International Organization of IBD (IOIBD) score が活動性の指標として使用される(表5)〕
(☞413頁)

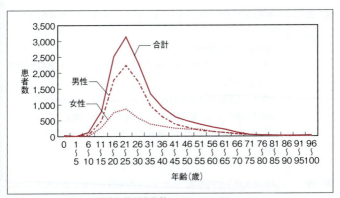

図2 クローン病の初診時年齢別患者数
(厚生労働科学研究費補助金難治性疾患克服研究事業「難治性炎症性腸管障害に関する調査研究」班「データベースの拡充・活用」プロジェクト研究 2006年度報告書より)

表5 活動性評価

	CDAI*	合併症	炎症 (CRP値)	治療反応
軽症	150〜220	なし	わずかな上昇	
中等症	220〜450	明らかな腸閉塞などなし	明らかな上昇	軽症治療に反応しない
重症	450<	腸閉塞,膿瘍など	高度上昇	治療反応不良

＊：Crohn's Disease Activity Index

臨床像
- 主な症状：**腹痛，下痢，発熱，体重減少**
- **肛門病変(肛門周囲膿瘍，痔瘻)**，全身倦怠感，関節症状，皮膚症状，眼症状，血便
- 初期において約半分の症例に肛門病変を有する．
  ⇒直腸診と肛門周囲の診察は重要

合併症
アフタ性口内炎，結節性紅斑，壊疽性膿皮症，虹彩炎，関節炎，強直性脊椎炎，成長障害，原発性硬化性胆管炎，膵炎，尿路結石，悪性腫瘍(痔瘻癌)

| 検　査 | [血液] 低色素性貧血，炎症所見（赤沈↑，CRP↑），低栄養（Alb↓，TC↓）
[内視鏡，消化管造影]
・**縦走潰瘍，敷石像**，縦列傾向の潰瘍やアフタ，**非連続性病変 (skip lesion)**，狭窄
・胃十二指腸に竹の節状外観（bamboo joint-like appearance）
[消化管造影] **狭窄**，縦走潰瘍による偏側性変形，瘻孔
[CT・MRI] 腸管壁の肥厚・層状化，瘻孔，リンパ節腫脹，腹腔内膿瘍 |
|---|---|
| 病　理 | **非乾酪性類上皮肉芽腫**，主にリンパ球集簇からなる**消化管壁全層性**の炎症，不均衡炎症（炎症が粘膜より粘膜下層でむしろ強いこと） |
| 診　断 | (1) 縦走潰瘍，敷石像を呈する．
(2) 広範囲の腸粘膜障害または肛門病変があり，かつ生検標本で非乾酪性類上皮肉芽腫を認める．
上記いずれかが確定診断の要件である． |
| 鑑別診断 | Behçet病，潰瘍性大腸炎，虚血性腸炎，感染性腸炎（腸結核を含む），血液疾患（骨髄異形成症候群など）や原発性免疫不全症に伴う消化管粘膜障害，血管炎 |
| 治　療 | ・**完治させる治療法はない．病勢をコントロールし患者のQOLを高めることが治療目標である．**
・主な内科的治療法：栄養療法と薬物療法
（☞ 414頁）
・生活指導：**禁煙**，ストレスの回避，生活リズムの是正，低脂肪食，小児期における抗菌薬多用の回避
1) 薬物療法
・狭窄や瘻孔など不可逆的な病変を作らないように，適切なタイミングで適切な強度の治療介入を行うことが重要
・治療変更の時期は，血液検査と内視鏡検査により決定する（臨床症状がでた時点では遅すぎる！）．
・難治が予想される場合（小腸から大腸にわたる広範囲病変，高度 |

な肛門病変，診断後早期に狭窄や瘻孔をきたす症例，若年発症）は早期より生物学的製剤の使用を考慮する．

- 薬剤の使用上の注意，副作用対策については潰瘍性大腸炎の項を参照（☞204頁）

ⓐ 軽症〜中等症

> 5-ASA製剤（ペンタサ® 3 g 分1〜2）

- 大腸型ではサラゾピリン®錠（4 gまで保険適用）でも可
- 栄養療法の併用も有用であり，900 kcal/日以上で治療効果があるとされている．

ⓑ 中等症〜重症

【ステロイド製剤】

> プレドニン® 30〜40 mg/日程度，ゼンタコート® 9 mg 分1

- ステロイドは強力な抗炎症作用を有し寛解導入効果に優れるが，副作用の観点からその投与は短期間に限るべきであり，寛解維持にはチオプリン製剤か生物学的製剤を使用する．
- ゼンタコート®は肝臓で代謝されやすく全身性の副作用はプレドニン®に比べて少ない．ゼンタコート®は回腸下部〜右側結腸の病変に有効
- ステロイドによる寛解導入が困難な場合は，レミケード®を考慮する．

【チオプリン製剤】

> アザチオプリン（イムラン®）1日 50〜100 mg（1〜2 mg/kg）

- 効果発現までに1〜2か月かかるため，初期にステロイドを併用する．アザチオプリンの代わりに6-MP（ロイケリン®）30 mg 分1も使用可．

【生物学的製剤】

- 抗TNFα抗体製剤：インフリキシマブ（レミケード®）あるいはアダリムマブ（ヒュミラ®）の投与
- 抗IL12/IL23抗体製剤：ウステキヌマブ（ステラーラ®）260〜520 mg初回静脈注射，8週後90 mg皮下注射，以降は12週間隔で90 mg皮下投与

- レミケード®，ヒュミラ®の投与量はUCと同じ．効果不十分の場合は倍量投与が可能
- ステラーラ®は効果不十分の場合，8週間隔の投与が可能
- レミケード®とチオプリン製剤の併用により，レミケード®に対する抗体産生が抑制され，治療効果が上がる

【抗菌薬】

- メトロニダゾール（フラジール®）750 mg/日，シプロフロキサシン（シプロキサン®）400〜800 mg/日

- 大腸病変，痔瘻，肛門周囲膿瘍に適応．シプロキサン®の代わりにクラビット®を使用することも可．4〜8週間使用

2) 経腸栄養療法

- 成分栄養剤（エレンタール®）あるいは消化態栄養剤（ツインライン®）が第一選択．可能であれば，900 kcal以上/日
- 受容性が低い場合には，半消化態栄養剤（ラコール®など）を用いてもよい．

- エレンタール®が味覚・嗜好の観点から経口摂取できない場合では，経鼻チューブを用いて投与できる．
- ツインライン®は経鼻チューブを用いて投与
- 栄養剤について，濃度が高すぎる場合や投与速度が速すぎる場合は下痢になることがある．
- 亜鉛や銅などの微量元素欠乏に注意を要する．
- 食事摂取が長期間できない場合は，10〜20％脂肪乳剤200〜500 mL 週1〜2回の点滴静注を考慮する．

3) 血球成分除去療法 (cytapheresis : CAP)

治療抵抗性の大腸型クローン病 (中等症〜重症) に対して，

アダカラム® による GCAP (週1回×5週を1クールとして，2クールまで使用可能)

4) 内視鏡的バルーン拡張術 (☞ 103頁)
- 有症状の狭窄が適応
- 4 cm 以上の長い狭窄は成功率が低い．

5) 外科療法
- 有症状の狭窄や内科的治療抵抗性の瘻孔など不可逆的な病変，大量出血，膿瘍，悪性腫瘍が適応
- 痔瘻に対してシートン法ドレナージを行う．
- 術後再発リスクの高い症例 (穿孔型，過去2回以上の手術歴，小腸大腸型，診断から10年以内の手術，発症が30歳以下) では，術後早期より，生物学的製剤の投与を考慮する．

予後
- 治癒することはまれである．
- クローン病は時間経過とともに狭窄・瘻孔・穿孔などの合併症をきたし，8割以上の患者が一生に1度以上の手術を要している．
- 病変部を切除しても吻合部や他部位で再発することが多く，術後も内科的治療の継続が必要な場合が多い．

2 その他の炎症性腸炎

a. 虚血性腸炎 (Ischemic colitis)

疾患概念	腸間膜動脈などの器質的閉塞を伴わない腸管粘膜の血流障害によって生じる大腸の可逆性の区域性急性炎症
疫 学	・中高年の女性に多い. ・10％に再発 ・近年では増加傾向 ・リスク因子:動脈硬化,心疾患,糖尿病,腎不全,高齢など
病 態	・腸管粘膜の限局性微小循環障害 ・血管側因子(動脈硬化,脱水,循環不全など) ・腸管側因子(便秘,腸管内圧亢進など) が複雑に絡み合って発症する. ・好発部位:脾彎曲からS状結腸←上・下腸間膜動脈の支配領域の境界部
分 類	①一過性(ほとんど), ②狭窄型, ③壊死型(まれ)
臨床像	・突然の強い左下腹部痛とそれに続く下痢・新鮮血便,しぶり腹 ・腹膜刺激症状はまれだが,認めた場合には壊死型を疑う.
検 査	[炎症反応] 軽度陽性 [内視鏡] 結腸紐に一致した腸粘膜に発赤・びらん・粘膜の強い浮腫, 縦走潰瘍が特徴. 炎症が強い部分では全周性. 色調が暗赤色で白苔が厚い場合には壊死型を疑う. [注腸検査] 病変部の伸展不良, 粘膜下層の浮腫を反映した拇指圧痕像 (thumb printing), 縦走潰瘍 [US・CT] 病変部の腸管壁の肥厚, (限局性)腹水

| 病 理 | - 病初期:腺管の枠を残したまま上皮が脱落する ghost-like appearance とうっ血が特徴的
- 回復期:粘膜内に赤血球を貪食した後のヘモジデリンを含む担鉄細胞 |
|---|---|
| 鑑別疾患 | 抗生物質起因性急性出血性大腸炎,感染性腸炎,潰瘍性大腸炎,クローン病など |
| 治 療 | 1) 対症的な保存的治療が基本(軽症例では 1〜2 週でほぼ治癒する)
2) 腹痛,血便,発熱などの症状が強い場合
内視鏡所見で全周性の病変・狭窄を伴う場合

- 絶食・輸液
- 二次感染予防のため抗菌薬投与を検討

3) 狭窄型で通過障害をきたす場合
バルーン拡張,もしくは外科手術

4) 壊死型の場合
穿孔しやすく緊急手術が必要(高齢者や重篤な基礎疾患合併例では予後不良) |

b. 腸管 Behçet 病 (Intestinal Behçet's disease)

疾患概念	Behçet 病で消化管に難治性の潰瘍性病変を生じた場合を特殊型として腸管 Behçet 病と呼ぶ.全消化管について潰瘍病変を生じうる(回盲部に好発).
疫 学	- 発症平均年齢は 30 歳代後半,20〜40 歳代の青壮年が約 8 割を占める.
- 腸管 Behçet 病ではやや男性に多い(Behçet 病はほぼ性差なし).

病 因	不明であるが,一定の素因 (HLA-B51) を保有する人に発症しやすい.
臨床像	• 初発症状は下血,腹痛,発熱など,時に腸穿孔をきたす. • 腸管 Behçet 病での併存症状として,口腔内アフタ (100%),外陰部潰瘍 (75.6%),皮膚症状 (69.8%),眼症状 (18.9%)
検 査	消化管全体を検索し,潰瘍病変を確認する. [血液] 赤沈亢進・CRP 上昇,HLA-B51 陽性 (60%) [内視鏡・消化管造影] 類円形の打ち抜き様の深掘れ潰瘍,多発小潰瘍
鑑別診断	単純性潰瘍,クローン病,NSAIDs 起因性腸炎,腸結核,膠原病に伴う腸潰瘍,悪性リンパ腫,など
治 療	緊急時を除いて手術療法より内科的治療を優先する. 1) 薬物療法 　メサラジン (ペンタサ® 3 g/日),コルヒチン (0.5 mg 1〜2 錠/日) が第一選択 2) 上記で効果が乏しい場合や重症の場合 　ステロイド (初期投与量:プレドニゾロン 0.5〜1 mg/kg/日),抗 TNF 製剤 (レミケード®,ヒュミラ®),イムラン® (50〜100 mg/日)
予 後	再発率は高い (手術例:62.5%,非手術例:58.8%).

c. 非特異性多発性小腸潰瘍症 (Nonspecific multiple ulcers of the small intestine, CEAS : Chronic enteropathy associated with *SLCO2A1* gene)

疾患概念	若年者にみられる下部小腸を主体とする小腸に多発性の潰瘍をきたす疾患.プロスタグランジン E_2 を細胞内に輸送するトランスポーター蛋白質(SLCO2A1)をコードする遺伝子の異常がこの疾患とかかわっている.
疫　学	・発症:10歳代に多い. ・性差は認めない.
臨床像	・慢性的な消化管出血,貧血,易疲労感,動悸,蛋白質漏出による顔面や四肢の浮腫 ・明らかな下血を示す場合は少なく,茶褐色の軟便を呈することが多い. ・内視鏡所見はNSAIDによる薬剤性小腸潰瘍と類似する(原因として*SLCO2A1*遺伝子異常による小腸粘膜でのプロスタグランジン利用障害が予想される).
検　査	[血液]低色素性貧血,低蛋白血症・低アルブミン血症 [便]便潜血陽性 [内視鏡・消化管造影]下部小腸に浅く境界明瞭な潰瘍,潰瘍の形態はさまざま(不整形・輪状・縦走),回腸末端には病変はない.
治　療	有効な薬物療法は確立されていない(対症療法が主体).

3 細菌性腸炎 (Bacterial enterocolitis)

疾患概念 | 細菌が腸管感染することでさまざまな消化器症状を起こす疾患

- 病原菌により潜伏期,所見などが異なるため患者の生活歴・食事摂取歴などの聴取は重要である.
- 季節や集団発生から起炎菌の推測が可能な場合もある.

疫 学
- 夏季に多く発生
- 発生状況:① カンピロバクター,② サルモネラ,③ ウェルシュ菌
- 腸炎ビブリオやサルモネラ食中毒は減少傾向 ← 予防対策

病 態

主症状は腹痛,下痢,発熱,悪心・嘔吐だが,原因菌によって違いが認められる.

1) サルモネラ
- 潜伏期:4〜48時間
- 症状:下痢(水様性,時に粘血),下腹部痛,高熱,嘔吐
- 原因:卵からの感染が最多

2) 腸炎ビブリオ
- 潜伏期:6〜24時間
- 症状:激しい上腹部痛,水様下痢,悪心・嘔吐
- 原因:夏季の生鮮魚介類からが多い

3) カンピロバクター
- 潜伏期:2〜7日
- 症状:腹痛,下痢(水様性,時に粘血),発熱
- 原因:調理不十分な鶏肉,牛肉,豚肉(鶏肉が最も多い)

4) 腸管出血性大腸菌
- 潜伏期:2〜7日(平均2〜3日)
- 症状:血性下痢,激しい腹痛
- 原因:調理不十分な料理,生もの

5) ウェルシュ菌
- 潜伏期:4〜24時間

- 症状:下痢(軟便),腹痛,腹部膨満感.基本的に軽症
- 原因:保温された肉,魚介類,野菜などの煮込み料理に多い.

診 断 確定診断には細菌検査が不可欠

検 査 [血液]炎症反応↑,脱水・電解質異常の有無
[X線]腸管ガスの程度,穿孔の有無

鑑別診断 ウイルス性腸炎,非感染性下痢,炎症性腸疾患,虚血性腸炎,腸閉塞,急性腸間虚血など

治 療 一般的に輸液,食事療法,対症薬物療法(整腸薬など)が行われる.
- 基本的に止痢薬の投与はしない←腸管運動亢進による下痢は毒素や起炎菌などの排出に有用

■炎症反応の高値または症状が強い場合

【短期間の抗菌薬療法】
レボフロキサシン 500 mg 1錠 分1,もしくは,ホスミシン®錠250 6錠 分3
整腸剤(ビオフェルミンR®,エンテロノン®-R など3g分3)

※抗菌薬療法は,生体外毒素型(黄色ブドウ球菌やボツリヌス菌など)やウイルス性には効果は期待できない.

> **♦NOTE** 職場復帰について
> 二次感染予防を目的として,下痢症状などの症状が落ち着いてから2日間の自宅安静が推奨される.また,頻回の手洗いも必須である.
> ※症状消失時において,菌やウイルスの排出は認められる.

4 ウイルス性腸炎 (Viral enteritis)

疾患概念 | **ウイルスに起因する腸炎**

- 特に乳幼児期に多いが,成人や高齢者にもみられる.

疫　学
- 冬季に多く発生
- 2015(平成 27)年度の食中毒統計：ノロウイルス (65.5%),カンピロバクター (9.2%),サルモネラ (8.4%),ブドウ球菌 (2.7%),ウェルシュ菌 (2.4%)

臨床像
- 一般的に発熱・嘔吐に引き続いて下痢が出現する.
- ロタウイルス腸炎は白色下痢症ともよばれるが,ノロウイルス腸炎でも白色便は生じうる.

検　査
[血液] 脱水・電解質異常の有無
[迅速検査] ノロウイルス,ロタウイルス,アデノウイルス,*Clostridium difficile*

治　療 | 経過観察もしくは対症療法が行われる.
- 基本的に止痢薬の投与はしない ← 腸管運動亢進による下痢は毒素や起炎菌などの排出に有用

a. ノロウイルス胃腸炎 (Norovirus gastroenteritis)

- 発生頻度：ウイルス性食中毒の 95% 以上
  　　　　　成人の散発性腸炎の約 25%
  　　　　　乳幼児の嘔吐下痢症の 20〜30%
- 流行：11〜3 月
- 潜伏期：24〜48 時間
- 感染形式：経口・飛沫
- 原因：感染者からの二次感染,カキ,魚介類など
- 症状：突然の噴出性の嘔吐(初発症状),下痢,発熱,腹痛

- 症状持続期間：1〜2日で治癒
- 病態：小腸に限局して絨毛萎縮や上皮細胞の脱落
- 治療と予防：特異的治療薬やワクチンはない．二次感染予防として便・吐物に対してガウン着用など接触防止策が必要

b. ロタウイルス腸炎 (Rotavirus enteritis)

- 流行：2〜5月
- 年齢：1歳をピークに生後6か月〜2歳
- 潜伏期：24〜72時間
- 感染様式：多くは接触感染
- 症状：下痢 (98％)，嘔吐 (64％)，高熱 (24％)．上気道症状を伴うことがある．
- 症状持続期間：嘔吐 平均2.6日，下痢 平均5日
- 病態：上部小腸の成熟上皮細胞に感染し炎症を惹起する．
- ワクチン：任意で摂取が可

5 薬剤起因性粘膜障害 (Drug-induced gastrointestinal disorder)

疾患概念	NSAID, 抗菌薬, 抗癌剤など薬剤投与後に起こる消化管粘膜障害

代表的な疾患	(1) 非ステロイド消炎鎮痛薬 (NSAIDs) 起因性粘膜障害 (2) 抗菌薬関連性腸炎：偽膜性腸炎, 急性出血性腸炎, MRSA 腸炎 (3) その他：collagenous colitis, 静脈硬化性大腸炎など

a. NSAIDs 起因性粘膜障害 (NSAIDs-induced injury)

病　態	● NSAIDs がシクロオキシゲナーゼ (COX) 1/2 の活性を阻害することでプロスタグランジンの合成阻害により粘膜障害をきたす. 　⇒NSAIDs の COX 非選択性が 1 つの原因 ● 薬剤アレルギーや NSAIDs の腸肝循環, 腸内細菌叢の変化も要因
疫　学	近年の超高齢社会の到来 　⇒疼痛コントロール目的の NSAIDs や虚血性心疾患に対する低用量バイアスピリン® の長期内服症例が増加
臨床像	● 無症状から便潜血陽性, 鉄欠乏性貧血, 下血, 下痢, 腹痛, 腹部膨満感など ● NSAIDs 内服歴と一致して原因不明の慢性貧血, 低蛋白質血症, 腸閉塞症状. 上・下部内視鏡で異常所見なし 　⇒NSAIDs 起因性粘膜障害を疑う.
検　査	[内視鏡] ● 浅い小円形潰瘍, 打ち抜き潰瘍, 輪状・縦走潰瘍など多彩 ● 多発する傾向
診　断	■ NSAIDs 潰瘍診断の基準 (一部改変) ① 消化管にびまん性の炎症性変化ないし局所性の潰瘍性変化を認

める.
② 発症前からの NSAIDs 使用があり抗菌薬の併用がない.
③ 便ないし生検組織の細菌培養検査が陰性である.
④ NSAIDs の中止または変更のみで画像所見の改善が認められる.
⑤ 生検組織で特異的炎症所見を認めない.

治 療	・**NSAIDs 服用中止**に加え,整腸薬やプロスタグランジン製剤投与など

b. *Clostridioides difficile* 感染症 (CDI)

病 態	・抗菌薬による菌交代現象で *Clostridioides difficile*(嫌気性 Gram 陽性桿菌)が大量に繁殖し,産生される毒素(toxin A, B)により腸粘膜が侵される疾患(学名が 2016 年に *Clostridium difficile* から *Clostridioides difficile* に変更された.略称は,*C. difficile* のまま) ・大腸粘膜上に白血球が凝集して偽膜を形成する(偽膜性腸炎).
疫 学	・*C. difficile* は広く自然界に分布 ・通常は腸内細菌により過剰増殖は阻止されている. (健常人の 7%,入院患者の 25% の糞便中から検出) ・院内感染性下痢症の 20〜30%
病 因	・*C. difficile* 芽胞の経口感染 ・**広域抗菌薬セフェム,合成ペニシリン系,クリンダマイシン**などの抗菌薬投与 ⇒腸内常在細菌の死滅によって *C. difficile* の異常増殖
臨床像	・**水様性下痢**,発熱,下腹部痛 ・抗菌薬服用 10〜20 日後に発症することが多い.
検 査	[便] 便培養,CD チェック陽性(迅速検査):感度 58〜84% [内視鏡] ・アフタ様びらん,多発する黄白色斑状の偽膜形成

	● 直腸からS状結腸に好発
鑑別診断	アメーバ赤痢などの感染性腸炎，潰瘍性大腸炎，放射線性直腸炎など
治　療	● **抗菌薬の中止**，腸管安静と水分補給 ● 薬物治療 　● バンコマイシン 0.5〜2.0g/日 分4（経口投与） 　● メトロニダゾール 0.75〜1.0g/日 分2〜3（経口投与） （※ 治療効果の判断は症状改善で判断する） ● 自然環境に存在する *C. difficile* が経口的に侵入しても胃酸により多くが死滅する（ただし，芽胞は死滅しない）．しかし，胃酸バリアが十分でない場合には腸管内まで *C. difficile* が到達することから，PPIの長期投与はCDI発症リスクとされる．
予　後	● 初回再発：約20%，再々発：40〜65%

c. 急性出血性腸炎（Acute hemorrhagic colitis）

病　態	抗菌薬投与開始3〜5日後に出血性下痢と腹痛で発症
疫　学	● 原因薬剤の80%以上が**合成ペニシリン** ● *H. pylori* 除菌に伴う頻度：0.35〜0.6%
検　査	[便] 培養で *Klebsiella oxytoca* を高率に認める． [内視鏡] ● 結腸右半〜横行結腸に好発 ● 全周性の発赤浮腫状粘膜，滲み出るような粘膜出血が特徴 ● 偽膜所見は伴わない．
鑑別診断	虚血性大腸炎，腸管出血性大腸菌による出血性大腸炎
治　療	原因薬剤の中止のみで数日以内に改善

d. MRSA 腸炎 (MRSA enteritis)

病　態	MRSA（メチシリン耐性黄色ブドウ球菌）の感染が原因で発症する
疫　学	● 重篤な基礎疾患を有する高齢者に多く発症 ● 第三世代セフェム系薬剤投与後の発症が多い．
病　因	● 鼻腔や咽頭に定着している MRSA が腸管に到達し，菌交代現象によって増殖 ● MRSA の産生するエンテロトキシンや毒素によって腸管粘膜障害が生じる．
臨床像	● 腹痛・発熱を伴う激しい水様下痢（米のとぎ汁様）が特徴 ● 血便はほとんど見られない．
検　査	[便] 培養でコアグラーゼ産生性 Gram 陽性球菌の証明
治　療	● **抗菌薬の中止**，腸管安静と水分補給 ● **バンコマイシンの経口もしくは経静脈投与**

e. コラーゲン大腸炎 (Collagenous colitis)

病　態	● 病理学的に大腸上皮直下の膠原線維帯（collagen band）の肥厚を特徴とする慢性下痢症．薬剤起因性が注目される．
疫　学	● 平均年齢 65 歳（27〜86 歳） ● 男女比 = 1 : 3
病　因	原因は不明だが，明らかに薬剤が原因と考えられる症例も多い．
原因薬剤	PPI，NSAIDs，H_2 受容体拮抗薬，**抗糖尿病薬（α グルコシダーゼ阻害薬）**，SSRI，チクロピジン，カルバマゼピンなど
臨床像	● 慢性の水様性または粘液性下痢

	・腹痛や体重減少を伴う.
検　査	[内視鏡] 線状の縦走潰瘍 [病理] ・大腸粘膜上皮直下の膠原線維の厚さが少なくとも 10 μm 以上 ・粘膜固有層の単核球などの炎症細胞の浸潤
鑑別診断	腸結核, 薬剤起因性腸炎, 好酸球性胃腸炎, 腸間膜硬化症, アミロイドーシス, 過敏性腸症候群など
治　療	原因薬剤の中止によって速やかに改善する.

f. 静脈硬化性大腸炎 (Phlebosclerotic colitis)

病　態	・右心不全や門脈圧亢進症などの長期の静脈圧亢進によって大腸壁内から腸間膜の静脈に石灰化が生じ, 腸管の慢性虚血性変化をきたすまれな疾患 ・一般的な虚血性腸炎と分けて分類される.
原　因	山梔子を含有する漢方薬の長期服用が原因の1つ
臨床像	主に腹痛 (右側), 下痢, 悪心・嘔吐
検　査	[X線・CT] 右側結腸に大腸壁あるいは腸間膜静脈に沿った点状〜線状の石灰化 [内視鏡] ・右側結腸を中心に暗紫色〜青紫色の粘膜の色調変化 ← 深部のうっ血した静脈叢を反映 ・管腔は狭小化し, 硬く伸展不良
鑑別診断	アミロイドーシス, 膠原病による虚血性病変
治　療	・保存的治療 ・原因薬剤の中止

6 腸管循環障害 (Intestinal ischemia)

疾患概念	血流障害が原因で腸管に一過性の虚血から広範囲な腸管壊死をきたす病態

- 早期診断が難しい.

分類
- 発症形式:急性型, 慢性型
- 障害される血管部位:動脈型, 静脈型
- 虚血範囲:拡大型, 限局型

a. 急性上腸間膜動脈閉塞症 (Acute superior messentric artery occlusion)

病態	何らかの原因で腸間膜動脈が閉塞することによる腸管の虚血性障害

- 原因として, 塞栓症 (60%) と血栓症 (40%) がある.

疫学
- 50歳以上の男性に多い.
- 心房細動・弁膜症, 高血圧症, 糖尿病などの合併が多い.

臨床像
- **突然の激烈な腹痛**が特徴的
- 嘔吐, 下痢, 粘血便・血便

検査
[血液] WBC↑, CK↑, CRP↑, LDH↑ (※発症初期では変化は軽微)
[血ガス] base excess は腸管壊死の指標として有用
[造影CT] 腸管造影効果の部分的欠損, 動脈塞栓, 腸管壁内ガス, 門脈内ガス
[USドプラ] 腸間膜動脈の血流の確認

治療
- 経カテーテル的血栓溶解・吸引療法

- 外科手術（腸切除）

予後 きわめて不良（死亡率 40～80％）

b. 非塞栓性腸間膜虚血 (NOMI：Non-occlusive mesenteric ischemia)

病態
主幹血管に器質的閉塞はないが，腸間膜血管の循環障害により腸管虚血をきたす．

- 腸間膜動脈あるいは静脈の攣縮が原因

疫学
- 高齢者に多い．
- 高危険群：うっ血性心不全，不整脈，動脈硬化，血液透析，膠原病，重症急性膵炎，敗血症性ショック，心血管系・腹部大手術後（※膠原病患者の急激な腹痛ではNOMIも念頭に置く）

臨床像
- 腹痛，嘔吐，腹部膨満，便秘，食欲低下
- 経過：緩慢に持続
- 腸管壊死や腹膜炎の合併により腹膜刺激症状をきたす．

検査
[血液] WBC↑, CK↑, CRP↑, LDH↑（※発症初期では変化は軽微）
[造影CT] 腸管壁の造影効果の低下，腹水貯留
[血管造影] SMA分枝根部の狭小化，string of sausages sign（攣縮と拡張が交互に認める），辺縁動脈の造影不良

治療
- 脱水の補正
- 血管拡張薬の経カテーテル的動注療法
- 外科手術（Hartmann手術など）

予後 きわめて不良（死亡率 43～80％）

c. 腸間膜静脈血栓症 (Mesenteric venous thrombosis)

病　態　腸間膜静脈に生じた血栓による腸管循環障害

- 段階的に虚血が進むため,健常部との境界が不明瞭

疫　学
- 平均年齢:48歳
- 男女比=2.3:1

分　類　特発性(30%),続発性(70%)

臨床像
- 初期症状:軽い腹痛,嘔吐,下痢(多くは軽症)
- 数日後に急激な腹痛,発熱,吐血,下血
- 腹膜刺激症状を認めない場合もある.

検　査　[造影CT] 門脈や腸間膜静脈内に造影欠損(血栓)

治　療
- ヘパリンによる抗凝固療法が第一選択
- 外科手術(腹膜炎の合併時)

予　後
- きわめて不良(死亡率20%)
- 再発も多い(再発率36%)

7 小腸腫瘍 (Tumor of the small intestine)

疾患概念

> 小腸由来の上皮性腫瘍と非上皮性腫瘍および転移性腫瘍に大別される.

(小腸…広義:十二指腸・空腸・回腸,狭義:空腸・回腸)

分類

1) 上皮性腫瘍
   ⓐ 良性:腺腫
   ⓑ 悪性:腺癌(腺癌,粘液癌,印環細胞癌など),消化管 NET など
2) 非上皮性腫瘍
   ⓐ 良性:脂肪腫,平滑筋腫,血管腫
   ⓑ 悪性:GIST,平滑筋肉腫,血管肉腫,Kaposi 肉腫,悪性リンパ腫
3) 転移性腫瘍

疫学

小腸の悪性腫瘍はまれ(全消化管の悪性腫瘍の 1〜2%)

臨床像

- 無症状が多い.
- 進行例ではイレウス,腸重積,消化管出血など
- 癌では閉塞症状をきたしやすいが,悪性リンパ腫では閉塞症状は少ない.

検査

近年,カプセル内視鏡やバルーン内視鏡によって全小腸観察が容易になった (☞72頁).
　⇒小腸病変の早期診断や内視鏡治療例が増加している.

a. 小腸腺癌 (Adenocarcinoma of the small intestine)

疾患概念
十二指腸から回腸に発生する上皮性悪性腫瘍と定義されるが，通常は十二指腸を除く空腸と回腸に発生した癌を指す．

疫学
- 好発年齢：40～60歳代，男女比＝約1.5：1
- 好発部位：近位空腸と回腸末端
- 大腸の悪性腫瘍に比べて発生頻度は極端に低い（約1/50）．
- 小腸悪性腫瘍の20～33％を占める．

病因
- 主なrisk factorの1つ：クローン病
- その他の要因：発癌物質の摂取，腺腫の癌化，免疫異常など

臨床像
- 初期段階：無症状
- 癌が進行して症状が現れる．
- 初発症状：**腸閉塞による腹痛**（最多），悪心・嘔吐，食欲不振，体重減少，**消化管出血**とそれに伴う**貧血**，黄疸など
- 癌がポリープ型で大きい場合には，腸重積をきたす．
- 転移形式：肝臓（59％），腹膜播種（25％）

検査
[便] 便潜血陽性
[血液] 貧血，CEA↑，CA19-9↑
[CT] 存在部位や形態，漿膜・他臓器の浸潤，遠隔転移の診断
[消化管造影] 壁不整像，狭窄像（apple core sign）
[内視鏡] 2型進行癌に類似する場合が多い．

分類
組織学的：腺癌，粘液癌，印環細胞癌，未分化癌，その他

治療
発見時には進行癌であることが多い．
- 切除可能な場合には，**外科切除**が第一選択
- 切除不能例には，5-FUを主体とした化学療法

| 予後 | 5年生存率：14〜34％（治癒切除例：40〜60％，切除不能例：0％） |

b. 小腸血管腫 (Hemangioma of the small intestine)

| 疾患概念 | 小腸に生じる増殖した血管からなる良性病変 |

| 疫学 | ・全消化管腫瘍の0.05％，小腸腫瘍の7〜11％
・好発年齢：若年〜老年（0〜80歳，平均30歳代），男女比＝1.6〜2.6：1
・好発部位：近位空腸と回腸末端 |

| 病因 | 不明 |

| 臨床像 | 消化管出血（66％），腹痛（19％），全身倦怠感，腸閉塞，腸重積 |

| 検査 | [単純X線・単純CT] 静脈石の形成（※40歳以下では静脈石を伴わないことが多い）
[造影CT] 不均一に造影される消化管壁の肥厚，石灰化像
[MRI] T2WIで著明な高信号
[消化管造影] 類円形や結節状を呈する粘膜下腫瘍様の透亮像
[出血シンチ] 出血部について集積の亢進
[内視鏡] 青色〜暗赤色調の比較的軟らかい粘膜下腫瘍様の形態
[血管造影] pooling像，出血部について血管外漏出 |

| 分類 | 組織学的：海綿状血管腫（34〜47％），毛細血管腫（20〜29％），混合型，膿原性肉芽腫 |

| 治療 | 1) 有症状の場合
　外科切除の適応
2) 限局性の小さな病変による出血の場合
　内視鏡的止血術や塞栓術による止血 |

| 悪性化の報告はなく，予後良好

> **Side Memo　出血を検出できる画像検査の感度**
>
> 出血量として，
> - MDCT：0.5 mL/分以上
> - 血管造影：0.5 mL/分以上
> - 出血シンチ：0.05～0.3 mL/分以上
>
> で出血源の検出が可能とされる．

8 大腸ポリープ (Colorectal polyp)

疾患概念	基本的に大腸内腔に向かって限局性に隆起する病変 (ただし, 平坦なもの, 陥凹したものも含まれる). 組織学的に良・悪性は問わない.

分類

1) 通常型腺腫 (※一部に癌組織を含むことあり)
   (管状腺腫, 管状絨毛腺腫, 絨毛腺腫, 腺腫内癌, ポリープ様腺癌)
2) 鋸歯状病変 (※一部に癌組織を含むことあり)
   (過形成ポリープ, sessile serrated adenoma/polyp, Traditional serrated adenoma)
3) 炎症性
4) 過誤腫性
   (Peutz-Jeghers 型ポリープ, 若年性ポリープ, Cowden 病)
5) 粘膜下腫瘍
   (脂肪腫, 平滑筋腫, 神経腫瘍など)
6) その他

a. (通常型) 腺腫 (Conventional adenoma)

疾患概念	異型を有する大腸上皮 (腺管) の腫瘍性増殖

疫学

- 大腸ポリープの約8割を占める.
- 男女比 = 1.5〜2 : 1
- 癌化率:5 mm 以下:0.46%, 6〜9 mm:3.3%, 10 mm 以上:28.2%

分類

- 肉眼形態:隆起型〔有茎性(Ip), 亜有茎性(Isp), 無茎性(Is)〕, 平坦型〔表面隆起型(IIa), 表面平坦型(IIb), 表面陥凹型(IIc)〕
- 異型度:低異型度腺腫 (low grade adenoma), 高異型度腺腫 (high

grade adenoma)

治療 5 mm 以上の病変について,

内視鏡的治療の適応 (☞ 91 頁)

> **PLUS ONE** 側方発育型大腸腫瘍
> (LST：Laterally spreading tumor)
> 10 mm 以上の表層拡大型大腸腫瘍は LST と定義され，表面顆粒状の LST-G (LST granular) と表面平滑な LST-NG (LST non-granular) に亜分類される．さらに，LST-G は顆粒均一型〔homogeneous type：LST-G (Homo)〕と結節混在型〔nodular mixed type：LST-G (Mix)〕，LST-NG は平坦隆起型〔flat-elevated type：LST-NG (F)〕と偽陥凹型〔pseudo-depressed type：LST-NG (PD)〕に細分類される．LST-G (Homo) では腺腫が多く，LST-G (Mix) や LST-NG (PD) では SM 浸潤の可能性が高い．

b. 大腸鋸歯状病変 (Colorectal serrated lesion)

疾患概念 組織学的に鋸歯状を呈するさまざまな形態のポリープ病変

- 過形成ポリープ，鋸歯状腺腫，SSA/P に大別される．

過形成ポリープ (HP：Hyperplastic polyp)

病理
- 分岐や変形に乏しい直線的陰窩からなり，表層部ではさまざまな鋸歯状構造を示す．

疫学
- 直腸や左側結腸に好発
- 癌化はほとんどない．

内視鏡
- 褪色調で 10 mm 以下 (ほとんどが 5 mm 未満) の扁平隆起
- pit pattern：約 9 割で星芒状のⅡ型

治 療 | 5 mm 未満の病変は治療適応ではない.

鋸歯状腺腫 (TSA : Traditional serrated adenoma)

病 理 | 増生する上皮では管状〜絨毛状とさまざまだが，陰窩内腔側が鋸歯状構造を示し，陰窩深部から表層部まで核異型が領域性に認められる．

疫 学
- 発生頻度は低い．
- 左側大腸に多い．
- 癌化率：通常型腺腫と同程度

内視鏡
- 赤色調の隆起型が多い．
- pit pattern：松毬状もしくは羊歯様 (95%)

治 療 | 5 mm 以上の病変について，

内視鏡的治療を検討 (☞ 91 頁)

SSA/P (Sessile serrated adenoma/polyp)

診断基準 | （わが国の大腸癌研究会による）
明らかな腫瘍とは判定できない鋸歯状病変で，
① 陰窩の拡張
② 陰窩の不規則分岐
③ 陰窩底部の水平方向への変形 (逆T字・L字型陰窩の出現)
のうち2因子以上を病変の10%以上の領域に認めるもの

疫 学
- 右側大腸に多い．
- 女性に多いという報告が多いが逆の報告もある．
- 癌化率：1.5〜20% (データはまちまちだが，通常の腺腫と同程度)

内視鏡
- 境界不明瞭で褪色〜同色調の扁平病変
- 発見時には 10 mm を超えるものが多い．

- 腺管開口部の開大（←豊富な粘液産生を反映）
- pit pattern：開大したⅡ型 pit（Ⅱ-O 型）
- NBI では brownish area を呈さず，小樹枝状血管を伴うものが多い．

※内視鏡像も病理像も HP と SSA/P を鑑別することは容易ではない．

治 療 | 5 mm 以上の病変について

内視鏡的治療を検討（☞ 91, 93 頁）

文献
1) 日本消化器病学会（編）：大腸ポリープ診療ガイドライン 2014. 南江堂，2014

9 消化管ポリポーシス（Gastrointestinal polyposis）

疾患概念	消化管にポリープ病変を多数認める病態で，消化管以外の臓器にも腫瘍（良性，悪性）や奇形を伴うことが多い全身性疾患である．

- 家族性大腸腺腫症，Peutz-Jeghers 症候群，若年性ポリポーシス，Cronkhite-Canada 症候群，PTEN 過誤腫症候群（Cowden 病），炎症性ポリポーシス，良性リンパ濾胞性ポリポーシスなどが含まれる．

a. 家族性大腸腺腫症（FAP：Familial adenomatous polyposis）

疾患概念	消化管，特に大腸全域に 100 個以上の腺腫性ポリープがびまん性に発生する遺伝性の好発癌性疾患

疫　学
- 男女比 = 1：1
- 発生頻度：1/17,400 人
- 20 歳頃から大腸癌が発生し，40 歳までにその半数，生涯でほぼ全例が大腸癌に罹患する．

病　因
- *APC*（adenomatous polyposis coli）遺伝子の変異（優性遺伝）
- attenuated type では *MYH* 遺伝子の変異（劣性遺伝）

臨床像
- 血便，下痢，腹痛など
- 随伴病変：下顎骨腫，網膜色素上皮過形成，胃底腺ポリポーシスなど

検　査
[消化管造影・内視鏡]
- 密生型：腺腫が正常粘膜を覆うほど発生
- 非密生型：腺腫が正常粘膜を覆わない程度で 100 個以上
- attenuated type：腺腫が 30 個程度

治療

- 密生型

  大腸癌が発生する前（20歳代）に**予防的大腸切除**（大腸全摘・回腸嚢肛門管吻合術）が推奨される．

- 非密生型での手術拒否例

  内視鏡摘除や化学的発癌予防（低用量アスピリンなど）が試みられることがある．

予後

- 癌の予防や早期治療ができれば，良好な予後が望める．
- デスモイド，甲状腺癌，十二指腸乳頭部癌，胃癌などの発生も多いので，定期的検査が重要

> **PLUS ONE** Gardner 症候群
> - 消化管腺腫性ポリポーシスに骨腫や歯牙異常，軟部組織腫瘍（上皮様囊腫，線維腫，デスモイド腫瘍など）を合併
> - FAP の約 10％を占め，FAP の悪型として扱われる．

> **PLUS ONE** Turcot 症候群
> 消化管腺腫性ポリポーシスに中枢神経系腫瘍（神経膠腫，神経芽細胞腫など）を合併するきわめてまれな疾患

b. Peutz-Jeghers 症候群（Peutz-Jeghers syndrome）

疾患概念

口唇，口周囲，口腔内，指趾の色素斑と消化管の過誤腫性ポリポーシスを合併する．優性遺伝性の好発癌性疾患

疫学

- 発生頻度：1/25,000〜28,000 人
- 食道以外の全消化管にポリープが発生
- 数は 30 個以内が多いが，多数のこともある．
- 発生部位の頻度：胃…48〜56.7％，十二指腸…13.8％，小腸…

56.9〜73.9%, 大腸…48.8〜65.8%
- 癌化率：1〜3.8%（径1cm以上：5%, 3cm以上：8.8〜15%）

病因
- *STK11/LKB1* 遺伝子の変異や染色体欠損による優性遺伝

臨床像
- 色素斑は生後数か月から発現し成長とともに数や大きさが増すが，成人になると消退する（ただし，口腔粘膜のものは残る）．
- 随伴病変：胃癌，小腸癌，膵癌，子宮頸癌，卵巣癌，肺癌

検査
[内視鏡]脳回状や分葉状で白色調を呈し，大きくなると有茎性となる．

治療
大きなポリープについては腸重積や出血，癌化の可能性があるため，

内視鏡的ポリペクトミー

- 小さくともポリープ数が少なければ内視鏡治療の対象としてよいが，数が多い場合は経過観察でもよい．

Side Memo 若年性ポリポーシス

- わが国ではきわめてまれ
- *SMAD4* 遺伝子によるものと *BMPR1A* 遺伝子によるものが判明しているが，両者合わせても半数に満たない．
- [内視鏡]ポリープ径1〜数cmまで，有茎〜亜有茎性．全消化管型，大腸型，胃限定型などさまざま
- 癌化の可能性

---

c. Cronkhite-Canada 症候群 (Cronkhite-Canada syndrome)

疾患概念
全消化管ポリポーシスに加えて皮膚の色素沈着，脱毛症，爪甲異常など外胚葉系病変を伴う非遺伝性疾患

疫 学	- 発症年齢：60歳代
- 非遺伝性であることに注意
- 男性に多い．
- ポリープの好発部位：胃，大腸（※食道にはまれ）
- 消化器癌合併の報告が増えている．
臨床像	- 下痢，食欲不振，味覚異常，皮膚の色素沈着，爪甲異常，脱毛，腹痛，体重減少など
検 査	[血液] 低蛋白血症，低γグロブリン血症，電解質異常（低カルシウム血症，低カリウム血症，低リン血症，低マグネシウム血症），貧血，白血球増多，血沈亢進
[内視鏡] 浮腫状の無茎性のポリープが密生するものが多い．**比較的短期間に出現し，増大や縮小，消失するのが特徴**
[病理] 腺管の囊胞状拡張と腺上皮の過形成，間質の増生，浮腫，炎症細胞の浸潤
※若年性ポリポーシスとの鑑別点：非ポリープ部の介在粘膜にも浮腫を伴う．
治 療	1) 消化吸収不全や蛋白漏出性胃腸症 副腎皮質ステロイド（奏効率：90〜93％） 　（処方例）プレドニン® 30〜40 mg/日より開始し，症状の改善後に 5〜10 mg/日の少量維持 2) 保存的治療の抵抗例や癌合併例 外科的治療

d. Cowden病（Cowden disease）

疾患概念	**全身臓器（三胚葉由来）に過形成・過誤腫性病変が多発し，常染色体優性遺伝性を示す疾患**

	- 皮膚や口腔粘膜病変,全消化管に発生する過誤腫性ポリポーシスを特徴とする.
病因	*PTEN*遺伝子の変異
臨床像	- 皮膚,口腔粘膜病変:顔面外毛根鞘腫,角化性丘疹,口腔内の乳頭腫 - ポリープの好発部位:食道 84%,胃 89%,十二指腸 63%,小腸 51%,大腸 84% - **悪性腫瘍の合併**:約 30%(甲状腺癌,乳癌など) - その他(巨頭症,精神発達遅延,てんかん) - 下痢などの消化器症状は伴わない.
検査	[内視鏡]食道から大腸にかけて小隆起が多発 ※他の消化管ポリポーシスでは食道病変は少ないが,Cowden 病では食道にもポリープを認めることが特徴的
治療	- 確立された治療法はない. - 種々の臓器の悪性腫瘍の発見のために早期からのサーベイランスが必要である.

10 大腸癌 (Colon cancer)

疾患概念

> 大腸に生じる上皮性悪性腫瘍

- 大腸とは結腸と直腸の総称で、虫垂と肛門管を大腸とは独立して取扱う.
- 早期癌は壁深達度が粘膜および粘膜下層にとどまり（リンパ節転移の有無は問わない）、進行癌は固有筋層より深部に浸潤する.

疫学

- 男女比 = 1.4 : 1
- 好発年齢：60歳代がピーク
- 罹患率（2013年）：男性 121.0人/10万人あたり（第3位）、女性 86.4人/10万人あたり（第2位）
- 死亡率（2016年）：男性 44.4人/10万人あたり（第3位）、女性 36.0人/10万人あたり（第1位）
- 病巣部位：S状結腸（30.6％）、直腸（21.8％）、上行結腸（16.2％）、横行結腸（9.7％）、直腸S状部（9.3％）、盲腸（6.4％）、下行結腸（5.5％）、肛門管（0.4％）
- 大腸癌の95％は高～中分化腺癌

病因

- 加齢や食生活と遺伝的要因が関与
  加齢 ⇒ 大腸粘膜上皮細胞に遺伝子障害が蓄積 ⇒ 大腸腺腫・癌が発生
- 発癌リスク因子：高脂肪食、低食物繊維食、加工肉の過剰摂取
  - 高脂肪食 ⇒ 胆汁酸分泌↑・腸内細菌叢の変化 ⇒ 発癌作用のある2次胆汁酸↑
  - 低食物繊維食 ⇒ 便の腸内通過時間の延長 ⇒ 二次胆汁酸の曝露を悪化
- 発癌抑制因子：カルシウムや抗酸化作用のあるビタミンC,Eの摂取

発癌経路

1) adenoma-carcinoma sequence を介する発癌（多段階発癌）：*APC* 遺伝子や*β*カテニン遺伝子異常により腺腫が形成され、*K-ras*

遺伝子変異から腺腫の異形度が進み，TP53 の変異が加わり癌化する．

2) マイクロサテライト不安定性を介する発癌（Lynch 症候群，遺伝性非ポリポーシス大腸癌）：ミスマッチ修復遺伝子の変異が原因（常染色体優性）．腫瘍組織で高頻度マイクロサテライト不安定性（micro satellite instability-high：MSI-high）を認める．若年者（＜50歳），右側結腸に好発．腺腫を経て発癌する．

3) serrated neoplastic pathway を介する発癌：鋸歯状病変（sessile serrated adenoma/polyp：SSA/P）が前癌病変．BRAF-mutation や DNA メチル化が癌化に関与する．

4) 炎症性腸疾患（IBD）からの発癌：慢性炎症を背景に dysplasia を経て発癌する．TP53 の変異が発癌早期よりみられる．左側結腸に好発

臨床像
- 早期癌では無症状
- 進行癌では血便，腹痛，貧血，下痢・便秘，腹部膨満
- 右側大腸癌は自覚症状に乏しい．
- 直腸癌では便柱の狭小化，しぶり腹（テネスムス）など
- 直腸癌や肛門癌は肺転移や鼠径リンパ節転移が，結腸癌に比べて高頻度

検査
[便潜血] 陽性（2 日法：感度 83～92％，特異度 90～96％）
[血液] 大腸進行癌の CEA 陽性率：40～60％，CA19-9 陽性率：20～30％
[注腸] 内腔狭窄（apple core sign），壁不整，陰影欠損
[内視鏡] 病変の崩れ（陥凹）や緊満感から深部浸潤の予測がある程度可能，生検により大腸癌の確定診断が可能
[US] 肝転移の検索
[CT・MRI] 隣接臓器への直接浸潤や肺・肝転移の検索
[FDG-PET] 全身における遠隔転移・リンパ節転移の検索

分類
【進行度分類】(TNM 分類)

> T（壁深達度．Tis：粘膜内，T1：粘膜下層まで，T2：筋層まで，T3：漿膜下層まで，T4：腹膜や多臓器に浸潤）

> N（リンパ節転移．N1：リンパ節転移3個まで，N2a：リンパ
> 節転移4～6個，N2b：リンパ節転移7個以上）
> M（遠隔転移．M0：転移なし，M1：転移あり）
>   Stage 0：粘膜内癌（Tis）
>   Stage I：リンパ節転移のない（N0）固有筋層までの癌（T1-2）
>   Stage II：リンパ節転移のない（N0）固有筋層を越えて浸潤
>   する癌（T3-4）
>   Stage III：リンパ節転移陽性の大腸癌．その壁深達度に関わ
>   らない（N1-2）
>   Stage IV：遠隔転移のある癌（M1）

- わが国では粘膜下層までの癌（T1）が粘膜筋板からの浸潤距離により T1a と T1b の2つに分類される[1]．（☞ 409頁）

【肉眼型分類】（図3）

『大腸癌取扱い規約』による分類が汎用される．

- 早期癌は隆起型（0-I型）と表面型（0-II型）に分けられる．
- 表面の凹凸不整や硬さ，緊満感，周囲粘膜のひきつれなどの所見が癌の粘膜下層深部への浸潤（T1b）を疑う所見
- 進行癌は，腫瘤型（1型），潰瘍限局型（2型），潰瘍浸潤型（3型），びまん浸潤型（4型），分類不能（5型）に分けられる．2型が最も多い（80～90％）．

【表面構造による pit pattern 分類】

表面構造は色素（インジゴカルミン，クリスタルバイオレット）の散布後に拡大内視鏡下にピット（上皮腺管開口部）を観察

- 類円形（I型）：正常粘膜
- 星形（II型）：過形成ポリープ，開大したピット（開II型）は鋸歯状病変
- 管状（III$_L$，III$_S$），脳回状（IV型）：腺腫
- 不整形（V$_I$型），ピットを認めない（V$_N$型）：癌

  ⇒ 高度不整なピット（V$_I$型高度不整）とピットを認めない所見（V$_N$型）は粘膜下層深部へ浸潤した癌（T1b）を示唆する所見

※色素を使わない光学色素内視鏡（NBI，BLI）を用いた微細血管や表面構造の評価も組織型診断や早期癌の壁深達度診断に有用

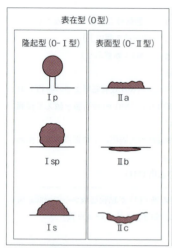
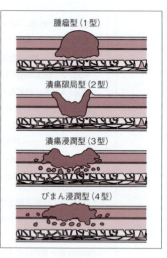

図3 大腸癌の肉眼型分類

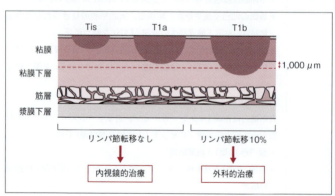

図4 早期大腸癌の治療方針

治療 | 進行度に応じて治療法は異なる.
- 遠隔転移のない大腸癌（Stage 0-Ⅲ）：内視鏡治療（Tis, T1a），外科的切除（図4）
- 遠隔転移のある大腸癌（Stage Ⅳ）：化学療法，放射線治療，外科

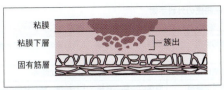

図5 大腸癌の簇出

的切除を組み合わせた集学的治療

内視鏡治療

- リンパ節転移の可能性がほとんどなく，腫瘍が一括切除できる大きさと部位にあることが適応の原則
- 治療法：ポリペクトミー，内視鏡的粘膜切除術（EMR, ☞ 91頁），内視鏡的粘膜下層剥離術（ESD, ☞ 93頁）

※粘膜下層浅層までの癌（Tis, T1a）はリンパ節転移の頻度はきわめて低いので内視鏡的治療，粘膜下層深層まで浸潤した癌（T1b）は外科的治療を考慮する（図4）．

- 内視鏡的に摘出されたT1（粘膜下層浸潤）大腸癌のうち以下のものは，再発リスクが高いので追加外科的切除を考慮する．

> 垂直断端陽性，粘膜下層浸潤距離が1,000 μm以上，脈管侵襲（静脈またはリンパ管侵襲）陽性，低分化腺癌，印環細胞癌，粘液癌，浸潤先進部の簇出 Grade2, 3

- 簇出（budding）（図5）：癌発育先進部間質に浸潤性に存在する癌細胞（5個未満の構成細胞からなる癌胞巣）．Grade 1：0〜4個，Grade 2：5〜9個，Grade 3：10個以上

外科切除（表6, 7）

- 粘膜下層以深に浸潤する大腸癌に対する治療で，原発巣切除と病期に応じたリンパ節郭清を行う．
- 結腸癌における郭清すべき腸管傍リンパ節の範囲：腫瘍から10 cm，上部直腸癌では3 cm，下部直腸癌では2 cm
- 直腸癌手術ではリンパ節郭清に伴う自律神経切除によって排尿障害・性機能障害をきたしうる．
- 化学療法が奏効して，切除不能であった肝・肺転移巣の切除が可能となることがある（conversion surgery）．

表6 結腸癌の外科手術

術式	概要	主な対象
回盲部切除術	回腸の一部，盲腸，上行結腸のごく一部を摘出する切除法	盲腸癌，下部上行結腸癌
横行結腸部分切除術	横行結腸を部分的に摘出する切除法	横行結腸癌
結腸右半切除術	回腸の一部，盲腸，上行結腸，横行結腸の一部を摘出する切除法	上行結腸癌，右側横行結腸癌
結腸左半切除術	横行結腸の一部，下行結腸，S状結腸の一部を摘出する切除法	下行結腸癌，左側横行結腸癌
S状結腸切除術	S状結腸を摘出する切除法	S状結腸癌

表7 直腸癌の外科手術

術式	概要	肛門
高位前方切除術	腹膜翻転部より上の直腸（RS, Ra）を摘出する切除法	温存
低位前方切除術	腹膜翻転部以下の直腸（Rb）を摘出する切除法	
Hartmann手術	腸の切除の有無は問わず，直腸以下を閉鎖し，結腸口側断端を人工肛門として造設する方法．大腸癌穿孔の緊急手術で行われる．	人工肛門造設
腹会陰式直腸切断術（Miles手術）	腹部と会陰部の2方向から手術を進め，肛門括約筋とともに直腸を切断し，人工肛門を作成する術式	

化学療法

1) 補助化学療法

- 目的は術後再発抑制
- 癌が完全に切除された（R0切除）Stage Ⅲと再発リスクの高いStage Ⅱ（T4症例，穿孔例，低分化腺癌・印環細胞癌・粘液癌症例，脈管侵襲症例）が適応
- 投与期間は6か月が原則．高リスク症例（N2またはT4）はFOLFOX，CapeOXいずれか6か月投与が望ましい．
- Lynch症候群などのMSI-high症例では5-FUベースの術後化学療法の有益性は得られないとの報告がある．

【レジメン例】

- 5-FU + LV
- UFT + Uzel
- Cape
- S-1
- FOLFOX (5-FU + LV + OX)
- CapeOX (Cape + OX)

UFT：ユーエフティ®
Uzel：ユーゼル®
LV：ロイコボリン®
Cape：カペシタビン（ゼローダ®）
OX：オキサリプラチン

2) 切除不能進行再発大腸癌に対する化学療法

- 重篤な併存疾患がなく，OX，イリノテカン（IRI）や分子標的薬の併用療法に耐容性がある performance status（PS）0-2 の症例は強力な治療の適応
- 抗 EGFR 抗体セツキシマブ/パニツムマブ（アービタックス®，ベクティビックス®）は *RAS* 遺伝子野生型にのみ適応
- ベバシズマブ（抗 VEGF 抗体，アバスチン®），ラムシルマブ（抗 VEGF-R2 抗体，サイラムザ®），アフリベルセプト（ザルトラップ®）は *RAS* 変異の有無にかかわらず使用可

ⓐ 一次治療（強力な治療が適応となる症例）のレジメン

- FOLFOX (5-FU + LV + OX) + アバスチン®
- CapeOX (Cape + OX) + アバスチン®
- SOX (S1 + OX) + アバスチン®
- FOLFOX + 抗 EGFR 抗体
- FOLFIRI (5-FU + LV + IRI) + アバスチン®
- FOLFIRI + 抗 EGFR 抗体
- FOLFOXIRI (5-FU + OX + IRI) + アバスチン®（BRAF 変異型の症例に適応）

ⓑ 二次治療 (強力な治療が適応となる症例) のレジメン

> OX または IRI のうち一次治療で使用していないものを使用し, 適宜分子標的薬を併用. FOLFIRI＋ザルトラップ®, サイラムザ®

ⓒ 三次治療以降のレジメン

> TAS-102 (ロンサーフ®), ロンサーフ®＋アバスチン®, レゴラフェニブ (スチバーガ®), IRI＋抗 EGFR 抗体, 抗 EGFR 抗体

ⓓ 強力な治療が適応とならない症例のレジメン

> - 抗 EGFR 抗体, 5-FU＋LV＋アバスチン®
> - 経口剤 (S-1, UFT＋Uzel, Cape) ＋アバスチン®

■放射線療法

1) 補助放射線療法
- 直腸癌の術後の再発抑制や術前の腫瘍量減量, 肛門温存を目的
- 術前照射の原発巣に対する縮小効果は放射線治療終了後 6〜8 週に最大となるため, このタイミングで手術を行う.
- 併用化学療法として 5-FU, Cape, S-1

2) 緩和的放射線療法
- 切除不能進行再発大腸癌の症状緩和や延命を目的
- 骨転移の疼痛の軽減, 病的骨折や脊髄麻痺の予防目的
- 脳転移の脳神経症状や頭蓋内圧亢進症状の緩和目的

予後

- 大腸癌は消化器癌のなかで最も手術治療成績がよい.
- 術後再発は 5 年以内が 95％であり, サーベイランス期間は術後 5 年間が目安 (CT：6 か月ごと, 下部内視鏡：1, 2, 3 年後)
- 化学療法の進歩により Stage IV 大腸癌の生存期間中央値は約 30 か月まで延長
- 左側大腸癌に比べて右側大腸癌の予後が悪い
- 炎症性腸疾患 (IBD) 関連大腸癌 (colitic cancer)：IBD に合併する大腸癌は通常の大腸癌より予後不良

> **PLUS ONE** Lynch症候群
> - 以前は遺伝性非ポリポーシス大腸癌（HNPCC：hereditary nonpolyposis colorectal cancer）とよばれていた．全大腸癌の2〜5％とされ，多発性（同時性，異時性）を呈し，子宮内膜癌，尿管・腎盂癌，胃癌，卵巣癌，膵癌を併発しやすい．
> - 50歳未満で診断された大腸癌など本疾患を疑えば，MSI検査を行い，MSI-highであれば，ミスマッチ修復遺伝子の変異を調べて診断をつける．免疫チェックポイント阻害薬（PD-1阻害薬）が有効である．

Side Memo　大腸癌の定義—わが国と世界の違い

- WHO分類では，粘膜筋板を越えて粘膜下層に浸潤している大腸悪性上皮性腫瘍を癌（cancer）と定義している．
- そのため，わが国で呼称される「粘膜内癌」は海外では高度異形成を伴う腺腫（high-grade dysplasia）とされ，「癌」ではないとみなされている．

11 大腸憩室症 (Diverticulosis of colon)

疾患概念 | 大腸の腸管内壁の一部が腸管内圧の上昇などの要因により袋状に腸壁外に突出して憩室を形成している状態(図6)

- 仮性憩室のため固有筋層は欠如している.

疫 学
- 発生頻度:年齢とともに上昇(男女差なし)
  40歳以下…10%以下
  50歳代 …30%
  70歳代 …50%
  80歳以上…50〜66%
- 発生部位:右側型…約70%, 左側型…15%, 両側型…約15%
  (ただし, 高齢化や食生活の欧米化に伴い左側結腸型が増えている)

病 態
- 直細動脈(vasa recta)の固有筋層を貫く部位が内圧上昇に対する抵抗性が弱いためにヘルニアを起こす.
- 憩室発生部位には動脈が存在する.

疾 患 | 大腸憩室に関連する疾患:憩室炎, 憩室出血

a. 憩室炎 (Diverticulitis)

疾患概念 | 憩室内に詰まった便塊に細菌が繁殖することで炎症が惹起され, 微小穿孔により周囲組織へ炎症が波及した病態

臨床像
- 発熱, 腹痛, 下痢
- 炎症を繰り返す症例では腸管狭窄や周囲臓器との瘻孔形成

検 査 | [血液] WBC↑, CRP↑
[US] 圧痛部位に一致して大腸壁から突出する憩室像, 腸管壁肥厚

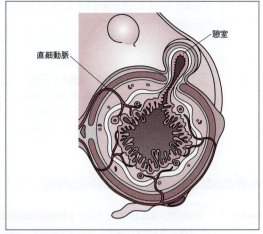

図6 **大腸憩室症**

[CT] 憩室壁の肥厚や憩室内の糞石，周囲脂肪組織濃度の上昇，腸管壁の肥厚．時に膿瘍や炎症性腫瘤の形成

※内視鏡は炎症増悪と穿孔誘発のリスクのため，炎症が強い急性期に実施すべきでない．

治療

1) 無症状の場合は治療の必要はない（ただし，食物繊維の多い食事から便通異常がないように生活指導を行う）．

2) 軽症の場合

> 絶食，輸液，抗菌薬の投与による保存的治療（抗菌薬は Gram 陰性桿菌や嫌気性菌に有効な広域スペクトラムのものを選択）

3) 2 cm を超える大きな傍結腸膿瘍の場合

- 保存的治療
- 経皮的ドレナージ
  → 軽快後に待機的外科手術が望ましい．

4) 遊離穿孔による汎発性腹膜炎をきたしている場合

緊急手術

> **PLUS ONE** 右下腹部痛―虫垂炎との違い
> - 虫垂炎での圧痛は McBurney 点の狭い範囲に限局する.
> - 憩室炎では炎症範囲を反映して,圧痛部にはある程度の"広がり"がある(圧痛はピンポイントではない).

b. 憩室出血 (Bleeding from diverticulum)

疾患概念 | 腸管内圧上昇などに伴う反復する機械的刺激が血管内皮の肥厚や脆弱化をもたらし出血に至る.

疫 学
- 下部消化管出血の 17〜40% を占める (☞16頁).
- 低用量アスピリンも含めた NSAIDs や抗血栓薬が投与されている症例に多い.

臨床像
- **突然の血便**(血便の色:右側結腸型…暗赤色,左側結腸型…鮮紅色)
- 腹痛や発熱を伴わない.

検 査
[血液] Hb↓,Ht↓
[造影 CT]
- 造影剤の血管外漏出像を指摘できることがある.
- **大腸癌や虚血性大腸炎,感染性腸炎との鑑別に有用**

[内視鏡] 憩室からの湧出性出血(図7),憩室内に充満した凝血塊

治 療
1) 安静・絶食・補液の保存的治療で軽快することが多い.
2) 断続的に出血が続く場合

内視鏡的クリップ止血法(先端フードの装着が有効)(☞101頁)

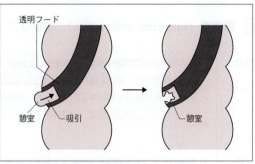

図7 憩室出血における内視鏡観察
先端フードを憩室に押し付けて吸引し憩室を翻転させることで出血点を確認できる.

3) 内視鏡的止血術が困難の場合

血管造影による塞栓術や外科手術を考慮

予後

- 70〜80％で自然止血
- 再出血率：22〜38％

PLUS ONE 憩室出血のクリップ止血法―縫縮法と直達法

- 縫縮法とは憩室開口部をクリップで縫縮する止血法である. 比較的容易な手技であるが, 早期再出血のリスクがある.
- 憩室内の出血部をクリップで直接止血する方法が直達法であり, 手技的に難しいものの再出血が少ない.

12 腸閉塞 (Intestinal obstruction)・イレウス (Ileus)

疾患概念

腸管内容物の肛門側への通過が障害された状態．腸管内圧の上昇から粘膜浮腫，血流障害，bacterial translocation (腸管内細菌が腸管外組織に移行する病態) により全身性の炎症をきたし，ショック，DIC，MOF へと移行しうる．

分類

1) 機械的イレウス：器質的病因による腸管の狭窄・閉塞
- 単純性 (閉塞性) イレウス：腸管の循環障害 (−)
- 複雑性 (絞扼性) イレウス：腸管の循環障害 (＋)

2) 機能的イレウス：蠕動運動の障害
- 麻痺性イレウス：腸管の弛緩性麻痺
- 痙攣性イレウス：腸管の痙攣性麻痺

疫学

- 発生頻度：癒着性 (約60%)，腫瘍性 (15%)，絞扼性 (15%)，麻痺性 (5%)

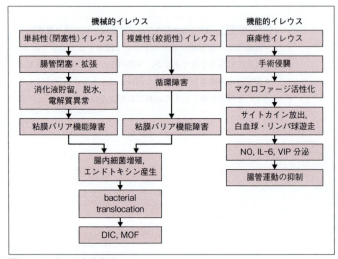

図8 イレウスの病態生理

表8 単純性イレウスと複雑性イレウスの鑑別点

	単純性（閉塞性）	複雑性（絞扼性）
痛み	・疝痛（間欠的，反射性）	・激痛，強度の圧痛 ・突発する持続性の痛み
経過	・比較的緩徐	・急速に進行
腹部所見	・腹部膨満感など ・鼓音 ・軟らかい	・筋性防御 ・反跳痛（Blumberg 徴候）
聴診所見	・腸雑音亢進 ・金属音（metallic sound）	・腸雑音減弱・消失
血ガス	―	・代謝性アシドーシス
造影CT	―	・造影不良など
治療	・イレウス管・胃管挿入 ・輸液	・緊急手術

- 癒着性イレウスでは，約 75％で上下部消化管手術の既往がある．

a. 単純性（閉塞性）イレウス（Simple bowel obstruction）

原因 　**術後癒着**（最も多い），大腸癌などの腫瘍，胆石，異物，先天性

病態 　閉塞部から口側腸管の内圧上昇から静脈還流障害を生じ，腸管浮腫と水分・Na の腸管内漏出が助長される．
　　　　⇒この悪循環がさらに腸管内圧を上昇させ，動脈循環障害へ進展し腸管壊死・穿孔を引き起こす．

臨床像
- **腹痛**：緩徐に始まる間欠的な疝痛（ただし，圧痛は軽度）
- **悪心・嘔吐**
- **排便・排ガスの停止**
- **腹部膨満，鼓腸**（腸管内に大量のガスがたまり腹部が膨隆した状態）
- 打診：鼓音
- **蠕動亢進**：周期的な蠕動音の亢進，金属音（metallic sound）
- 脱水（細胞外液減少）

検査	[血液] WBC↑，CRP↑，BUN↑，電解質異常
	[X線] 口側腸管の拡張像，ガスと液体による**鏡面 (niveau) 形成**，小腸イレウス（**図9**）では Kerckring 皺襞の出現（☞52頁）
	[US] keyboard sign（拡張した小腸と Kerckring 皺襞），to-and-fro movement（拡張腸管内の内容物の往復）
	[CT]
	・腸管拡張の程度，閉塞部位，腹水の有無を確認
	・**拡張した腸管を肛門側にたどることで閉塞機転を探す．**
	・腸管壁の造影効果から血流の有無を確認
	[イレウス管造影] 閉塞部位や腸管拡張の程度の確認
治療	1) 保存的治療が基本
	・**絶飲絶食**
	・**経鼻胃管やイレウス管による腸管内容物の吸引・減圧**（☞114頁）
	・脱水の改善と電解質補正のための**輸液**
	・腸内細菌の増殖予防のための抗菌薬投与→第二世代セフェム系が第一選択
	・必要に応じて中心静脈栄養を行う．

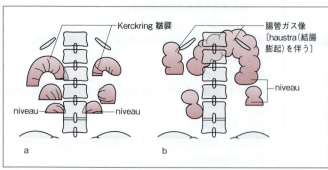

図9 小腸イレウス (a) と大腸イレウス (b)

2) 外科的治療

ⓐ 癒着性イレウス

> 保存的治療を 3〜7 日継続しても改善のない場合に，手術適応を考慮

ⓑ 大腸癌イレウス

> 大腸ステント留置などによる減圧 ⇒ その後に外科切除を考慮
> （☞ 106 頁）

♠ NOTE
わが国ではイレウスと腸閉塞はほぼ同義語として用いられている．しかし，欧米では「イレウス＝機能性イレウス」にのみ用いるのが一般的であり，イレウスと腸閉塞は区別して考えられている．

b. 複雑性（絞扼性）イレウス (Strangulated bowel obstruction)

原　因　腸重積，ヘルニア嵌頓，S状結腸軸捻転症，索状物，小腸軸捻転症など

臨床像
- 突然の腹痛，激しい嘔吐，発熱，ショック症状，意識レベルの低下
- 著明な圧痛，筋性防御や Blumberg 徴候などの腹膜刺激症状
- 腸蠕動の低下（腸雑音の減弱）
- von Wahl 徴候：絞扼部の腸管が局所的な腫瘤として触知

検　査　[血液] WBC↑，CRP↑，CK↑，LDH↑，代謝性アシドーシス
[X線]
- 絞扼性イレウスではガス像がない（gasless 像）ことがあるため注意！
- coffee bean sign（S状結腸軸捻転）（☞ 52 頁）

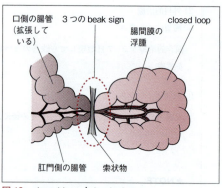

図10 closed loop と beak sign

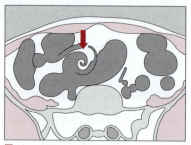

図11 whirl pool sign

[CT]
- closed loop, beak sign(絞扼による不整なくちばし様狭窄)(図10)
- whirl pool sign(捻転により腸管や腸間膜の血管が渦巻状を呈する)(図11)
- 腸間膜の著明な浮腫, 脂肪織濃度の上昇, 限局性腹水
- (単純 CT)腸管壁の高吸収
- 腸管壁の造影効果から血流の有無を確認
- 腸管壁内ガス, 門脈内ガス

治療
- 緊急手術〔絞扼解除+(腸管壊死を伴う場合)腸切除〕

13 腸重積 (Intussusception)

疫 学 成人の腸重積症は全腸重積症の 5〜7%

原 因 成人の腸重積は約 90% に**器質的疾患**が存在する.
悪性腫瘍 (大腸癌, 悪性リンパ腫, 小腸癌など):46〜62%
良性腫瘍 (脂肪腫, 虫垂粘液囊腫, Meckel 憩室など):30〜38%
特発性:8〜17%

分 類 小腸型 (5%), 回盲部型 (38%), 大腸型 (57%)

臨床像
- 腹痛, 血便, 下痢, 嘔吐, 腹部腫瘤
- 無症状 (20% 程度)

検 査
[CT] target pattern, reniform pattern, sausage-shaped pattern
[US] target sign, multiple centric ring sign
[注腸] カニ爪状陰影

治 療
1) 腹膜炎や腸管壊死を示唆する所見がない場合 (大腸型, 回盲部型)

   内視鏡的整復術

2) 整復困難例, 腹膜炎や腸管壊死の合併

   外科治療

14 過敏性腸症候群（IBS：Irritable bowel syndrome）

疾患概念
腹痛もしくは腹部不快感とそれに関連した便通異常が持続する一方で，その症状が器質的疾患によるものではない．

疫　学
- 有病率：人口の 14.2%
- 1 年間の罹患率：1～2%
- 内科外来患者の 31%
- 20～40 歳代の女性にやや多い．

病　因
- 原因は不明（ただし，感染性腸炎の治癒後に発症する症例が少なくない）
- 下部消化管運動亢進，内臓知覚過敏，不安・うつ・身体化の心理的異常などが複雑に絡み合って発症する．

分　類
① 便秘型（女性に多い），② 下痢型（男性に多い），③ 混合型，④ 分類不能型

臨床像
下腹部を中心とする腹痛や腹部不快感，便通異常（便秘・下痢）

検　査
［内視鏡など］器質的疾患の除外

鑑別疾患
大腸癌などの悪性腫瘍，炎症性腸疾患，乳糖不耐症，collagenous colitis（☞ 268 頁），慢性特発性偽性腸閉塞（☞ 268 頁），colonic inertia（☞ 268 頁）など

治　療
食事療法を含めた生活指導，薬物療法，精神心理療法から構成される
■生活指導
- 本症候群の病態である心身相関の説明と規則正しい食事・排便習慣の指導
- 高脂肪食・刺激物摂取の回避や排便習慣の確立，食習慣の調整など

■ 薬物療法

1) 消化管主体の治療

【第一選択】

- プロバイオティクス：腸内細菌バランスの改善
- ポリカルボフィルカルシウム（ポリフル®錠，コロネル®錠 1,500〜3,000 mg/日，分 3）
- 消化管機能調整薬（セレキノン®錠 300〜600 mg/日 分 3）

ⓐ 男性の下痢型 IBS

ラモセトロン（イリボー®錠 5 μg/日 分 1）

ⓑ 慢性便秘症

- ルビプロストン［アミティーザ®錠（24 μg） 2 錠分 2］
- リナクロチド［リンゼス®錠（0.25 mg）2 錠 1 日 1 回食前］

ⓒ 追加可能な薬物

- 止痢薬：塩酸ロペラミド（ロペミン®），タンニン酸アルブミン（タンナルビン®），塩化ベルベリン（フェロベリン®）など
- 抗コリン薬：チキジウム臭化物（チアトン®），ブチルスコポラミン臭化物（ブスコパン®），メペンゾラート臭化物（トランコロン®）など
- 緩下薬：酸化マグネシウム，ピコスルファート（ラキソベロン®），アントラキノン系下剤（センナ，アローゼン®，プルゼニド®）など

2) 中枢機能の調整を含む治療

ⓐ ストレス・心理的異常が乏しい場合

- 5-HT$_4$ 刺激薬：モサプリド（ガスモチン®錠 15 mg/日，分 3）
- 漢方薬：桂枝加芍薬湯，桂枝加芍薬大黄湯，人参湯，啓脾湯，加味逍遙散など

ⓑ ストレス・心理的異常が関与している場合

抗うつ薬（三環系・SSRI），抗不安薬

■精神療法
心療内科や精神医学的な面接治療が効を奏することがある．

PLUS ONE　Collagenous colitis（コラーゲン大腸炎）
- 慢性水様性下痢を主症状とする大腸の炎症性疾患
- 粘膜上皮直下の collagen band の肥厚と粘膜固有層の形質細胞浸潤をきたす．
- 薬剤（PPI，NSAIDs，αグルコシダーゼ阻害薬など）に起因する症例がある．
- [内視鏡] 軽微な粘膜変化（血管透見低下，発赤，浮腫，顆粒状粘膜など）

PLUS ONE　慢性特発性偽性腸閉塞（CIIP：Chronic idiopathic intestinal pseudo-obstruction）
- 長期に腹部膨満，悪心・嘔吐，腹痛などの腸閉塞様症状を呈し，画像検査で腸管拡張や鏡面像を認める原因不明の難治性疾患
- 物理的閉塞を伴わない．
- 腹部膨満，嘔吐，便秘，下痢で発症．成人では**激しい腹痛**が特徴的
- **慢性の経過**をたどるものが多い．

PLUS ONE　Colonic inertia（結腸無力症）
- 極端に結腸の便輸送能の低下している状態
- 下剤などの保存的治療を行っても症状の改善が乏しい．

IV 虫垂・肛門・腹壁疾患

1 急性虫垂炎（Acute appendicitis）

疾患概念

| 虫垂内部に細菌が増殖し炎症を起こした状態 |

- 俗に「盲腸（炎）」とよばれる（かつて診断の遅れから，開腹時に虫垂が化膿や壊死を起こして盲腸に張り付き，あたかも盲腸疾患のように見えたことに由来する）．

疫学

- 若年者〜高齢者まで幅広く発症する（男女差なし）．
- 男女とも 10〜20 歳代の発症が他の年齢層より若干多い．

病態

食物残渣や糞石などで虫垂の内腔が閉塞し，粘膜面の循環障害に細菌感染が加わることで発症する．

分類

- 組織学的分類
  - カタル性（catarrhal）：虫垂粘膜の浮腫・びらんの形成
  - 蜂窩織炎性（phlegmonous）：粘膜下層までの浮腫，微小膿瘍，膿の付着
  - 壊死性（gangrenous）：虫垂壁の壊死，外観は暗赤色を呈する．

臨床像

- 初期症状：**上腹部痛**で始まり，半日〜数日で**右下腹部痛**
- その他：**発熱，悪心・嘔吐，食欲不振，下痢**
- 圧痛点
  - **McBurney 点**：右上腸骨棘と臍を結んだ線の外側 1/3 の点
  - **Lanz 点**：左右の上腸骨棘を結ぶ線を 3 等分した右 1/3 の点
- 腹膜刺激症状：腹膜炎を示唆する徴候
  - **反跳痛（Blumberg 徴候）**：腹壁を用手的に圧迫し，急に解除すると疼痛が顕著になる．
  - 筋性防御：腹壁筋の緊張

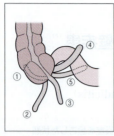

図1 虫垂の位置とその頻度
①後腹膜 (65%)，②盲腸下 (2.3%)，③骨盤腔 (31%)，④回腸前 (1%)，⑤回腸後 (0.4%)

※虫垂の長さや位置には個人差があり，そのため圧痛の部位や強さに違いがある（図1）．
※妊娠中は子宮の増大に伴い，虫垂の位置が頭側に変化する．
※幼小児や高齢者では腹部所見が把握しにくい⇒重症化するまで不明瞭な場合が多いことに留意する．

検 査

[血液] WBC↑，**CRP↑**
[US] 虫垂壁の肥厚，虫垂内腔の糞石，虫垂周囲の液体貯留
[CT] 虫垂の腫大，虫垂壁の肥厚と濃染像，糞石，周囲脂肪組織の濃度上昇，虫垂周囲の液体貯留，時に膿瘍形成

鑑別診断

大腸憩室炎，回盲部の炎症性疾患，卵巣嚢腫（茎捻転），異所性妊娠，卵巣出血，子宮内膜症，鼠径ヘルニア，Meckel憩室炎，胆嚢炎など

治 療

1) 蜂窩織炎性もしくは壊死性

外科手術（虫垂切除術）
※虫垂周囲の膿瘍形成がある場合には回盲部切除

2) カタル性

絶食，輸液，抗菌薬の投与による保存的治療
（抗菌薬はGram陰性桿菌や嫌気性菌に有効な広域スペクトラムのものを選択）

> ※保存的治療が奏効しなかった場合には，重症化する可能性があることを十分に説明する．

合併症
- 保存的治療による再燃率：30〜35％
- 術後合併症：創感染（20％），イレウス（14％），腹腔内膿瘍（6％）

PLUS ONE Interval appendectomy

- 急性炎症が十分に鎮静化した後に手術を行う interval appendectomy が欧米で普及している．その根拠として，強い炎症のある時期の虫垂切除は組織の脆弱性から臓器損傷のリスクを伴うこと，また，炎症の鎮静により回盲部切除を回避できる可能性があることが挙げられる．
- わが国でも小児を中心に選択される傾向であるが，高齢者には必ずしも必要ないとする意見もある．

Side Memo 治療法選択：手術？ 保存的治療？

虫垂炎治療において，抗菌薬治療を先行させる治療戦略（antibiotics first strategy）の報告もある．しかし，保存的治療失敗例の術後成績は不良で入院期間の延長にもつながっており，このような症例を予測することが重要である．

保存的治療失敗の予測因子としては，「白血球数 13,000/mm³ 以上，好中球割合 80％以上，最大虫垂短径 11 mm 以上」「CRP 4 mg/dL 以上，糞石の存在」「CRP 6 mg/dL 以上，白血球数 12,000/mm³ 以上，60 歳以上」や，穿孔性虫垂炎を予測する因子としては「虫垂周囲液体貯留，CRP 4.7 mg/dL 以上，受診時体温 37.4℃以上」など，さまざまである．いずれも対象としている患者背景や検討方法，アウトカムの評価が異なることから，統一した見解には至っていない．

2 痔核 (Hemorrhoid)

疾患概念

> 痔は単なる静脈瘤ではなく，粘膜下層の血管や筋線維性組織からなる肛門クッションの滑脱である．

- 一般に「いぼ痔」ともよばれる．

分類

- 内痔核 (**表1**)：歯状線より上部
- 外痔核：歯状線より下部

病態

- 内痔核は長時間の強いいきみを繰り返す排便習慣によって，肛門クッション部分が次第に大きくなり脱出する．
- 外痔核は外痔静脈叢に血豆（血栓）を生じた状態

臨床像

- 出血（排便後の紙に付着〜ボタボタと垂れる）
- 脱出

表1 Goligher の臨床病期（内痔核）分類

Grade Ⅰ	排便時に肛門管内で痔核は膨隆するが，脱出はしない．
Grade Ⅱ	排便時に肛門外に脱出するが，排便が終わると自然に戻る．
Grade Ⅲ	排便時に脱出し，用手的な還納が必要である．
Grade Ⅳ	常に肛門外に脱出し，完全な還納が不可能である．

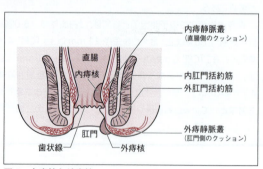

図2 内痔核と外痔核

- 歯状線より口側には知覚神経がないため,内痔核では通常疼痛を伴わない.ただし,嵌頓をきたし血栓形成を伴う状態では強い疼痛を伴う.
- 血栓性外痔核では腫脹に突然の疼痛を伴う.

治 療

1) Goligher 分類 I〜II

【薬物(外用薬・内服薬)療法】
- 外用薬

(ポステリザン®,ネリプロクト®,プロクトセディル®,ボラザ®G,ヘルミチン®S など)
  - 出血が多い→収斂作用のあるビスマス系を選択
  - 炎症が強い→ステロイド含有薬を選択
  - 長期使用→ステロイドを含まないトリベノシド製剤(ボラザ®G)などを選択
  - 疼痛が強い→局所麻酔薬含有薬を選択
- 内服薬:微小循環の改善や緩下作用が主な作用

(サーカネッテン®,ヘモクロン®,ヘモナーゼ®,ヘモリンガル®,タカベンス®,など)

※初期症状が改善されれば中止する.便秘がある場合には緩下薬の追加によって,肛門負荷を軽減する.

※症状緩和に有効であるが,痔核自体を完治させる効能は有さない.

2) Goligher 分類 III〜IV で薬物療法が奏効しない場合

- 外科的治療
- 内痔核硬化療法(ALTA 療法):ジオン®注

3 鼠径ヘルニア (Inguinal hernia)

疾患概念 | 鼠径靱帯の上方から生じたヘルニア嚢が鼠径部に脱出するヘルニア

- 一般に「脱腸」ともよばれる.

疫学
- 男性に多い（男女比 5：1）.
- 成人の鼠径部ヘルニア：外鼠径ヘルニア 70％, 内鼠径ヘルニア 20％
- 乳児期の男児では外鼠径ヘルニアが多い（←腹膜鞘状突起の閉鎖不全）.
- 壮年期以降の男性では内鼠径ヘルニアが多い（←肥満や筋肉の衰え）.

解剖
- 鼠径管 (inguinal canal)：腹腔と鼠径部の皮下とをつなぐストッキングのような空洞
- 鼠径管の腹腔側の出口を内鼠径輪 (internal inguinal ring), 皮下側の出口を外鼠径輪 (external inguinal ring) とよぶ.

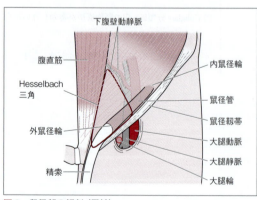

図3 鼠径部の解剖（男性）

- 鼠径管の中を通っているもの
  - 男性の場合：精索（精管，精巣動静脈，神経，リンパ管を内包）
  - 女性の場合：子宮円索
- Hesselbach三角：下腹壁動静脈，腹直筋外縁，鼠径靱帯に囲まれる部位で，他部位の腹壁と比べて脆弱である．

分類
- 外鼠径ヘルニア（図4）：内鼠径輪を通って外鼠径輪へ脱出するヘルニア
- 内鼠径ヘルニア（図5）：Hesselbach三角から直接腹壁を貫通し，外鼠径輪に脱出するヘルニア

臨床像
- 鼠径部の膨隆（図6），膨隆部の違和感〜疼痛
- 膨隆は腹圧の影響を受ける（立位で出現し，臥位で消失する）．

検査
[視診・触診] 立位など加圧腹圧で鼠径部の膨隆を確認（診断率：70〜90％）
[US・CT] 鼠径靱帯より上方のヘルニア嚢

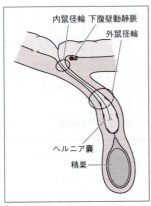

図4 外鼠径ヘルニア

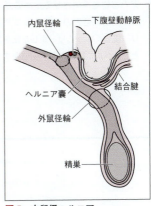

図5 内鼠径ヘルニア

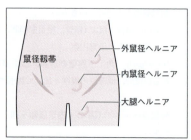

図6 ヘルニアの膨隆部位

治療

1) 治療の原則

外科手術（開腹もしくは腹腔鏡下ヘルニア修復術）

2) 絞扼を疑う所見を伴わない場合

用手還納法を試みる．

Side Memo　用手還納法の手技

患者を仰臥位にして，一方の手をヘルニア近位部（ヘルニア頸部）に当て，ヘルニア内容物を還納させるためのガイドとする．同時に他方の手はヘルニア遠位部より，優しくゆっくり一定した圧を加えることで，ヘルニア嚢を腹腔側に戻す（図7）．

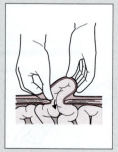

図7　用手還納法

PLUS ONE　大腿ヘルニア

- 大腿動静脈内側にある大腿輪より脱出するヘルニアで，中年以降の経産婦に多い．
- 鼠径ヘルニアと比べてヘルニア門が小さいために小さな膨隆を呈するが，嵌頓を伴いやすい．鼠径靱帯の下方に腫瘤を触知し，USやCTでは大腿動静脈内側にヘルニア囊を指摘できる．
- 治療の原則は鼠径ヘルニアと同様に外科手術であるが，嵌頓の場合には緊急手術が必要である．

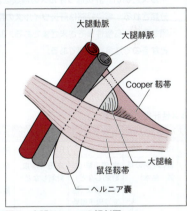

図8　大腿ヘルニアの解剖図

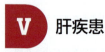

肝疾患

1 ウイルス性肝炎 (Viral hepatitis)

疾患概念 | 肝細胞に炎症が起こり，肝細胞が破壊される病態を肝炎という．肝細胞に特異的に感染し肝炎を惹起するウイルスを肝炎ウイルスといい，肝炎はウイルスの種類により，A～E型肝炎に分類される．感染経路は肝炎ウイルスの種類により異なり，経過も急性から慢性までさまざまである．時に重症化し，致命的となるので注意が必要である．

表1 ウイルス性肝炎の概要（続く）

肝炎ウイルス	A型（HAV）	B型（HBV）	C型（HCV）	D型（HDV）	E型（HEV）
核酸種	RNA	DNA	RNA	RNA	RNA
感染経路	経口（生の貝類，生水）	血液（輸血，針刺しなど），体液感染（性交），母子感染	血液（輸血，針刺しなど）	血液（増殖にはHBVが必要）	経口（イノシシ，シカ，ブタ）人獣共通感染症
潜伏期	2～7週	1～6か月	2～16週	1～6か月	2～9週
急性肝炎	あり	あり（最多）	あり	HBVとの重複感染であり	あり
急性期の診断	IgM-HAV抗体	HBs抗原，IgM-HBc抗体，HBV-DNA	HCV-RNA，HCV抗体	HDV抗体	IgA-HEV抗体
劇症化	まれ	あり	あり	HBVとの重複感染であり	妊婦で劇症化
慢性化	なし	あり	あり	きわめてまれ	きわめてまれ
肝細胞癌合併	なし	あり	あり（最多）	なし	なし
予防法	HAワクチン	HBワクチン，ヒト免疫グロブリン	なし	HBワクチン	なし

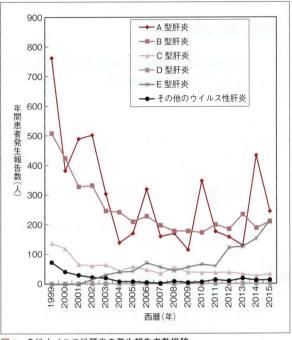

図1 急性ウイルス性肝炎の発生報告者数推移
(国立感染症研究所:感染症発生動向調査, 1999~2015年より)

表1 (続き)

肝炎ウイルス	A型 (HAV)	B型 (HBV)	C型 (HCV)	D型 (HDV)	E型 (HEV)
合併する肝外病変	急性腎不全, 貧血, 心筋障害	糸球体腎炎, 結節性多発性動脈炎, Gianotti病, 関節リウマチ	糸球体腎炎, クリオグロブリン血症, 悪性リンパ腫, 甲状腺炎		

a. A型肝炎 (Hepatitis A)

疾患概念
> A型肝炎ウイルス (HAV：hepatitis A virus, RNAウイルス) によって引き起こされる急性肝炎

- 慢性化しない.

病態
- HAVは熱, 乾燥, 酸, 有機溶媒でも安定
  ⇒HAVは不活化されることなく糞便中に排泄され, 糞口感染が成立する.
- 糞便中のウイルスは発症時に最大となり, 発症後1〜2か月にも認める.
- A型肝炎は発展途上国では蔓延するが, 上下水道の整備により感染者は激減する.

感染経路
- アジア, アフリカ, 中南米, 中近東が流行域
  ⇒水系汚染による経口感染にて渡航者が感染 (輸入感染症)
- 生の貝類 (生ガキが最多) 摂食による経口感染 (冬〜春)

疫学
- 感染動向 (2013〜2015年)：① HAV 40％, ② HBV 34％, ③ HEV 20％, ④ HCV 5％, ⑤ その他 (EBVやCMV) 2％
- 感染地域
  ・国内 72.7％
  ・国外 26.8％ (インド, フィリピン, 韓国, インドネシア, 中国など)
- 感染経路：経口感染 (87.9％), 性交渉 (1.2％), 不明 (11.0％)
- 感染食材
  ・国内…カキなどの海産物, 寿司, 肉類, 水など
  ・国外…カキなどの海産物, 水, 野菜・フルーツなど
- 四類感染症のため診断した医師は直ちに保健所に届け出る.

臨床像
- 潜伏期：2〜7週間 (平均4週間)
- 症状：黄疸 (40〜70％), 発熱, 倦怠感, 食欲不振, 悪心・嘔吐

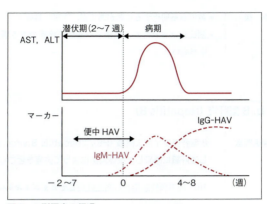

図2 A型肝炎の経過

など
- 劇症化を除き，1〜2か月の経過で回復する．

検査 [血液] AST↑↑, ALT↑↑, ALP↑, LDH↑, T-bil↑, IgM-HAV↑
（※ IgG-HAV抗体陽性は感染既往を示し，A型急性肝炎の診断には用いない）（☞39頁）

合併症 急性腎障害，血小板減少症，再生不良性貧血，溶血性貧血，膵炎，Guillain-Barré症候群

予防
1) 衛生管理
- 生水，生の食品の摂取をできるだけ避ける．
- 十分な加熱処理

2) ワクチン
- 3回接種で抗体獲得率ほぼ100％，防御効果は5年以上
- わが国では任意接種だが，米国では小児の定期予防接種の1つ
（※わが国ではA型肝炎予防目的の免疫グロブリンの使用は推奨されない←免疫グロブリンの原材料である国内献血は血漿中のHAV抗体の量が十分でない）

治療 安静と対症療法が基本

b. B型肝炎 (Hepatitis B)

疾患概念

> B型肝炎ウイルス構造 (HBV：hepatitis B virus) が血液を介して肝臓に感染し，生体反応によって炎症を起こしている状態

- HBV は不顕性感染から劇症肝炎までさまざまな感染症を呈する．

疫 学

- HBV 感染者：100〜120万人 (日本)，3億5千万人 (世界)
- 高頻度国 (HBs 抗原陽性率 8% 以上)：東アジア，中央〜南アフリカ，アラスカ

病 因

- HBV は直径約 42〜47 nm の球状ウイルス (Dane 粒子)
- ウイルス粒子はコアとこれを被う外殻 (エンベロープ) の二重構造をもつ．
- コア内部に不完全二本鎖の HBV-DNA ポリメラーゼが存在する．
- HBV は遺伝子型 (genotype，ゲノタイプ) により分類 (図3)
- わが国では C 型と B 型が多い．

【HBV 複製プロセス】(図4)
- HBV が肝細胞に感染
  ⇒ ウイルス遺伝子が核内に侵入
  ⇒ 複製中間体である covalently closed circular DNA (cccDNA) が形成
  ⇒ この cccDNA から mRNA が転写され，逆転写のプロセスを経て HBV 完全粒子が形成され，血中に放出される．
- ※ HBV の遺伝情報を完全には排除できない．

病 態

【持続感染】
- HBV 持続感染状態 (HBV キャリア) の母親からの出産時に母子感染，もしくは幼少時の水平感染から HBV キャリアとなる．
  ⇒ HBV キャリアが成人になると，免疫寛容の破綻から細胞傷害

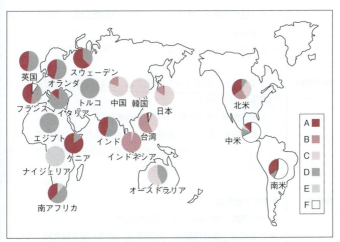

図3 B型肝炎の世界分布と遺伝子型（A〜F型）の比率
〔特殊免疫研究所．www.tokumen.co.jp/column/kanz01/06.html（accessed 2018年9月10日）より改変〕

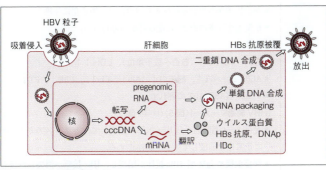

図4 HBVの複製プロセス

性T細胞がHBV感染肝細胞を破壊することで，HBV排除機構が起こる（肝炎の状態）．
- 6か月以上の感染持続を慢性肝炎と定義する．

【一過性感染】
- 免疫系が確立した成人が性行為などでHBV感染した場合には，不顕性感染もしくは急性肝炎をきたす．

	⇒一過性感染では最終的にはウイルスは排除され，慢性化はまれである．
	● ただし，ゲノタイプAは10〜15%に慢性化をきたす．
感染経路	● 感染は血液・体液を介して成立し，感染経路は垂直感染と水平感染に分けられる． ・垂直感染：母子感染（多くは産道感染） ・水平感染：針刺し，濃厚な接触（性行為など），覚醒剤・静注用ドラッグの乱用による注射器の回し打ち，刺青，ピアス，不衛生な器具による医療行為など
臨床像	■ B型急性肝炎 ● 潜伏期間：30〜180日（一過性の場合） ● 自覚症状：感冒様症状，胃腸症状，発熱，全身倦怠感，食欲不振，悪心・嘔吐 ● 通常は，1〜2週間で自覚症状は改善する． ● 黄疸出現後も症状が持続する場合には，重症化に注意！ ● B型急性肝炎の約2%に劇症肝炎がみられる． [血液] ● AST・ALT↑↑（数百〜数千単位），LDH↑↑ ● ALP↑，γ-GT↑，総蛋白↓，Alb↓，Chol↓，ChE↓，PT↓ ● T-Bil↑（AST/ALTに遅れて） [HBV関連マーカー]（図5）（☞40頁） ● 発症2〜4週間前からHBs抗原が出現して，トランスアミナーゼの正常化と前後して減少・陰性化する． ● 発症前後にIgM型-HBc抗体が出現し，HBs抗原が消失した後も陽性の期間がある． ■ B型慢性肝炎 ● 自覚症状は乏しい． ● 肝外病変：糸球体腎炎，結節性多発性動脈炎，多発性筋炎，再生不良性貧血など [血液] ● AST・ALTの軽度上昇 ● Alb↓，Chol↓，ChE↓，PT↓（肝線維化に伴って）

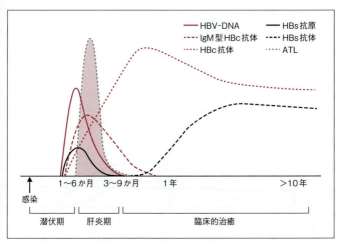

図5 B型急性肝炎におけるHBV関連マーカーの推移

[HBV関連マーカー]（図6）（☞40頁）
- HBs抗原とHBe抗原がともに陽性⇒血中HBV量が多く，感染性が高い．
- HBe抗体陽性⇒血中HBV量が少ないことが多く，感染症が低い．
- HBs抗体は中和抗体であり，陽性は感染既往を意味する．
- HBs抗原が陰性化し，HBe抗体が陽性化した状態をセロコンバージョン（sero＝血清，conversion＝転換・変更）とよび，経過把握の指標となる．
- セロコンバージョンすると肝炎が沈静化する場合が多いが，約2割で肝炎が持続する．
- 慢性肝炎が持続すると肝硬変や肝癌に進展する．

治療

■B型急性肝炎
- 安静，ブドウ糖補液

■B型慢性肝炎
- 治療目的：肝不全死および肝癌死を防ぐ．
- 治療目標
  ・短期的：慢性肝炎の鎮静化（ALTの持続正常化，HBV-DNA

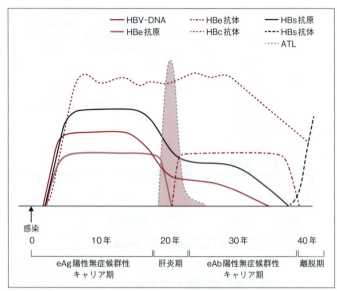

図6 HBV キャリアにおける HBV 関連マーカー推移

　　　　の陰性化）
　　・長期的：HBs 抗原の消失
■ 核酸アナログ製剤
● 逆転写酵素の阻害によって HBV-DNA 鎖の進展を抑制

> ● ラミブジン（ゼフィックス®）LAM
> ● アデホビルピボキシル（ヘプセラ®）ADF
> ● エンテカビル（バラクルード®）ETV
> ● テノホビル（テノゼット®，ベムリディ®）TDF, TAF

● ほとんどの症例で抗ウイルス作用を発揮し，肝炎を鎮静化させる．
● ただし，薬を中止すると多くの症例で肝炎は再燃する．
● 薬剤耐性株（変異株）とよばれる核酸アナログ製剤が効かない HBV が出現することがある．
　⇒最新の核酸アナログ製剤では薬剤耐性株の頻度が非常に低い．
● 耐性株が出現した場合には，もう1種類の核酸アナログ製剤を併用することで耐性株を抑えることができる．

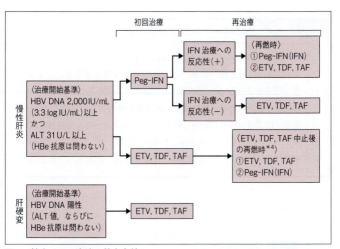

図7 抗ウイルス療法の基本方針
〔日本肝臓学会肝炎診療ガイドライン作成委員会(編):B型肝炎治療ガイドライン, 第3版. p.124, 2017.
http://www.jsh.or.jp/medical/guidelines/jsh_guidlines/hepatitis_b (accessed 2018年9月10日)より〕

インターフェロン(IFN)療法

- 免疫賦活作用, cccDNAへの阻害作用, 抗ウイルス作用

> ペグインターフェロンα2a製剤(ペガシス®)週1回48週間皮下投与

- IFN療法の奏効率は30〜40%

Side Memo *de novo* B型肝炎

HBV感染患者において免疫抑制・化学療法によるHBVの再増殖をHBV再活性といい, 特に既往感染者からの再活性化は「*de novo* B型肝炎」とよばれる. *de novo* B型肝炎は重症化しやすいだけではなく肝炎の発症により原疾患の治療を困難にさせるため, 免疫抑制・化学療法前にはHBVキャリアや既往感染者をスクリーニングすることが重要である. HBVキャリアでは治療開始前に, 既往感染者は治療中または治療終了後のHBV-DNA陽転化した時点で速やかに核酸アナログ製剤を使用する必要がある.

Latest Topics ユニバーサルワクチネーション

HBVキャリア化しやすい小児期におけるHBV抵抗性の保持を目的として,すべての児(新生児～学童)にHBVワクチンを接種することをユニバーサルワクチネーションという.わが国では1986年からHBVキャリアから生まれる児のみを対象に公費によるB型肝炎ワクチンおよび抗HBsヒト免疫グロブリン投与が開始されたが,2016年からは定期接種化(ユニバーサルワクチネーション)が実施されるようになった.対象は0歳児で3回の接種が必要とある(標準接種時期:生後2か月,3か月,7～8か月).

c. C型肝炎 (Hepatitis C)

疾患概念	**C型肝炎ウイルス (HCV:hepatitis C virus) が血液を介して肝臓に感染し,炎症を起こしている状態**

- B型肝炎と異なり,遷延化・慢性化しやすい.

疫 学
- HCV抗体陽性者:150～200万人(日本),400万人(米国),1億8千万人(世界)
- 年齢別
  - 高齢者ほど陽性率が高い.
  - 5～9歳:0.012%, 10～19歳:0.032%, 20～29歳:0.179%, 30～39歳:0.486%, 40～49歳:0.811%, 50～59歳:1.147%, 60～69歳:1.864%, 70～74歳:1.674% (2011年時点)

病 因
- HCVは直径50～60 nmの球体ウイルス
- 外被(エンベロープ)とコア蛋白質の二重構造をもつ.
- HCVは1本鎖RNA
- HCVは10種類以上のゲノタイプが存在(日本:HCV 1b;70%, HCV 2a;20%, HCV 2b;10%)

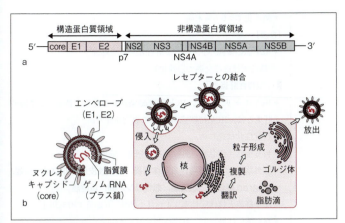

図8 HCVのゲノムRNA
a:構造 b:複製過程

【HCV複製プロセス】(図8)
- HCVが肝細胞のレセプター蛋白質を介して感染
  ⇒ゲノムRNAが細胞質内に放出され,mRNAとして機能
  ⇒ウイルス粒子を構成する蛋白質(構造蛋白質)とウイルスゲノム複製に機能する非構造蛋白質(NS蛋白質)が産生
  ⇒NS蛋白質によって複製複合体からプラス鎖ゲノムRNAが合成される.
  ⇒構造蛋白とプラス鎖ゲノムRNAが会合しウイルス粒子を形成
  ⇒細胞外へ放出

臨床像

■C型急性肝炎
- 感染経路:針刺し,覚醒剤・静注用ドラッグの乱用による注射器の回し打ち,刺青,ピアス,不衛生な器具による医療行為,濃厚な接触(性行為など)(輸血後肝炎の発生はほとんどない)
- 潜伏期:2週〜半年間(平均6〜7週間)
- 不顕性感染が多い(60〜70%).
- 自覚症状:黄疸(20〜30%),食欲不振・気分不良など(10〜20%)
- 慢性化率:50〜90%

- 劇症化率：0.5%未満

[血液]
- ALT 値の変動パターン：2峰性ないし多峰性

（多峰性ではほぼ全例で慢性化）

■ C 型慢性肝炎

- HCV キャリアとは，HCV 持続感染が6か月以上持続．C 型慢性肝炎とは，HCV 持続感染に ALT 異常を伴う．
- 自覚症状は乏しい．
- 自覚症状：倦怠感，食欲不振，悪寒，筋痛など
- 肝外病変：**慢性増殖性糸球体腎炎，晩発性皮膚ポルフィリン症，Sjögren 症候群，胆管癌，悪性リンパ腫，口腔癌**
- 感染経路と抗体陽性率：4か月：80%，6か月：97%以上
- 長期的には肝硬変・肝癌へと進展する．
- 肝線維化 Stage 別年間発癌率

  F0（線維化なし）：0.5%
  F1（線維化軽度）：1.5%
  F2（線維化中等度）：3%
  F3（線維化高度）：5%
  F4（肝硬変）：7〜8%

[血液]（☞ 43 頁）

- ALT↑（肝炎活動性の指標），AST↑
- HCV のスクリーニング検査：HCV 抗体
- HCV の精密検査：HCV-RNA 定量

※ HCV 抗体陽性 HCV-RNA 陽性例は HCV に感染するも自然治癒した一過性感染例

- ゲノタイプは治療効果と治療薬選択に関わる．
- ゲノタイプ判定には手間がかかるため，血清分類法（serological grouping）が開発された（表2）．

表2 HCV のセロタイプとゲノタイプの関連

セロタイプ	ゲノタイプ
1 型	1a，1b
2 型	2a，2b

治療

■ C型急性肝炎
- 安静，ブドウ糖補液

■ C型慢性肝炎
- 治療目的：**肝不全死および肝癌死を防ぐ**．
- 治療目標：**肝炎の鎮静化（ALTの正常化）とHCVの排除（HCV-RNAの陰性化）**

■ 直接作用型抗ウイルス薬（DAA：direct acting antivirals）：IFNフリー治療
- 非構造蛋白質（NS蛋白質）の阻害によってHCV増殖を抑制
- 初回治療のDAAによるSVR（ウイルス持続陰性化）率：95％以上

表3 DAAのレジメン一覧

ゲノタイプ		効能・効果のある薬剤
1	C型慢性肝炎	ハーボニー®（1錠 分1）12週間 ヴィキラックス®（2錠 分1 食後）12週間 ジメンシー®（4錠 分2 食後）12週間 マヴィレット®（3錠 分1 食後）8〜12週間 ダクルインザ®（1錠 分1）＋スンベプラ®（2カプセル 分2）24週間 エレルサ®（1錠 分1）＋グラジナ®（2錠 分1）12週間
	C型代償性肝硬変	ハーボニー®（1錠 分1）12週間 ヴィキラックス®（2錠 分1 食後）12週間 ジメンシー®（4錠 分2 食後）12週間 マヴィレット®（3錠 分1 食後）12週間 ダクルインザ®（1錠 分1）＋スンベプラ®（2カプセル 分2）24週間 エレルサ®（1錠 分1）＋グラジナ®（2錠 分1）12週間
2	C型慢性肝炎	ヴィキラックス®（2錠 分1 食後）＋リバビリン 16週間 マヴィレット®（3錠 分1 食後）8〜12週間 ゾバルディ®（1錠 分1）＋リバビリン 12週間
	C型代償性肝硬変	マヴィレット®（3錠 分1 食後）12週間 ゾバルディ®（1錠 分1）＋リバビリン 12週間
1, 2以外	C型慢性肝炎	マヴィレット®（3錠 分1 食後）12週間 ゾバルディ®（1錠 分1）＋リバビリン 24週間
	C型代償性肝硬変	マヴィレット®（3錠 分1 食後）12週間 ゾバルディ®（1錠 分1）＋リバビリン 24週間

肝庇護剤による治療

- ウルソデオキシコール酸（UDCA）1日 600〜900 mg
- 強力ネオミノファーゲンシー®（SNMC）1日 40〜100 mL

予後
- HCV 排除後でも長期予後改善のため肝発癌に対する経過観察が必要である（SVR 後肝発癌）.

Latest Topics **DAA の耐性ウイルス**

非常に少ないものの DAA 治療でウイルス学的非奏効に終わる場合がある. 治療中にウイルスが増殖してくる viral breakthrough もしくは治療後に増殖再燃のどちらかだが, 使用した DAA に対する耐性ウイルスが出現したことになる. 複数のクラスの DAA を用いて非奏効になった症例では再治療が難しいことを考慮しておく必要がある.

---

d. E 型肝炎（Hepatitis E）

疾患概念
E 型肝炎ウイルス（HEV：hepatitis E virus）によって引き起こされる急性肝炎

- 慢性化はしない.

感染経路
- 発展途上国では常時散発的に発生（ゲノタイプ I・II 型）
  ⇒水系汚染による糞口感染にて渡航者が感染（輸入感染）
- 国や地域に土着した固有株による感染（ゲノタイプ III・IV 型）（輸入感染例の 10 倍の頻度で国内感染例が存在すると推測）

疫学
- HEV はブタ, イノシシなどの動物にも感染する人獣共通感染症
- わが国における原因食材：不加熱処理のブタやイノシシのきも・肉, シカ肉
- 四類感染症のため, 診断した医師は直ちに保健所に届け出なけ

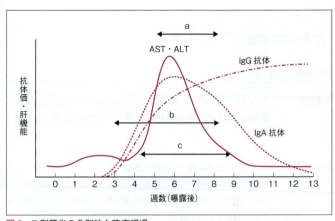

図9 E型肝炎の典型的な臨床経過
a. 血清中にHEV-RNAが出現，b. 血中にHEV-RNAが排出，c. 自覚症状あり

臨床像	A型肝炎に類似 ● 潜伏期：平均6週間 ● 症状：黄疸，悪心，食欲不振，腹痛など
検査	[血液] AST↑，ALT↑，T-Bil↑，IgA HEV↑，IgG HEV↑，血清HEV-RNA↑（☞44頁）
予防・治療	(1) 十分な加熱調理 ← HEVは加熱により感染性を失う． (2) 治療は対症療法のみ (3) 予防ワクチンはない． (4) 海外の流行域の滞在中は生水の摂取を避ける．
予後	● 致死率1〜2％（A型急性肝炎の約10倍） ● 特に妊婦の致死率が高い（20〜30％）．

e. その他の肝炎

EBウイルス肝炎

疾患概念	ヘルペスウイルスの一種であるEpstein-Barr virus (EBV) の思春期以降の初感染により発症する伝染性単核症に伴う肝障害
感染様式	(1) 口腔・咽頭の粘膜上皮細胞に感染 ⇒感染細胞の死滅とともに感染性のあるウイルス粒子を放出 ⇒EBVは主に唾液を介して伝搬する(多くの場合,乳幼児期における母親などの近親者からの伝播.別名:kissing disease). (2) Bリンパ球に感染 ⇒感染したBリンパ球はウイルス粒子を放出しない(潜伏感染). ⇒免疫不全などで再活性化
疫 学	成人では90〜95%が感染既往を有する
臨床像	・潜伏期間:4〜6週間 ・三大症状:発熱,咽頭・扁桃炎,頸部リンパ節腫脹 ・その他:全身性リンパ節腫脹(約50%),肝脾腫(約30%) ・90%以上の症例に発熱がみられ,38℃以上の高熱が1〜2週間持続する.
検 査	[末血] 異型リンパ球の出現,WBC↑,リンパ球↑(特にCD8$^+$T細胞の増加が顕著) [肝機能](80%以上で肝障害) AST・ALT↑,ALP↑,γ-GTP↑ [抗体価](表4,図10) 抗VCA-IgM抗体,抗VCA-IgG抗体,抗EBNA抗体陰性を測定する(☞44頁). ・Paul-Bunnell反応:現在では診断的意義は低く,保険収載から外れている.陽性率30%以下.

表4 特異抗体の出現パターン

	抗 VCA-IgM 抗体	抗 VCA-IgG 抗体	抗 EBNA 抗体	抗 EA-DR IgG 抗体
急性期	+	+〜±	−	+〜±
回復期	±	+	+	+
既感染	−	+	+	−

VCA：viral capsid antigen, EA：early antigen, EBNA：Epstein-Barr Nuclear Antigen
※抗 EA-DR IgG 抗体は急性期〜回復期早期の陽性率が高くなく，回復後も長期にわたり陽性が持続するため診断的価値は高くない．

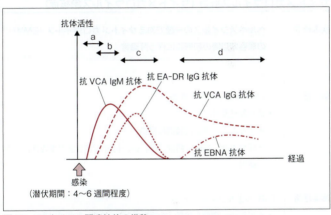

図10 EBウイルス関連抗体の推移
a：発症，b：急性期，c：回復期，d：感染の既往

合併症 | まれに全身臓器に及ぶ合併症
- 神経疾患：髄膜脳炎や Guillain-Barré 症候群，顔面神経麻痺，末梢神経炎など
- 血液疾患：溶血性貧血や血小板減少，血球貪食症候群など
- その他：黄疸（10%），脾破裂（0.1〜0.2%），膵炎，肺炎，心筋炎など

治療
- 基本的に安静と対症療法
- EBV に対する特異的な抗ウイルス薬はない．
（※アシクロビルの EBV 抑制効果が報告されているが，臨床的有用

性は証明されていない.)
- 上気道閉塞症状を認める症例には,副腎皮質ステロイド薬の投与
- アンピシリンにより皮疹が誘発 ⇒ 投与は禁忌

予後
- 一般に自然軽快するため予後良好
- 慢性活動性 EBV 感染症(免疫不全を伴わず急性感染症の状態の持続)では予後不良

サイトメガロウイルス肝炎(サイトメガロウイルス単核症)

疾患概念
ヘルペスウイルスの一種であるサイトメガロウイルス(CMV)の思春期以降の初感染に伴う肝障害

病態
- CMV はヒトのみに感染
- 広い細胞親和性
  ⇒ 全身のさまざまな臓器に感染
  ⇒ 尿や血液,唾液,精液,便,涙,母乳などさまざまな体液から検出

感染経路
CMV の主な感染ルート
- 水平感染:濃厚な接触(性行為など),輸血,授乳など
- 垂直感染:母子感染(経胎盤・産道感染)

疫学
- 通常,幼小児期に不顕性感染の形で初感染し,加齢とともに感染既往者の割合は増加する(成人の感染既往:60〜90%).
- 近年,若年層においては未感染者が増加傾向
- 初感染の後,生涯その宿主に潜伏感染する.免疫抑制状態下で再活性化し,種々の病態を引き起こす.

臨床像
- 健常者の初感染の際に,発熱・全身倦怠感・脾腫のような伝染性単核症様の症状を呈する(EBV 伝染性単核症と異なり,頸部リンパ節腫脹,咽頭・扁桃炎は少ない).
- 免疫不全者では間質性肺炎,腸炎,網膜炎,脳炎,肝炎などを

合併し，重症化することが多い．

検査

[末血] 異型リンパ球の出現，WBC ↑，リンパ球↑

[肝機能] 肝障害は軽度，AST/ALT 優位の肝実質型障害

[ウイルス学的]（☞ 45 頁）

(1) 血清抗体

- **CMV 特異的 IgM 陽性**⇒最近の感染の可能性

（IgM は初感染から 3 か月程度陽性が持続するため，判断には注意が必要）

- IgG を少なくとも 2 週間以上間隔をあけて 2 回測定し，4 回以上の上昇

⇒ 初感染あるいは再活性化の可能性が高い．

(2) PCR 法：尿・唾液・血液中から **CMV-DNA の検出**

(3) ウイルス抗原血症検出法（アンチゲネミア法）：C7-HRP, C10/11 CMV 抗原陽性細胞（多形核白血球）を検出する（ただし，陽性白血球があったとしても即活性感染を意味する訳ではない）．

[病理] 組織中の核内封入体を有する巨細胞〔ふくろうの眼 (owl's eye)〕

治療

- 通常は自然軽快するため，治療は不要
- 重症例には抗ウイルス薬（第一選択：ガンシクロビル）の投与

予後

- 健常者では一過性で予後良好

2 薬物性肝障害 (Drug-induced liver injury)

疾患概念	薬物，食品やその代謝産物によって生じる肝障害

- 肝障害のタイプ別として，肝細胞障害型，胆汁うっ滞型，混合型に分類される．

疫 学
- 肝細胞障害型が多い (75.3〜90.4％)．
- 臨床経過として，急性肝炎が多い (約70％)．
- 重症・劇症肝炎や遅発性肝不全をきたす場合もある．

病 態

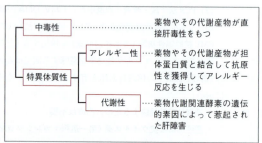

図11 薬物性肝障害の病態

起因薬物 抗菌薬 (14.3％)，精神科・神経科用薬 (10.1％)，健康食品 (10.0％)，解熱・鎮痛・抗炎症薬 (9.9％)，循環器薬 (7.5％)，漢方薬 (7.1％)，消化器用薬 (6.1％)，一般市販薬 (5.5％)

臨床像
- 倦怠感，発熱，食欲不振，悪心・嘔吐，皮膚症状
- 無症状も少なくない．

診 断 (☞ 420頁)

検 査 [肝機能] 肝細胞・胆管細胞障害：AST・ALT↑，ALP↑
[リンパ球刺激試験 (DLST)] 陽性 (アレルギー性の場合)
※陰性であっても起因薬として否定できない．

[病理] 中心静脈域（zone 3）の肝細胞の変性・壊死（中毒性の場合）

治療
- 治療の基本は，**薬物の同定と中止**

予後
- 多くの症例では保存的治療で寛解する．
- 重症・劇症肝炎や遅発性肝不全では予後不良

3 肝硬変 (LC: Liver cirrhosis)

疾患概念

> 肝細胞の壊死によって著明な線維化とともに再生結節（偽小葉結節）が形成される肝障害の終末像

- 臨床的には、代償性肝硬変から黄疸、難治性腹水、肝性昏睡、出血傾向など重篤な肝機能不全徴候を伴う非代償性肝硬変（肝不全）へと進行する（不可逆性）(図12).

疫学

- 成因別実態調査（2014年）
  C型肝炎53％，B型肝炎12％，アルコール18％，原発性胆汁性胆管炎3％，自己免疫性肝炎2％，その他（NASHなど）11％
- 抗ウイルス療法の発達によりB型およびC型肝炎由来が減少傾向
- NASHによる肝硬変が増加傾向

機能的分類

- 代償性肝硬変
  - 肝機能はよく保たれており、臨床症状はほとんどない．
  - Child-Pugh分類Aがこれに相当する（☞418頁）.
- 非代償性肝硬変
  - 肝性脳症、黄疸、腹水、浮腫、出血傾向など、肝不全に起因する症状が出現する．治療後に無症候性となった症例も非代償性とする．

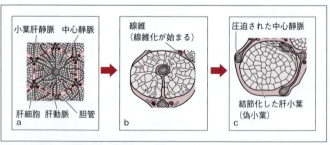

図12 正常から慢性肝炎・肝硬変への進行
a：正常な肝小葉，b：慢性肝炎，c：肝硬変

- Child-Pugh 分類 B,C がこれに相当する（☞ 418 頁）.
- Child-Pugh 分類 C のなかでの重症度を示すものとして，MELD (Model for End-Stage Liver Disease) スコアがある（☞ 330 頁）.

臨床像

1) 肝機能低下
ⓐ 合成能低下
- 低 Alb 血症：浮腫，腹水，胸水
- 貧血，Chol↓
- 凝固因子↓

ⓑ 代謝能低下
- 黄疸：皮膚瘙痒感，色素沈着
- 女性ホルモンの代謝障害：女性化乳房，くも状血管腫，手掌紅斑
- アンモニア↑，芳香族アミノ酸↑による肝性脳症
- 糖尿病

2) 門脈圧亢進症状
- 食道・胃静脈瘤，腹壁静脈怒張〔メデューサの頭 (caput Medusae)〕
- 脾腫，脾機能亢進症：汎血球減少

3) 腎機能障害
- 腎血流量の低下による腎機能障害
- 肝腎症候群：腎皮質部虚血による糸球体機能不全

4) 全身循環動態への影響
  心拍出量↑，循環血液量↑ (hyperdynamic state) だが，有効循環血液量↓

5) 感染症
- 易感染性
- 小腸の細菌過剰増殖と高頻度の bacterial translocation
- 特発性細菌性腹膜炎 (SBP)

6) サルコペニア（骨格筋量の減少）
- 筋力低下から QOL 低下をきたす

検査

[肝機能]
(1) 肝細胞壊死を反映：AST・ALT↑（比較的軽度）
(2) 合成能障害を反映：Alb↓，ChE↓，Chol↓，PT・APTT 延長，凝固因子↓，γグロブリン↑

(3) 解毒・排泄障害を反映：$NH_3↑$, Bil↑
(4) 線維化を反映：plt↓, 線維化マーカー（ヒアルロン酸, IV型コラーゲン, PIIIP, M2BPGi）↑

[**血算**] 汎血球減少（血小板減少が先行することが多い）
[**耐糖能異常**] Glu↑, HbA1c↑（末梢組織でのインスリン感受性低下と膵β細胞の感受性亢進による高インスリン血症が同時にみられる）
[**US・CT・MRI**] 肝表面の凹凸, 右葉萎縮, 左葉肥大, 脾腫, 腹水, 側副血行路の発達
[**エラストグラフィー**] 肝硬度とともに上昇
[**血管造影**] 肝動脈分枝のコイル状走行（cork screw 様所見）

病理

線維性隔壁, 偽小葉：新犬山分類（**表5**）に従って, 線維化と壊死・炎症所見に分けて評価する.

表5 新犬山分類

線維化の程度	壊死・炎症所見の程度
F0：線維化なし	A0：壊死・炎症所見なし
F1：門脈域の線維性拡大	A1：軽度の壊死・炎症所見
F2：線維性架橋形成	A2：中等度の壊死・炎症所見
F3：小葉のひずみを伴う線維性架橋形成	A3：高度の壊死・炎症所見
F4：肝硬変	

PLUS ONE　肝線維化計算式

いくつかの採血データを組み合わせた肝線維化計算式による肝機能評価が試みられている.

$APRI = \{(AST/AST 正常上限)/(血小板数 [10^9/L])\} \times 100$

$Fibro\ Index = 1.738 - 0.064 \times 血小板数 [10^3/L] + 0.005 \times AST + \gamma グロブリン\ g/dL$

$FIB\text{-}4\ index = 年齢 \times AST/(血小板数 [10^9/L] \times \sqrt{ALT})$

治療

病勢進行の抑制, 発癌予防, 合併症の予防と治療が基本

1) 代償期
- 原疾患の治療

- 適切なエネルギー〔25〜35 kcal/kg（標準体重）/日〕と蛋白質〔1.0〜1.5 g/kg（標準体重）/日〕の摂取
- ビタミン B, K 補給
- 肝庇護療法：ウルソデオキシコール酸（UDCA），グリチルリチン製剤

2）非代償期

ⓐ 浮腫・腹水の治療

(1) 塩分制限（3〜7 g 以下/日）
(2) 血漿蛋白質の補給：分枝鎖アミノ酸（BCAA）を多く含む食材（大豆類・肉類・乳製品）の摂取，アルブミン製剤の点滴，BCAA 製剤の内服

〔※夜間の飢餓状態に対応する栄養療法（200 kcal 程度の就寝前捕食［late evening snack］）が推奨〕

(3) 利尿薬：抗アルドステロン薬（スピロノラクトン），ループ利尿薬（フロセミド），バソプレシン V_2 受容体拮抗薬（トルバプタン）
(4) 腹水穿刺排液，腹水濾過濃縮再静注法（CART），デンバー・シャント（腹腔-静脈シャント）（図 13, PLUS ONE「デンバー・シャント」参照）

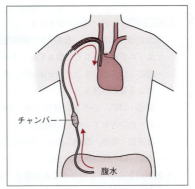

図 13 デンバー・シャント（腹腔-静脈シャント）

(5) 経頸静脈的肝内門脈大循環短絡術（TIPS）

ⓑ **食道・胃静脈瘤に対する治療**（☞ 96頁）

ⓒ **肝性脳症に対する治療**

(1) 蛋白質制限食（500 g/日以下）
(2) BCAA製剤の投与，L-カルニチン（エルカルチン®）の投与
(3) 便秘の改善，ラクツロース・非吸収性抗菌薬（カナマイシン®，リフキシマ®）
(4) 難治性の場合には，血漿交換

ⓓ 末期肝不全で適応基準を満たした場合，肝移植

予後
- 三大死因：肝細胞癌（50〜60％），肝不全（23〜27％），消化管出血（6〜9％）
- 肝硬変治療の進歩により生存率は改善傾向だが，Child-Pugh分類Cの予後は不良（**表6**）

表6 肝硬変の3年生存率

全体	87.3%
Child-Pugh分類 A	93.5%
Child-Pugh分類 B	71.0%
Child-Pugh分類 C	30.7%

PLUS ONE　デンバー・シャント

- 難治性腹水に対して，腹腔-中心静脈短絡としてカテーテルを皮下に留置することで腹水を減少させる対症療法（**図13**）
  - 適応：肝疾患，ネフローゼ症候群，乳び腹水，癌性腹膜炎による難治性腹水
  - 禁忌：SBP，心不全，呼吸不全，DIC，消化管出血，腹水・血中エンドトキシン陽性など
  - 合併症：発熱，腹痛，感染，心不全，創部出血，シャント閉塞，DIC様症状など
- 致死的な合併症となりうるため患者・家族には十分説明したうえで施術する．

4 劇症肝炎（Fulminant hepatitis）・急性肝不全（Acute liver failure）

疾患概念

> 急性肝炎のうち広範な炎症により肝機能不全となり、凝固異常や肝性脳症をきたす状態を「劇症肝炎」という。国際的にはPT-INR値が用いられることも鑑みて、より広義に「急性肝不全」が定義されている。

- 診断基準（表7）にAST, ALTやビリルビン値が入っていないことに注意する。
  ⇒ トランスアミナーゼ値にとらわれて診断が遅れないように！

表7 急性肝不全の診断基準（2011年厚生労働省研究班）

- 正常肝に肝障害が生じ、初発症状出現から8週以内にPTが40％以下あるいはINR値が1.5以上を示すものとする。
- 脳症Ⅰ度以下の「非昏睡型」と脳症Ⅱ度以上の「昏睡型」に分類
- 初発症状から10日以内の 急性型 と、11日以降の 亜急性型 に分類

疫　学

- 比較的まれな疾患（わが国での発生数：年間約400例）
- ウイルス性（45％）（B型肝炎最多）＞薬剤性（15％）＞自己免疫性肝炎（10％）

臨床像

- 急性期には消化器症状（悪心・嘔吐、食欲不振、心窩部不快感など）、発熱、全身倦怠感などを認める（※急性肝炎と同様）。
- 黄疸は持続し高度に進行する。
- 羽ばたき振戦がみられれば昏睡Ⅱ度以上

検　査

[肝機能]
- 肝細胞壊死を反映して**AST・ALT↑↑**, LDH↑↑（トランスアミナーゼは半減期により低下する⇒常に高値とは限らない）
- 合成能障害…**PT延長・INR 1.5以上**, Alb↓, ChE↓, Chol↓, フィブリノゲン↓, 低血糖

- 解毒・排泄能障害…Bil↑（間接型優位），BUN↓，NH₃↑，芳香族アミノ酸↑（※間接型優位は肝抱合能の低下，BUN低値は尿素サイクル機能低下を反映）

[CT・US] 肝萎縮（急性型…40％，亜急性…80％以上），腹水

診 断

- 診断には「肝性昏睡（Ⅱ度以上）」と「PT 40％以下」が必須

合併症

- DIC（40％），腎不全（40％），感染症（30％），脳浮腫（15％），消化管出血（15％）

治 療

(1) 安静・マンニトール投与（脳浮腫予防）

(2) 補液：ブドウ糖中心とし**特殊アミノ酸製剤は使用しない！**
　⇒低カリウム血症は脳症増悪因子なので，電解質管理が重要

経口量によりブドウ糖補液が中心（アミノレバン®は原則投与しない）

(3) 消化管出血予防：H₂受容体拮抗薬（腎排泄）

ガスター®（20 mg）静注×2/日（腎機能により減量）

(4) 脳症対策：合成2糖類製剤内服ないし注腸

- 脳症対策：ラクツロース®60～120 mL/日（排便状況で増減）
　　　　　　リフキシマ®（200 mg）×6錠/日
- 脳浮腫治療：20％マンニットール300 mL/日（尿量確保に留意）

(5) DIC合併時：抗DIC治療

抗DIC治療：ノイアート®またはアンスロビン®P（ヘパリン併用なし）

(6) 非B型肝炎：ステロイドパルス療法（肝壊死阻止）

抗炎症治療：ソル・メドロール®1 g点滴静注2～3日間，以後漸減

(7) B型肝炎：

> 抗HBV治療：核酸アナログ製剤，インターフェロン

(8) 肝性脳症Ⅱ度以上：濾過透析や血漿交換

> 血液浄化療法：CHDF＋新鮮凍結血漿輸血または血漿交換

(9) 上記に反応しない場合：肝移植を考慮

予後

- 内科的治療による救命率：急性型（53％）＞亜急性型（24％）＞LOHF（13％）
- 肝移植による救命率：急性型（57％）＞亜急性型（40％）＞LOHF（25％）

（※急性よりも亜急性型・LOHFで予後が悪い）

PLUS ONE　LOHFとAcute-on chronic肝不全

- 遅発性肝不全（LOHF：late onset hepatic failure）
  - 肝性昏睡（Ⅱ度以上）の発現時期が8週以降になる病態を遅発性肝不全（LOHF）とよぶ．
  - 病因不明が約半数
  - 非常に予後が不良
- acute-on-chronic肝不全
  - 先行する慢性肝疾患に発症した黄疸・凝固異常を伴う急性肝障害で，4週間以内に腹水または肝性脳症を合併するもの
  - 内科的治療による救命率：20.5％（アルコール性でより救命率が悪い）

5 自己免疫性肝炎（AIH：Autoimmune hepatitis）

疾患概念　　肝細胞が標的となった臓器特異性自己免疫疾患の1つ

疫　学
- わが国の慢性肝炎の1.8%（女性の慢性肝炎の4%）
- 肝硬変の1.4%（女性の慢性肝炎の4.3%）
- 男女比＝1：7で女性に多い．
- 平均年齢：68.6歳

原　因
- 肝細胞に対する自己反応性T細胞の活性化と制御性T細胞の機能異常による肝細胞障害と想定される．
- 特定の遺伝的素因をもつ例に何らかの誘因が加わると発症する．
  ⇒わが国ではHLA-DR4陽性例が多く，細胞傷害性Tリンパ球関連抗原-4（CTLA-4）などの遺伝子多型と関連
  ⇒ウイルス感染（HAV, EBV, CMV, 麻疹ウイルス）や一部の薬剤がAIHの誘因となりうる．

臨床像
- 初発症状：倦怠感（60%），黄疸（35%），食欲不振（27%），関節痛・発熱（15%）
- 他の自己免疫疾患の合併：慢性甲状腺炎（9.2%），Sjögren症候群（7.2%），関節リウマチ（2.8%）
- 無症状で肝機能異常を契機に発見される例が増加
- 肝硬変として見つかる例も多い．
- 急性肝炎様発症の場合，AIHとして特徴的な検査所見（抗核抗体陽性，IgG高値など）を伴わない．

分　類
- I型：抗核抗体（ANA），LE細胞，抗平滑筋（抗アクチン）抗体（SMA），肝可溶性抗原抗体（SLA），p-ANCA陽性，HLA-DR4と関連
- II型：抗肝腎ミクロゾーム1（LKM-1）抗体，抗肝サイトゾル1（LC-1）抗体陽性，HLA-DRB1，HLA-DQB1と関連

検査

[血液] AST↑，ALT↑，血清 IgG↑，自己抗体陽性，肝炎ウイルスマーカー陰性

[病理] 活動性慢性肝炎・肝硬変の所見で，しばしば著明な形質細胞浸潤．壊死炎症は小葉中心．原発性胆汁性胆管炎とオーバーラップする場合は胆管障害あり．

⇒国際診断基準を参考に，厚生労働省「難治性の肝・胆道疾患に関する調査研究」班の診断・治療指針（**表 8**）に従って診断する．

表 8　自己免疫性肝炎の診断・治療指針（2013 年）

1. 他の原因による肝障害が否定されている
2. 抗核抗体陽性あるいは抗平滑筋抗体陽性
3. IgG 高値（＞基準値上限 1.1 倍）
4. 組織学的に interface hepatitis や形質細胞浸潤がみられる
5. 副腎皮質ステロイドが著効する

典型例：上記項目で 1 を満たし，2〜5 のうち 3 項目以上を認める．
非典型例：上記項目で 1 を満たし，2〜5 のうち 1〜2 項目を認める．
（厚生労働省「難治性の肝・胆道疾患に関する調査研究」班）

治療

AIH の多くは適切な治療が行われないと肝硬変や肝不全に進行する．

1) 治療の第一選択

> プレドニゾロン　0.6 mg/kg/日（軽症），
> 　　　　　　　　0.8 mg/kg/日（中等症以上）（**表 9**）
> 5 mg/1〜2 週を目安として血清 ALT，IgG の正常値維持を指標に減量する．維持量 10 mg/日以下

中等症以上（**表 9**）で PT＜60％，黄疸高度例は速やかに肝臓専門医へ紹介

2) 併用薬

- ウルソ® 600 mg/日
  ⇒プレドニゾロン減量時に併用，あるいは軽症例に単独投与
- イムラン®，アザニン® 50〜100 mg/日
  ⇒再燃を繰り返す例，副作用のためにプレドニゾロンを使用しにくい例に考慮（保険未収載）

3) 重症例(遅滞なく肝臓専門医へ紹介)

- ステロイドパルス療法
- 肝補助療法(血漿交換や血液濾過透析)

4) 肝不全,劇症肝炎(遅滞なく移植医へ紹介)

- 肝移植(☞ 307, 330, 418頁)

表9 自己免疫性肝炎の重症度判定 (厚生労働省「難治性の肝・胆道疾患に関する調査研究」班)

臨床徴候	臨床検査所見	画像検査所見
① 肝性脳症あり ② 肝濁音界縮小または消失	① AST, ALT>200 IU/L ② Bil>5 mg/dL ③ PT<60%	① 肝サイズ縮小 ② 肝実質の不均質化

重 症:次の1,2,3のいずれかがみられる.
   1. 臨床徴候:①または②
   2. 臨床検査所見:①+③または②+③
   3. 画像検査所見:①または②
中等症:臨床徴候①,②,臨床検査所見③,画像検査所見①,②がみられず,臨床検査所見①または②がみられる
軽 症:臨床徴候①,②,臨床検査所見①,②,③,画像検査所見①,②のいずれもみられない

表10 簡易型国際診断基準スコアリングシステム
(International Autoimmune Hepatitis Group, 2008)

項目		基準	点数
自己抗体	ANA or SMA	>1:40	+1
	ANA or SMA	>1:80	+2
	LKM-1 抗体	>1:40	+2
	SLA 抗体	陽性	+2
IgG		>正常上限の1.1倍 >正常上限 正常	+2 +1 0
組織所見		典型像 適応像 なし	+2 +1 0
肝炎ウイルスマーカー		陰性 陽性	+2 0

確診:>7点,疑診:6点

予 後

- 治療に反応する場合(90％以上)の予後はよい．
- 肝移植の10年生存率：75％(他の疾患の成績と同等)．
- AIHの3〜5％に肝細胞癌を合併(肝硬変例が77.9％)，肝硬変例での年率発癌率1％．

6 原発性胆汁性胆管炎 (PBC：Primary biliary cholangitis)

疾患概念 | 病因が確定されていない慢性進行性の胆汁うっ滞性肝疾患

- 中年女性に好発し，抗ミトコンドリア抗体 (AMA) の陽性化を特徴とする．
- 胆管上皮細胞の変性・壊死により小型胆管が破壊・消失する．
- 2016年に「原発性胆汁性肝硬変」から病名変更された．

疫 学
- 無症候性を含めた推定患者数は 50,000〜60,000 人
- 男女比＝1：7で女性に多い．
- 診断時平均年齢：56 歳

原 因
- 細胞傷害性 T 細胞を主体とした自己免疫機序による胆管障害
  ⇒小葉間胆管上皮での HLA クラス II 抗原の異所性発現，HLA クラス I 抗原の発現増強，AMA 認識分子発現と T 細胞の浸潤が認められる．
- 遺伝的要因に環境要因が加わり発症すると想定
  ⇒遺伝的要因：家族集積，一卵性双生児での発症，HLA-DR8 と関連
  ⇒環境要因：反復する尿路感染，工業地帯近郊での発症，生体異物による修飾

臨床像
- 胆汁うっ滞に基づく症状
  ⇒皮膚瘙痒感，脂質異常症，皮膚黄色腫，眼瞼黄色腫
- 肝硬変に基づく症状
  ⇒黄疸，食道・胃静脈瘤，肝性脳症，腹水，肝癌合併
  ※特に門脈圧亢進を起こしやすい
- 他の自己免疫疾患の合併
  ⇒Sjögren 症候群，関節リウマチ，慢性甲状腺炎

分 類
- 無症候性 PBC (aPBC)：肝障害に基づく自覚症状を欠く
- 症候性 PBC (sPBC)：肝障害に基づく自覚症状を有する

⇒ s2PBC：2 mg/dL 以上の高ビリルビン血症
⇒ s1PBC：上記未満

検査

[血液] 胆道系酵素（ALT，γ-GTP）↑，**AMA 陽性**（AMA 陰性例 10％），血清 IgM 高値
[病理] 肝内小型胆管（小葉間胆管ないし隔壁胆管）の**慢性非化膿性破壊性胆管炎（chronic non-suppurative destructive cholangitis，以下 CNSDC）**．病期の進行に伴い胆管消失，線維化，胆汁性肝硬変へと進展

診断

診断には厚生労働省「難治性の肝・胆道疾患に関する調査研究」班による診断基準が用いられる（表 11）．

表 11 原発性胆汁性肝硬変の診断基準（2010 年度）

次のいずれか 1 つに該当するものを PBC と診断する．
1) 組織学的に CNSDC を認め，検査所見が PBC として矛盾しないもの
2) AMA が陽性で，組織学的には CNSDC の所見を認めないが，PBC に矛盾しない（compatible）組織像を示すもの
3) 組織学的検索の機会はないが，AMA が陽性で，しかも臨床像及び経過から PBC と考えられるもの

（「厚生労働省難治性の肝・胆道疾患に関する調査研究」班 原発性胆汁性肝硬変分科会）

治療

1) 治療の第一選択

ウルソデオキシコール酸（ウルソ®）600 mg/日
⇒ 改善率 81.8％，原則として終生投与

2) 効果が得られない場合

- ウルソ® 900 mg/日まで増量
- ベザフィブラート（ベザトール®SR）400 mg/日
  （保険未収載）

3) PBC-AIH overlap 症候群 (☞ 315 頁)

> プレドニゾロン 0.5 mg/kg 以下の少量投与
> (ウルソデオキシコール酸やベザフィブラートで効果が得られず,ALT が高い場合)

4) 肝不全

> 肝移植 (☞ 330, 418 頁)

5) その他

> - 皮膚瘙痒症:
>   - ナルフラフィン (レミッチ®):2.5 μg 1 日 1 回
>   - コレスチラミン (クエストラン®):1 回 4 g
>   - リファンピシン (リファジン®):150〜300 mg 1 日 2 回
>   - 肝障害の副作用あり (保険未収載)
> - 骨粗鬆症:
>   - ビスホスホネート
>   - 活性型ビタミン D_3 製剤,ビタミン K_2 製剤

※肝臓専門医への紹介のタイミング
- 確定診断した時点
- sPBC となった時点
- PBC-AIH overlap 症候群などの特殊な病態

※移植医への紹介のタイミング
- T-Bil が 5 mg/dL を超える時点

予 後

- aPBC では予後良好
- 肝移植後の 10 年生存率:72%

> **PLUS ONE** 早期 PBC (early PBC)
> AMA 陽性で肝組織の病理学的変化も始まっているが,症状や血液生化学の異常が出現していない時期

> **PLUS ONE** 自己免疫性胆管炎（AIC：Autoimmune cholangitis, Autoimmune cholangiopathy）
>
> 臨床的には PBC の像を呈し AMA 陰性，ANA 高力価を呈する病態で PBC の亜型．ウルソデオキシコール酸の効果がみられない場合は，副腎皮質ステロイド薬投与が奏効する．

> **PLUS ONE** AMA 陰性 PBC
>
> AMA 陰性であるが生化学的所見が PBC に合致し，肝組織像で PBC に典型的な像が得られるもの．自己反応性 T 細胞はミトコンドリア抗原に反応しているとされる．PBC の約 10％であり，PBC の治療を行う．

> **PLUS ONE** PBC-AIH overlap 症候群
>
> 肝炎の病態を併せもち ALT 高値を呈するもの．副腎皮質ステロイド薬投与により ALT 改善が期待できる．

Side Memo　PBC の自己抗体と臨床像

抗ミトコンドリア抗体（AMA）は PBC 例の 90％以上に検出され，診断の鍵となる．その対応抗原は M1 から M9 の亜分画に分類され，M2 抗原が PBC に特異性が高い．M2 抗原はミトコンドリア内膜に存在し，その大部分はピルビン酸脱水素酵素複合体の E2 component である．さらに，他の PBC に特異的な M2 対応抗原を加えた 3 種の M2 対応抗原を用いた ELISA 法による測定が用いられる（M2 分画）．一方，20〜30％の症例では抗セントロメア抗体が陽性となる．陽性例では，黄疸出現以前に門脈圧亢進症を呈する症例が多く，生命予後は比較的よいとの報告がみられる．また，20〜30％の PBC 例で，核膜孔に存在する gp210 蛋白質に対する抗体が出現する．gp210 抗体の疾患特異度は 100％に近く，陽性例は，interface hepatitis の程度が強く，予後不良である．

7 非アルコール性脂肪性肝疾患
(NAFLD:Non alcoholic fatty liver disease)・
非アルコール性脂肪肝炎
(NASH:Non alcoholic steatohepatitis)

疾患概念

非飲酒者で単純性脂肪肝を含むアルコール性肝障害類似の肝病変を呈するものを非アルコール性*脂肪性肝疾患(NAFLD)と称する(図14).非アルコール性脂肪肝炎(NASH)は重症・劇症肝炎や遅発性肝不全をきたす進行性の病態.

※非アルコール性:飲酒量が純エタノール換算で男性 30 g/日,女性 20 g/日未満

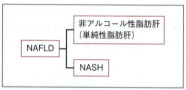

図 14 NAFLD の分類

- NAFLD は肥満との関連性が強い.

疫 学

- NAFLD の有病率:9〜30%(増加傾向)
- NAFLD の頻度:BMI 23〜25…38%,BMI 25〜28…58%,BMI 28<…84%
- 男性は 30 歳代から肥満・NAFLD 罹患が増加する.
- 女性は閉経後に NASH の頻度が高くなる.

病 態

- NAFLD は肝臓でのメタボリックシンドローム
  ⇒病態形成の中心は,肥満とインスリン抵抗性
- multiple parallel hits hypothesis(図 15):主に脂肪組織や腸管由来のサイトカインなどの多くの因子により肝臓に炎症を惹起し,NAFLD を進展させる.

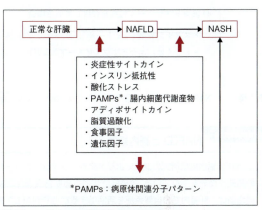

図15 multiple parallel hits hypothesis

検　査

[血液] AST↑・ALT↑（AST＜ALT），フェリチン↑，ALP↑，γ-GTP↑，高感度CRP↑

[肝線維化マーカー]（NASHの場合）ヒアルロン酸↑，Ⅳ型コラーゲン↑，plt↓

[耐糖能]（NASHの場合）HOMA-IR↑

[US] 脂肪肝（肝腎コントラスト）

[CT] CT値の肝/腎比が0.9以下

病　理

- 大滴性脂肪肝，肝細胞風船様変性（ballooning），Mallory-Denk体，線維化，炎症細胞浸潤
- 線維化進展例では脂肪滴の減少・消失（burned-out NASH）

治　療

(☞ 422頁)

1) 生活習慣の改善，食事運動療法が第一選択

2) 非糖尿病合併のNASHの場合

- ユベラN®（200 mg）3錠 分3

3) 2型糖尿病合併の場合

- アクトス® 15〜30 mg　分1，朝食前または食後

4) 高コレステロール血症を合併している場合

- スタチン製剤（リピトール®，リバロ®，クレストール®など）
- もしくは，エゼチミブ（ゼチーア®など）

予後 | NASH：肝硬変への進行：5年で10〜25％，5年生存率：70〜95％

Side Memo　NAFLDと腸内細菌

近年の腸内細菌研究の進歩によりメタボリックシンドロームと腸内細菌の関連が脚光を浴びている．NAFLDにおける腸管透過性亢進や腸内細菌過増殖は，肝臓内での自然免疫を活性化することでNAFLD病態を修飾している．プロバイオティクス（いわゆる善玉菌）の投与について，小児肥満NAFLD患者を対象にプラセボ対照二重盲検比較試験が行われ4か月の投与で脂肪肝の改善効果が報告された[1]．

文献

1) Alisi A, Bedogni G, Baviera G, et al：Randomised clinical trial：the beneficial effects of VSL#3 in obese children with non-alcoholic steatohepatitis. Aliment Pharmacol Ther 39：1276-1285, 2014.

8 アルコール性肝障害 (Alcoholic liver disease)

疾患概念

> 長期（5年以上）にわたる過剰の飲酒が肝障害の原因で，以下の条件を満たす．
> ① 1日平均純エタノール60g以上の飲酒
> ② 禁酒により血清AST，ALT，γ-GTPが明らかに改善
> ③ 肝炎ウイルスマーカー，抗ミトコンドリア抗体，抗核抗体がいずれも陰性

病態

- アルコールは肝臓で代謝される（図16）．

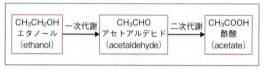

図16 アルコールの主な代謝過程

- アセトアルデヒドは細胞膜障害や細胞壊死を引き起こし，肝線維化をもたらす．
1) 肝細胞障害：アセトアルデヒドと蛋白質が結合して付加体を形成
   ⇒付加体が抗原抗体反応を惹起
   ⇒肝障害〔※肝小葉中心（zone 3）の障害を受けやすい〕
2) 肝線維化：アセトアルデヒドによるKupffer細胞・単球の刺激
   ⇒サイトカインの分泌から肝星細胞が活性化
   ⇒コラーゲン線維の蓄積

病型

1) アルコール性脂肪肝 (alcoholic fatty liver)
- 肝小葉の30%以上（全肝細胞の約1/3以上）にわたる脂肪化 (fatty change)
- そのほかに顕著な組織学的変化を認めない．
2) アルコール性肝線維症 (alcoholic hepatic fibrosis)
- 肝硬変に進展するアルコール性肝障害の1病型

- 炎症細胞浸潤や肝細胞壊死は軽度にとどまる．

3) **アルコール性肝炎 (alcoholic hepatitis)**

背景肝が何であれ，アルコール性肝炎の病理組織学的特徴を満たせば診断される．

① 小葉中心部を主体とした肝細胞の著明な膨化（風船化，ballooning）
② 種々の程度の肝細胞壊死
③ Mallory 体（アルコール硝子体）
④ 多核白血球の浸潤

- 慢性飲酒者がさらに多量に飲酒した際に発症することが多い．
- アセトアルデヒド，酸化ストレス，ミトコンドリア障害，腸管透過性亢進によるエンドトキシン血症が総合的に関与する．

4) アルコール性肝硬変 (alcoholic liver cirrhosis)

アルコール性肝障害の終末像

5) 肝癌の合併

わが国における非 B 非 C 型肝硬変の肝癌合併率：約 36％（そのうち，アルコール性が 53％を占める）

PLUS ONE アルコール性脂肪肝炎（ASH：Alcoholic steatohepatitis）

- 元々 NASH の対極の病型として提案された．
- ASH とアルコール性肝炎は同一ではない．
  ⇒ ASH はむしろアルコール性肝炎の亜型と考えるべき

検　査

[肝機能]
- 肝細胞・胆管細胞障害…AST↑・ALT↑ (AST > ALT)，**γ-GTP↑↑**
- 合成能障害…PT 延長，Alb↓，ChE↓，Chol↓，低血糖
- 排泄能障害…Bil↑（間接型優位）

[CT・US] 肝萎縮，腹水

合併症

1) Wernicke 脳症
- ビタミン B_1（チアミン）欠乏によって生じる脳症でアルコール多飲者に多い．

- 運動失調や意識障害をきたす．

2) アルコール離脱症候群
- 症状：不安感，震え，発汗，悪心・嘔吐，頻脈，幻覚，幻聴，振戦せん妄
- 2～3日目に症状のピーク
- アルコール離脱せん妄では，せん妄治療のなかで唯一ベンゾジアゼピン系薬剤が第一選択薬となる．

3) エンドトキシン血症
原因：アルコールによる腸内 Gram 陰性桿菌の増加，消化管透過性の亢進，網内系によるエンドトキシンの除去能力の低下
　　⇒肝微小循環障害が増悪する．

治　療

治療の基本は「**禁酒**」であり，その他は補助療法である．

> ① 輸液による水・電解質異常の補正とビタミン補充 (特にビタミン B やビタミン K)
> ② 肝庇護薬の投与
> ③ 高蛋白食・高エネルギー食 (←栄養障害を伴っていることが多い)

予　後

- 一般的には禁酒で肝障害は急激に改善する．
- 禁酒の継続には，精神科の連携，断酒会への参加，嫌酒薬の投与，アルコール依存症の専門病院への入院などが必要である．

Side Memo　重症型アルコール性肝炎

- アルコール性肝炎の中で肝性脳症，肺炎，急性腎不全，消化管出血などを伴い，断酒にもかかわらず肝腫大が持続し，多くは1か月以内に死亡する．
- 急激な飲酒を契機としてエンドトキシンを介した各種サイトカインの増加が全身性炎症反応や微小循環障害を惹起し，肝不全から多臓器障害へと進展する．
- 治療ではサイトカイン・ストームの発生防止と除去が重要である．

9 肝良性腫瘍 (Benign liver tumor)

a. 肝血管腫 (Hepatic hemangioma)

疾患概念	血管内皮細胞増生を主体とする腫瘍で，肝良性腫瘍のなかで最頻である．海綿状血管腫と毛細血管腫に大別される．
疫 学	● 大部分は海綿状血管腫 (cavernous hemangioma) ● 腹部超音波での発見率：0.4〜10％ ● 中年女性に好発する（男女比＝1：4〜6）．毛細血管腫は小児に多い．
原 因	● 成因は不明 ● 過誤腫であるとの説が一般的であるが，エストロゲンが成長に関与するという説もある．
臨床像	● 多くは無症状 ● 肝外へと大きく成長した場合には腹部膨満や消化管への圧迫症状を生じる． ● 巨大な血管腫ではまれにDICを合併する（Kasabach-Merritt症候群）．
検 査	[US] 小さいものは境界明瞭で腫瘤全体が高エコーを示す．大きいものでは低エコーも混在し多彩な像を呈する．また，体位変換や圧迫によって腫瘍内部のエコーレベルが変化する（chameleon sign）．造影エコーでは腫瘍辺縁部から中心へと徐々に造影が広がる（fill-in pattern）． [CT] ● 単純：均一な低吸収域 ● 造影：造影早期より腫瘍辺縁部から中心へと濃染し，静脈相後期まで長期に濃染が持続する（fill-in pattern）． [MRI] T1WI低信号，T2WI著明な強信号

[血管造影] 動脈相から点状・斑状の綿花様濃染（cotton wool appearance）が広がり，静脈相後期まで持続する．

治　療

1) 治療的介入は不要で，経過観察のみでよい．
2) 疼痛や圧迫などの自覚症状が強い場合，増大傾向が強い場合，巨大血管腫で血管内凝固が起こり出血傾向をきたした場合

   外科切除の適応

予　後

- 大きさは不変であるが，まれに増大する場合もある．
- 自然破裂はまれである．

Side Memo　高エコー結節の鑑別

高エコー結節を安易に「肝血管腫」と診断するのは危険である．特に慢性肝疾患を有する場合には「高分化型肝細胞癌」や「肝血管筋脂肪腫」も鑑別すべき疾患である．

b. 肝細胞腺腫（HCA：Hepatocellular adenoma）

疾患概念

非硬変肝に発生する肝細胞由来の良性腫瘍

疫　学

- 20〜40歳代の女性に好発．わが国ではきわめてまれ
- リスク因子：糖原病，ステロイド，経口避妊薬

臨床像

- 多くは無症状
- 自然破裂により出血することがある．

検　査

[US] 低〜高エコーとさまざま．隔壁構造は伴わない．
[CT]
- 単純：やや低吸収．出血を伴う場合には多彩な像を呈する．

	● 造影：早期相で強い濃染像（多血性）を呈し，遅延相では等吸収域を示す． [MRI] 多彩な像．出血巣は T1 強調像で高信号
病 理	● 細胞異型に乏しい腫瘍細胞がシート状に増殖し，正常なグリソン鞘を有さない（門脈域や正常胆管を含まない）． ● 偽腺管構造を伴わない． ● 悪性化の可能性
治 療	● 経口避妊薬の中止により縮小や消失の報告がある． ● 出血や悪性化の可能性があるため外科切除が望ましい． ● 外科切除が困難な場合，出血予防のためには肝動脈塞栓術も選択の 1 つ

Side Memo　新 WHO 分類に基づく肝細胞腺腫の分類

"WHO Classification of the Tumor of the Digestive System 2010"が刊行され，HCA は遺伝子型により以下の 4 つの亜型に分類された．

1. hepatocyte nuclear factor1 α (HNF1 α) 不活化型 (H-HCA) (35～40％)：女性に多い，びまん性の脂肪化を伴う．経口避妊薬との関連性．
2. β-catenin 活性化型 (b-HCA) (10～15％)：女性に多く，組織学的には細胞異型があり癌化の危険性が高い．経口避妊薬との関連性．EOB 造影 MRI の肝細胞相で低信号．
3. inflammatory HCA (I-HCA) (45～60％)：組織学的に炎症細胞浸潤が特徴とされ，飲酒や肥満との関係が強い．
4. 分類不能型 (u-HCA) (10％)

c. 肝血管筋脂肪腫（AML：Angiomyolipoma）

疾患概念	過誤腫の一種で，成熟脂肪細胞，血管内皮細胞，平滑筋細胞で構成される間葉系腫瘍である．

疫 学	- 比較的まれな腫瘍で，腎に発生するものより頻度は低い．
- 男女比＝1：2.6，平均年齢50.8歳
- 平滑筋成分のみからなる腫瘍は PEComa（perivascular epithelioid cell tumor）とよばれる．
臨床像	多くは無症状
検 査	[US] 辺縁が明瞭な高エコー（脂肪成分）を含む混合エコー像を呈する．
造影：肝静脈への早期還流像は診断の一助になる（ただし，特異的ではない）．
[CT]
- 単純：脂肪成分は低吸収域を示す．
- 造影：斑状濃染に始まり，遅延相で全体が濃染される．しかし，肝細胞癌と同様に早期相の濃染像から速やかに wash out を呈する場合もある．

[MRI] T1強調像で脂肪成分が高信号を呈し，脂肪抑制画像ではこの信号が低下する．血管増生の場合では T2強調像は高信号を示す．
[血管造影] hypervascular |
| 病 理 | 肝細胞癌との鑑別が困難な場合には針生検が推奨され，HMB（human melanoma black）-45が陽性（特異性が高い） |
| 治 療 | 確定診断が得られれば治療の必要はない． |

d. 限局性結節性過形成（FNH：Focal nodular hyperplasia）

疾患概念	限局性の血行障害による肝の過形成反応により生じる．
疫 学	- 男女比＝1：10で女性に多い．
- 経口避妊薬やステロイドとの関係も指摘されている．

臨床像	・多くは無症状
検　査	[US] 小型では低エコーを示し，大きいと不均一となる． 造影：動脈相早期に中心部から放射状に拡散〔spoke-wheel pattern（車輻様血管構築）〕して，全体が濃染像となる． [CT] ・単純：低〜等吸収 ・造影：動脈相で濃染し，門脈〜平衡相で周囲肝実質と同等の造影効果，中心瘢痕部では遅延性濃染像をみる． [MRI] T1強調像では周囲肝実質と同程度の信号，中心瘢痕は低信号．T2強調像では肝と同程度の信号，中心瘢痕は高信号．SPIO造影MRIでは欠損像がなく，EOB造影MRIでは肝細胞相で高信号を呈する（90％）（←腫瘤内部にはKupffer細胞が存在するため）．
病　理	・被膜を伴わない正常肝細胞（Kupffer細胞も伴う）の硬い結節で周囲肝実質との境界は明瞭である． ・80％が単発で，多くは肝表面に位置する． ・中心性瘢痕とよばれる線維性組織には脈管構造が含まれる．
治　療	・確定診断が得られれば治療の必要はない． ・まれだが悪性化の報告もあり，増大傾向であれば外科切除を考慮すべき．

10 肝細胞癌（HCC：Hepatocellular carcinoma）

| 疾患概念 | 肝細胞に由来する悪性腫瘍 |

疫学
- 原発性肝癌の 94％
- 男女比＝3：1 で男性に多い．
- 平均年齢は男性 65.5 歳，女性 69.4 歳
- 年齢調整死亡率：悪性新生物の第 5 位（減少傾向）
- 死亡者数：年間 3 万人超（図 17）
- 国内分布：西日本で多い．
- 世界分布：東アジアやサハラ砂漠以南のアフリカに多い（⇐ B 型肝炎の分布）．

原因
- C 型肝炎：約 60％，B 型肝炎：約 15％，非 B 非 C 型肝炎：20〜25％（C 型肝炎からの発癌が減り，非 B 非 C 型肝癌が増加傾向）
- 危険因子：肝硬変，慢性肝炎（C 型・B 型），男性，高齢，アルコール摂取，喫煙，肥満，糖尿病

臨床像
- 自覚症状に乏しい⇒肝臓は「沈黙の臓器」とよばれる．

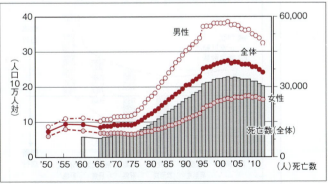

図 17 わが国における肝細胞癌の死亡者数の推移
〔日本肝臓学会（編）：肝がん白書 平成 27 年度．p.8, 日本肝臓学会, 2015 より〕

	- 癌が進行することで，腹水，腹部膨満，黄疸，右季肋部痛，倦怠感（症状が出現した時点でかなり進行している可能性が高い） - 肝細胞癌破裂による腹腔内出血で，突然の腹痛や貧血症状をきたす．
発癌の特性	- 慢性障害肝を背景に異型結節→早期肝細胞癌→進行肝細胞癌へと多段階的に進展（**多段階発癌**）（図18） - 慢性肝炎・肝硬変では癌化の潜在的リスクあり，異所性や異時性に発癌が生じやすい（**多中心性発癌**）．
分類	- 肉眼分類：① 小結節境界不明瞭型，② 単純結節型，③ 単純結節周囲増殖型，④ 多結節癒合型，⑤ 浸潤型
検査	[血液] 肝胆道系酵素↑，腫瘍マーカー↑（AFP, AFP-L3, PIVKA-Ⅱ） [US] - Bモード：モザイクパターン，腫瘍辺縁の低エコー帯（halo），内部エコーの不均一化（nodule in nodule），側方音響陰影，後方エコー増強，肝表面の病変突出（hump sign） - 造影：early vascular phase で hypervascular，Kupffer 相で欠損像（defect 像）（☞54頁）

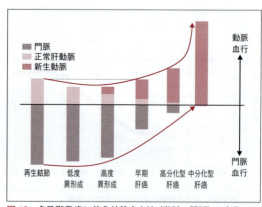

図18　多段階発癌に伴う結節内血流（動脈・門脈）の変化

[CT]
- 単純:低吸収域
- 造影:**動脈相で濃染(高吸収域),門脈相や平衡相で低吸収域(wash out),コロナ様濃染**(腫瘍から周囲肝組織への造影剤の染みだし)(☞ 60 頁)

[MRI] T1WI 低〜高信号,T2 WI 高信号

EOB-MRI:**動脈相で濃染(高信号),門脈相で低信号,肝細胞相で低信号**(☞ 61 頁)

[PET] 肝外転移に集積像

病理

- 画像検査で確定診断に至らない場合に生検が行われる.
- 肝実質を模倣した索状配列,間質は内皮細胞に覆われた類洞様血管(血洞),高分化型で脂肪化(細胞質内の脂肪滴),偽腺管内の胆汁栓

治療

- **肝予備能・肝外転移・脈管侵襲・腫瘍数・腫瘍径に基づき治療法を決定する(図19)**(☞ 118〜127 頁)

▌分子標的薬の第一選択

- ネクサバール® 錠 (200 mg) 4 錠　分 2
- レンビマ® カプセル (4 mg) 体重 60 kg 以上…3 カプセル　分 1
　　　　　　　　　　　　 体重 60 kg 未満…2 カプセル　分 1

▌ネクサバール® の二次治療として

スチバーガ® 錠 (40 mg) 4 錠　分 1(3 週間連日経口投与後に 1 週間休薬)

予後

- 5 年生存率(第 19 回全国原発性肝癌追跡調査 2006〜2007)
  - 外科切除…56.8%,ラジオ波焼灼術…57.7%,TACE…25.6%
- 多中心性発癌のため,根治後の再発率が他の癌腫より高い(3 年間で約 60%).
  ⇒ 定期的(3〜4 か月ごと)な採血・画像検査による再発のチェックが望ましい.

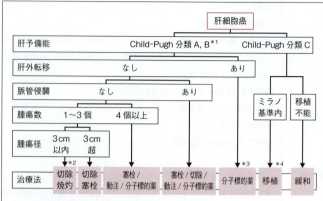

図 19 肝細胞癌の治療アルゴリズム（2017 年版）
〔日本肝臓学会（編）：肝癌診療ガイドライン 2017 年版, p68, 金原出版, 2017 より〕

> **PLUS ONE　ミラノ基準と MELD スコア**
> - ミラノ基準は肝移植適応の判断基準の1つで，腫瘍径5cm以下の単発病変，もしくは腫瘍径3cm以下の腫瘍3個以下を満たすもの．しかし，ミラノ基準を超えた条件でも肝移植によって肝癌が治癒する症例の存在が知られており，肝移植におけるミラノ基準からの適応拡大について議論されている．
> - MELD スコアは，米国移植ネットワークにおいて 12 歳以上の肝臓移植患者の重症度判定や移植優先順位決定に用いられる．MELD スコアは T-Bil，PT-INR，Cr，透析治療の有無で計算され，15 点以上では移植すべきと考えられている．
>
> $$\text{MELD スコア} = 9.57 \times \log_e(\text{Cr}[\text{mg/dL}]) + 3.78 \times \log_e(\text{T-Bil}[\text{mg/dL}]) + 11.2 \times \log_e(\text{PT-INR}) + 6.43$$
>
> - また血清 Na 濃度を考慮した MELD-Na スコアが，移植待機患者の生存予測により重要であることが報告されている．

Latest Topics 免疫チェックポイント阻害薬

　癌細胞は，PD-L1などの蛋白質を細胞表面に発現させ，活性化Tリンパ球のPD-1やCTLA-4と結合することにより，活性化Tリンパ球を不活化させる．この機序により癌細胞は免疫システムを回避することで延命できている．これらの経路を阻害する薬剤が免疫チェックポイント阻害薬で，悪性黒色腫や非小細胞肺癌，腎細胞癌で承認されている．

　実用化されている免疫チェックポイント阻害薬はPD-1抗体，PD-L1抗体，CTLA-4抗体の3種類であり，肝細胞癌に対してもその効果が非常に期待されている．

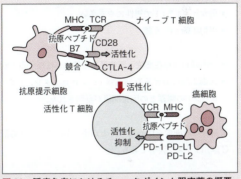

図20　腫瘍免疫におけるチェックポイント阻害薬の概要

11 その他の悪性腫瘍

a. 肝内胆管癌 (ICC : Intrahepatic cholangiocarcinoma)

疾患概念	二次分枝から末梢側の肝内胆管上皮から発生した癌で，肝内に腫瘍を形成するもの．肝門部領域を首座とする肝門部領域胆管癌とは区別される．
疫 学	・原発性肝癌の 4.3% ・男女比=1.7：1で男性にやや多い． ・平均年齢：68.6 歳
原 因	・肝内結石の存在部位と胆管癌発生部位がほぼ一致 (90%以上)． ・印刷工場における有機溶媒 (ジクロロメタン，1,2-ジクロロプロパン) の曝露との因果関係が証明された．
臨床像	背景肝に肝硬変を伴わないことが多いが，ウイルス性肝炎 (B 型・C 型) はリスク因子である．
分 類	肉眼分類：腫瘤形成型，胆管浸潤型，肝内発育型
検 査	[肝機能] 肝胆道系酵素↑ [腫瘍マーカー] CEA↑，CA19-9↑ [US] 境界不明瞭な低エコー結節，八頭状の形態，末梢の胆管拡張．造影超音波の Kupffer 相で欠損像 (defect 像)． [CT] 単純：辺縁不整な低吸収域．一般的には，動脈相で低吸収かリング状濃染 (ただし，30〜40%に動脈相での腫瘍濃染)．門脈相以降では線維部位が染影 (遅延性濃染)．腫瘍内の脈管貫通像 [MRI] T1WI 低信号，T2WI 高信号．造影後期相にて遅延性濃染
病 理	腺管を形成する癌細胞と豊富な線維性間質 (腫瘤の主体は間質成分)

治療	1) 治療の第一選択 外科切除 2) 閉塞性黄疸の場合 減黄術によって QOL の改善が見込まれる． 3) 切除不能例の場合 • レジメン 1（GC 療法）：ゲムシタビン（GEM）＋シスプラチン • レジメン 2（GS 療法）：GEM＋S-1 • レジメン 3：GEM 単独
予後	予後不良．5 年生存率 19.6％（肝切除群 32.7％，それ以外 17.4％）

b. 細胆管細胞癌（CoCC：Cholangiolocellular carcinoma）

疾患概念	Hering 管または細胆管から発生した．近年，肝内胆管癌から独立した疾患として分類された．
疫学	原発性肝癌の 0.5〜1％
臨床所見	• 約半数に慢性肝炎や肝硬変を合併 • 末梢の胆嚢拡張を認めない．
検査	• 早期相で造影効果があり，中心部に遅延性濃染 • 腫瘍内の脈管貫通像
病理	• ICC と異なり粘液産生を認めない． ［免疫組織染色］ • CK7，CK19（胆管細胞マーカー）：高率に陽性 • HepPar1，AFP（肝細胞マーカー）：陰性 • EMA（epithelial membrane antigens）（上皮性マーカー）：膜型陽性

所見（腺腔面の膜が濃染）

治 療 第一選択

　外科切除

予 後 肝細胞癌より良好

c. 転移性肝癌 (Liver metastasis)

疾患概念 肝臓以外に発生した悪性腫瘍が肝臓に転移したもの

検 査 [腫瘍マーカー] 原発巣に関連したマーカーが上昇
- 腺癌：CEA↑, CA19-9↑
- 扁平上皮癌：SCC↑, CYFRA↑

[US] bull's eye sign（比較的厚い周囲低エコー帯と中心部高エコー）, cluster sign（複数結節の集簇）. 造影超音波の Kupffer 相で欠損像（defect 像）.

[CT] 単純：低吸収域

造影効果については原発巣の特徴を引き継ぐ.
- 腺癌：動脈相でリング状濃染，門脈相〜平衡相で低吸収域
- 腎細胞癌・GIST・平滑筋肉腫・神経内分泌腫瘍（NET）など：動脈相で高吸収域（hypervascular），門脈相〜平衡相で低吸収域

[MRI] T1WI 低信号，T2WI 高信号．EOB-MRI の肝細胞相で低吸収域

治 療 1) 肝転移は遠隔転移であるため，全身化学療法が検討される．

- 胃癌
  レジメン 1：S-1+シスプラチン
  レジメン 2：S-1+タキサン系（腹膜播種の合併）

- 大腸癌
  - レジメン1：FOLFOX（±ベバシズマブ）
  - レジメン2：FOLFIRI（±ベバシズマブ）
- 膵癌
  - レジメン1：GEM単独
  - レジメン2：GEM＋エルロチニブ（EGFRチロシンキナーゼ阻害薬）

2) 癌病変が肝内に限局した場合，肝動注化学療法も選択肢の1つ

レジメン：WHF（5-FU 1,000 mg/m² を週1回5時間）

3) 切除可能例

外科切除が推奨

4) 切除不能例（低侵襲治療として）

穿刺局所療法（ラジオ波焼灼術など）を考慮（☞118頁）

Side Memo 転移性肝癌に対する経皮的ラジオ波焼灼術（RFA）

肝細胞癌の局所再発率と比べて転移性肝癌の場合では，RFAの局所再発が高い（RFAの局所再発率：肝細胞癌1.7～21％，肝転移8.8～55％）．その理由として，①肝転移巣は被膜を有しない，②癌細胞の浸潤性進展，などが考えられている．

局所再発を予防するには，より広範囲な焼灼が必要である．そのために，①造影超音波のKupffer imageから腫瘍境界を正確に把握すること，②fusion imageの活用から腫瘍部位の確認や焼灼マージンの可視化をすることはRFA治療において非常に有効な対策である．

12 肝膿瘍（Liver abscess）

疾患概念

細菌や原虫によって肝臓内に膿瘍を形成したもので，細菌性肝膿瘍とアメーバ性肝膿瘍に大別される．

分類

1) 細菌性肝膿瘍
- 起因菌：Gram陰性桿菌（*Klebsiella pneumoniae*，*E. coli* など）が多い．他に *Enterococcus* spp., *Streptococcus viridans* など
- 感染経路：経門脈性，経胆道性，経動脈性，直達性，医原性，外傷性
- リスク因子：糖尿病，胆道系の術後，胆嚢炎，胆管炎，腹腔内感染症，悪性腫瘍など

2) アメーバ性肝膿瘍
- 起因：赤痢アメーバ（*Entamoeba histolytica*）
- 感染経路：大腸より経門脈的に肝内に感染
- 潜伏期：8〜20週間（平均12週間）
- 感染しても肝膿瘍を発症するのは5%程度
- リスク因子：男性同性愛者の性行為感染症，細胞性免疫低下（HIV・臓器移植），流行地（インド・アフリカ・中南米）への渡航歴
- 第五類感染症：7日以内の届け出が必要

臨床像

- 発熱，悪寒，腹痛が三徴．他に悪心・嘔吐，咳嗽，腹部膨満など
- アメーバ性肝膿瘍ではアメーバ性腸炎による下痢を伴うことがある．
- 膿瘍内容物：細菌性…乳白色を呈し腐敗臭を伴う．
  アメーバ性…チョコレート状で腐敗臭を伴わない．
  混合感染では腐敗臭（＋）

検査

画像所見は経時的に変化
[血液] 炎症所見（CRP↑，WBC↑，赤沈↑），肝・胆道系酵素↑
[US] 境界不明瞭な低エコー腫瘤像，内部は不均一で点状高エコーを伴う．初期は充実像だが，融解壊死に伴い混合性腫瘤像〜膿瘍腔

形成を呈する.

[CT]
- 単純：辺縁不整な低吸収域 (膿汁部と周囲炎症部の二重構造)
- 造影：炎症部位が淡く染影

[MRI]
- T1WI：内部低信号で炎症部位はやや高信号
- T2WI：内部不均一な高信号

診 断

[培養] 起因菌の同定
[血清学的] 赤痢アメーバ抗体 (95％以上の陽性率)
[鏡検的] 膿瘍内容物のアメーバ栄養型虫体の検出 (※検出率は低い)

治 療

1) 細菌性肝膿瘍 (☞ 128 頁)

- 至適抗菌薬 (セフェム系, ペニシリン系) の投与
- 感染巣の除去

2) アメーバ性肝膿瘍

- メトロニダゾール 1,000〜2,000 mg/日, 7〜10 日の経口投与
- チニダゾール 1,500〜2,000 mg/日, 7〜10 日の経口投与

※治療抵抗性の場合にはドレナージを考慮. ただし, 腹腔内や皮下に播種するリスクあり.

予 後

1) 細菌性肝膿瘍
- 孤立性肝膿瘍についてはほぼ治癒する.
- ガス産生肝膿瘍では基礎疾患 (糖尿病, 悪性疾患) の存在や播種性血管内凝固 (DIC) の合併から予後不良 (死亡率：9〜30％)

2) アメーバ性肝膿瘍
- 細菌性と比べ予後良好
- 膿瘍破裂による合併症をきたした場合には予後不良

13 注意すべき肝疾患

a. ヘモクロマトーシス (Hemochromatosis)

疾患概念	肝硬変・糖尿病・心筋症などの全身性の他臓器障害を伴う鉄過剰症．鉄過剰症には原発性と二次性がある．
疫 学	わが国において原発性の遺伝性ヘモクロマトーシスはほとんど存在しない． ⇒疑う症例については，二次性を考慮する．
病 態	(1) 原発性ヘモクロマトーシス：鉄代謝に関する遺伝子（*HFE* など）の異常により消化管からの鉄吸収が亢進 (2) 二次性ヘモクロマトーシス：過剰の鉄剤投与，頻回の輸血，無効造血などにより有効利用されない鉄が蓄積（鉄が過剰になると毒性の強い二価鉄によってフリーラジカルが誘導され，その細胞障害から肝線維化や発癌をきたす）
臨床像	・多くは中年以降に発症（月経のため女性は男性より発症が遅い） ・肝硬変，皮膚の色素沈着，糖尿病，心不全が主徴 ・その他：甲状腺・副甲状腺・下垂体の機能低下や性機能低下などから性欲減退，陰毛・体毛の脱落，無月経，睾丸萎縮など ・有痛性の関節症も高頻度
検 査	[血液] 血清鉄値↑，トランスフェリン飽和度↑，血清フェリチン値↑↑，UIBC↓，TIBC 正常 or やや↓（図21），ヘプシジン↓ [尿] Fe 正常（※腎障害は少ない） [CT] 肝臓の CT 値↑ [MRI] T1WI，T2WI で肝臓の信号強度↓
治 療	鉄を除去する方法として，瀉血と鉄キレート剤（鉄排泄促進剤）の2つがある．

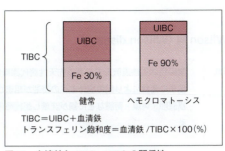

図 21 血清鉄と TIBC，UIBC の関係性
TIBC：総鉄結合能，UIBC：不飽和鉄結合能

瀉血

週 1〜2 回で全血 200〜400 mL（約 100〜200 mg の鉄含有）の瀉血を数年間

瀉血ができない，もしくは効果不良の場合

鉄キレート剤の投与
(1) デスフェラール®注（デフェロキサミン）
1,000 mg を 1 日 1〜2 回，筋肉注射
(2) エクジェイド®（デフェラシロクス）
1 日 1 回 20 mg/kg を水 100 mL 以上で用時懸濁し，空腹時に経口投与

※アスコルビン酸（ビタミン C）は鉄吸収を促進させるため摂取は避ける．

予後
- 肝細胞癌の発症：15〜30％
- 死因：肝細胞癌，心不全，肝不全が多い．

b. Wilson病 (Wilson disease)

疾患概念

常染色体劣性遺伝形式をとる先天性銅代謝異常症. *ATP7B*遺伝子の変異により銅の胆汁中への排泄が阻害され, 肝臓・大脳基底部・角膜・腎臓などに銅が沈着し組織障害が引き起こされる.

疫学

- わが国における発症頻度：35,000〜45,000人に1人（保因者は100〜120人に1人）
- 発症年齢：3〜50歳代と幅広く分布. 発症のピークは10〜11歳頃
- 男女比＝明らかな性差はない.

病因

13番染色体長腕13q14.3に位置する*ATP7B*遺伝子の異常
　⇒ATP7B蛋白質の異常
　⇒肝細胞内から胆汁中への銅排泄障害と活性型セルロプラスミン合成障害

臨床像

- **古典的三徴：肝硬変, 錐体外路症状, Kayser-Fleischer角膜輪**
- 錐体外路症状：構音障害, 振戦, 歩行障害
- その他の症状：**精神症状**（知能低下や感情障害）, 近位尿細管障害, 溶血性貧血など

※幼児期以降の肝障害と学童期以降の神経障害をみた際には本症の可能性を考慮する.

検査

[血液] 血清セルロプラスミン値↓↓, 血清Cu↓, 遊離Cu^{2+}↑（図22）
[尿] 尿中Cu排泄量↑, アミノ酸尿
[組織] 肝組織中のCu含量↑
※約5％程度に血清セルロプラスミン値正常例が存在

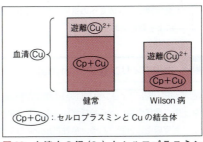

図 22 血清中の銅（Cu）とセルロプラスミン（Cp）の関係性

治療

■第一選択

- ペニシラミン（メタルカプターゼ®）
  少量（250〜500 mg/日）から開始し，4〜7日ごとに増量．初期量を1,000〜1,500 mg/日程度にする．維持量は750〜1,000 mg/日で，必ず空腹時に服用する．

■神経症状が強い場合，もしくはメタルカプターゼ®に抵抗性の場合

- トリエンチン（メタライト®）
  初期治療として成人は1,500〜2,500 mg/日を分3で投与．維持期は成人750〜1,500 mg/日を分3ないし分2で空腹時に投与する．

■上記薬剤と併用，もしくは無症候性の場合

- 酢酸亜鉛（ノベルジン®）
  1回50 mgを1日3回で食前1時間以上かつ食後2時間以上あけて服用する（16歳以上）．

- 銅制限食（甲殻類，レバー，ナッツ類，チョコレート，キノコなどを避ける）は推奨されるが，厳格でなくて構わない．
- 肝不全に至れば肝移植を考慮する．

予後

- 早期の診断および適切な治療が行われれば，社会復帰や発症予防が可能

- 怠薬例では肝硬変への進展や神経症状の出現がみられ,肝不全による死亡例あり

> **Side Memo** ポルフィリン症(Porphyria)
>
> ヘム合成回路(ポルフィリン合成回路)の酵素が機能しない先天的または後天的な疾患.症状の違いから神経症状を主とする急性型と皮膚光線過敏症を主とする皮膚型に分類される.急性ポルフィリン症では種々の薬剤や月経,飢餓,アルコールなどが誘因となり,腹痛・便秘・嘔吐などの腹部三大症状のほか,痙攣や四肢麻痺などの中枢神経症状,さらに高血圧や頻脈などの自律神経症状などと多彩な症状が引き起こされる.20~40歳の女性にやや多く,**急性腹症**および**赤色尿**を主訴に来院されることが多い.尿中ポルホビリノゲン(PBG)↑,尿中δ-アミノレブリン酸(ALA)↑が診断の手掛かりになる.

> **Side Memo** 尿素サイクル異常症と成人発症Ⅱ型シトルリン血症
>
> 尿素サイクルに関わる酵素異常により高アンモニア血症をきたすものであり,典型例では新生児期の高アンモニア血症とそれに基づく中枢神経症状が特徴である.このうち,高シトルリン血症をきたす病態はアルギニノコハク酸合成酵素の欠損により小児期に基質であるシトルリンが蓄積する古典型(Ⅰ型),およびミトコンドリア内膜のアスパラギン酸(Asp)・グルタミン酸輸送体(シトリン)欠損による細胞質Aspの欠乏により,基質のシトルリンの代謝が進まず,高シトルリン血症を呈する成人発症Ⅱ型に分けられる.後者は小児での適応・代償期ののちに,成人期に細胞質からミトコンドリアへのNADH輸送障害,尿素・蛋白合成能の低下と高アンモニア血症,好気性解糖やエネルギー代謝障害,アセチルCoA増加と中性脂肪蓄積による"痩せ"の脂肪肝を呈する.この病態では,糖質負荷により細胞質のNADH蓄積が助長され,高アンモニア血症を増悪させる.本症では,小児の適応・代償期に無意識に糖質を嫌う食事をしているという特徴をもつ.また飲酒を嫌うため,NASHとなり,肝細胞癌を発症しうる.高アンモニア血症やNASHの診断・治療の際に注意すべき疾患である.

附記 針刺し・体液曝露時の対応

針刺し・体液曝露時に遭遇したときは必要な手続きを行うこと．受診が必要な場合や感染が確認された場合，労災の対象となることが多い．

針刺し・体液曝露における感染の確率

HBV	およそ 6～30% ⇒HBe 抗原陽性の場合 21～31%（3 回に 1 回） ⇒HBs 抗原陽性 HBe 抗原陰性の場合 1～6%（17 回に 1 回）
HCV	およそ 1.8%（50 回に 1 回）
HIV	およそ 0.3%（300 回に 1 回） いずれのウイルスも精液・腟分泌液から感染の可能性がある．またHIV は髄液や母乳からも感染の可能性あり．

Side Memo 医療施設で取り扱う検体のリスク

赤十字血液センターの初回供血者のHBs 抗原，HCV 抗体陽性率と比較した場合，近畿大学医学部附属病院での 2013～2015 年の針刺し事故汚染源のHBs 抗原，HCV 抗体陽性率はそれぞれ 4.4 倍，8.8 倍であった．すなわち医療施設では，感染リスクの高い検体を取り扱っていることに留意すべきである．

針刺し・体液曝露時の対応

事故時	ただちに流水と石鹸で十分に洗浄．可能であれば消毒液で消毒
事故後 速やかに	● 汚染源と事故者の感染症検査の確認（採血など） ● 各施設の対策ガイドラインの確認．国公立大学附属病院感染対策協議会によるガイドラインを図 23 に示す．

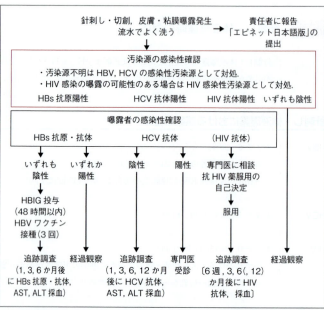

図23 HBV, HCV, HIVによる針刺し・切創, 皮膚・粘膜曝露発生時の処置
〔国公立大学附属病院感染対策協議会(編): 病院感染対策ガイドライン, 2018年版. じほう, p.268, 2018より改変〕

- 責任者に報告. エピネットの提出

この他に梅毒血清反応, HTLV-1抗体が検査される. 各施設のマニュアルを参照すること.

Side Memo エピネット日本版

エピネットとは, 米国バージニア大学のJanine Jagger教授によって開発された報告書式であり, 血液・体液曝露の記録, 分析と予防に用いられている. エピネット日本版は, 1997年にバージニア大学の承諾を得て, 職業感染制御研究会の下で自由に活用できるよう発刊された血液・体液曝露報告書式である. さまざまな施設で血液・体液曝露サーベイランスに用いられている.

VI 胆道・膵疾患

1 胆嚢結石(Gallbladder stone)・総胆管結石(Common bile duct stone)

疾患概念　胆石とは胆道系に生じる結石．胆石症とは胆石により引き起こされる疾患の総称

疫　学
- 日本人の胆石保有率：5％程度（腹部超音波検診での発見率：2〜3％）
- 男女比＝1：0.87．以前は女性に多かったが，近年では男女比が逆転している．
- 高齢者に多く，40歳代より次第に保有率が高くなる傾向（図1）

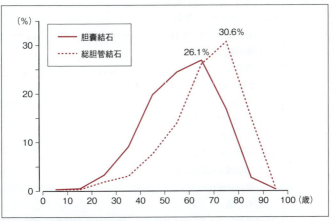

図1　胆石症患者の受診時年齢
平均年齢は胆嚢結石：56.3±13.6歳*，総胆管結石66.9±14.4歳（*$p<0.01$）

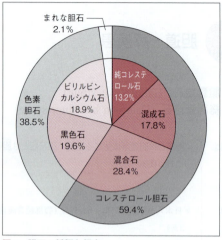

図2 胆石の種類と頻度

- リスク因子：5F〔Forty（40歳），Female（女性），Fatty（肥満），Fair（白人），Fecund・Fertile（多産・経産婦）〕

分類

1）主成分による分類（図2）
(1) コレステロール胆石
  ⓐ 純コレステロール石
  ⓑ 混成石
  ⓒ 混合石
(2) 色素胆石
  ⓐ 黒色石
  ⓑ ビリルビンカルシウム石
(3) まれな胆石
  ⓐ 炭酸カルシウム石
  ⓑ 脂肪酸カルシウム石
  ⓒ 他の混成石
  ⓓ その他
2）発生部位による分類：胆囊結石，肝内結石，胆管結石（総胆管石）

成因	- コレステロール胆石：食事，肥満，糖尿病などによるコレステロール過飽和胆汁＋胆汁うっ滞
- 黒色石 ← ビリルビン誘導体，カルシウム，炭酸などの胆汁内過飽和
- ビリルビンカルシウム石 ← 胆道内の細菌，特に腸内大腸菌の逆行性感染
臨床像	- 無症状で，検診や他疾患の検査時に偶然発見される場合も多い（無症状胆石：silent stone）．
※無症状胆石は胆石保有者の約1/3～1/2
- 胆石疝痛（胆石発作）：胆石が原因の心窩部や右上腹部の激痛．油っこいものを食べた後に発症することが多い．**嘔吐**や**発熱**も伴う．
- 胆道に閉塞機転があれば，**黄疸**を生じうる．
検査	[血液] 発作時に **ALP↑**，γ-GTP↑，AST・ALT↑，T-bil↑，WBC↑
[US] 胆石表面の強い反射（strong echo）とその後方の音響陰影（acoustic shadow）
※胆嚢結石のUSの描出率：95％以上．一方，胆管結石の描出率は50～60％だが胆管拡張を伴うことが多い．
[CT] 高吸収
胆石の描出はカルシウムを含む量に左右され，純コレステロール石の描出は難しい．
[EUS] 胃・十二指腸から胆道を直接スキャンするため，腸管ガスや脂肪組織の影響を受けにくいという利点を有する．
[ERCP] 可動性のある陰影欠損（胆管炎を併発している場合には同時に胆道ドレナージ術を行う）

PLUS ONE 胆砂（Biliary sludge）・胆泥（Biliary debris）

- 炎症に伴う膿汁やフィブリン塊，胆砂（微細な結石），血塊，壊死物質などに由来して，胆道内に不均一で音響陰影を伴わない泥状を呈する高エコーが出現する．
- これを sludge echo または debris echo とよぶ．

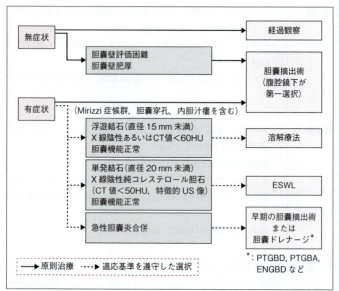

図3 胆嚢結石症の治療フローチャート
〔日本消化器病学会(編):胆石症診療ガイドライン2016. 改訂第2版. p.xviii, 南江堂, 2016より許諾を得て転載〕

治療 | 図3に胆嚢結石症の治療の流れを,図4に総胆管結石の治療の流れを示す(☞ 136, 138頁).

> **PLUS ONE** Mirizzi症候群
> - 胆嚢頸部や胆嚢管に胆石が嵌頓することで,肝管に機能的な痙攣や炎症などが起こり,胆汁鬱滞や胆管炎をきたす症候群.総胆管の不完全閉塞から発熱や黄疸が反復する.
> - 肝内胆管は拡張するが,総胆管は拡張しない.

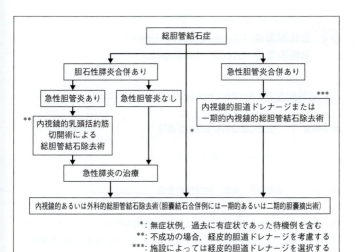

図4 総胆管結石の治療フローチャート
〔日本消化器病学会(編):胆石症診療ガイドライン2016. 改訂第2版. p.xix, 南江堂, 2016より許諾を得て転載〕

> **PLUS ONE　Lemmel症候群**
> - 傍乳頭憩室が総胆管の乳頭開口部を圧迫することにより,胆汁や膵液の排出を妨げ,膵や肝にうっ滞性の炎症や黄疸などを続発するという考えをLemmelが1934年に傍乳頭症候群として報告した.
> - 現在においてLemmel症候群とは傍乳頭部憩室そのものが機能的,機械的に黄疸や膵炎を惹起する症候群と解釈されている.

> **PLUS ONE　胃切除後胆石症**
> - 胃切除後には胆石の発生頻度が高いことは知られており,幽門側胃切除術後Billroth II法再建や胃亜全摘術後において約20%程度とされる.
> - 胃切除後胆石症では総胆管胆石合併の頻度が高く,胆汁中有菌率が高率でビリルビン系結石の頻度が高い.

2 急性胆嚢炎（Acute cholecystitis）・急性胆管炎（Acute cholangitis）

a. 急性胆嚢炎（Acute cholecystitis）

疾患概念	**胆嚢に急性炎症を生じた病態**
	・90〜95％は胆嚢結石に起因する．
疫 学	増悪因子：高齢，糖尿病の合併
病 因	・胆石が胆嚢管に嵌頓し閉塞 ⇒ 胆嚢内胆汁のうっ滞と内圧上昇 ⇒ 胆嚢粘膜傷害と炎症性メディエーターの活性化 ⇒ 急性胆嚢炎 ・胆嚢胆汁の細菌培養陽性率：40〜54％
臨床像	・発症早期（発生から3〜4日）：うっ血・浮腫性胆嚢炎 → 出血性・壊死性胆嚢炎 ・発生から7〜10日：化膿性胆嚢炎，胆嚢周囲膿瘍の合併 ・症状…**発熱**，**右季肋部痛**および**圧痛**，**Murphy 徴候**（右季肋部を圧迫したまま深呼吸させると，痛みのために途中で呼吸が停止する）（Murphy 徴候：感度65％，特異度87％）
検 査	[血液] **CRP↑，WBC↑** （重症度判定として）血小板数，ビリルビン，BUN，Cr，プロトロンビン時間（PT），PT-INR，血液ガス分析 [US] 胆嚢壁肥厚（4 mm 以上），胆嚢腫大，胆嚢周囲浸出液貯留，sonographic Murphy's sign（超音波プローブによる胆嚢圧迫による疼痛） [CT] 胆嚢壁肥厚，胆嚢周囲滲出液貯留，胆嚢腫大，胆嚢周囲脂肪織内の線状高吸収域

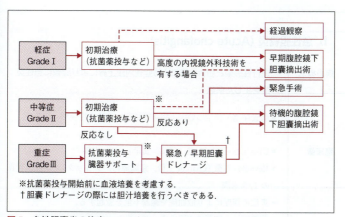

図5　急性胆嚢炎の治療フローチャート
〔急性胆管炎・胆嚢炎診療ガイドライン改訂出版委員会(編)：急性胆管炎・胆嚢炎診療ガイドライン 2013. p.53, 医学図書出版, 2013より〕

治　療

1) 基本的治療

- 絶食，輸液，抗菌薬投与，鎮痛薬投与を直ちに開始する．
- 治療の原則は早期の胆嚢摘出術

2) 手術のリスクや難易度が高いなどの理由で手術を回避する場合
（経皮経肝または内視鏡的）胆嚢ドレナージ（☞ 130，140頁）

> **PLUS ONE　黄色肉芽腫性胆嚢炎（Xanthogranulomatous cholecystitis）**
>
> - 胆嚢内に胆汁色素を含む組織球を主体とした肉芽腫を形成する比較的まれな胆嚢炎．CTにおける粘膜層の連続性保持や胆嚢壁内の低吸収域が画像的特徴だが，漿膜下層を中心とする壁肥厚像のため進行胆嚢癌との鑑別に苦慮することがある．
> - また，胆嚢癌の併存が約10％であるため，治療法として外科切除（胆嚢摘出＋肝床切除）が勧められる．

b. 急性胆管炎 (Acute cholangitis)

疾患概念

逆行性感染と胆管狭窄による胆管内圧上昇により胆管に急性炎症を生じた病態

- 胆管閉塞・狭窄の要因：**総胆管結石**，胆管良性狭窄，胆管癌

臨床像

- Charcot 三徴（発熱，腹痛，黄疸）：50〜70%
- Reynolds 五徴（Charcot 三徴，意識障害，ショック）：重症胆管炎の 10% 未満
- 炎症の程度により敗血症や臓器不全を惹起する．
- 胆管胆汁の細菌培養陽性率：60〜76%
  - 好気性菌：*E. Coli*, *Klebsiella*, *Enterococcus*, *Enterobacter* など
  - 嫌気性菌：*Clostridium*, *Bacteroides* など

検査

[血液] WBC↑，CRP↑，ALP↑，γ-GTP↑，AST↑，ALT↑，T-bil↑
（重症度判定として）血小板数，ビリルビン，BUN，Cr，プロトロンビン時間 (PT)，PT-INR，血液ガス分析
[US] 胆管の壁肥厚，胆管壁の高エコー化，胆管拡張・狭窄
[CT] 胆管拡張・狭窄，ダイナミック CT での肝実質の不均一濃染

治療

1) 基本的治療

   絶食，輸液，抗菌薬投与，鎮痛薬投与を直ちに開始

2) 急性炎症の消退後

   成因に対する治療（総胆管結石に対する内視鏡的胆管結石除去術，膵胆道癌に対する根治手術など）を行う．

予後

死亡率：Tokyo Guideline Grade I…0%，Grade II/III…1.3%，Grade III…13.4%

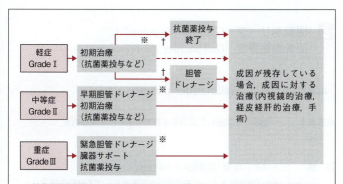

※抗菌薬投与開始前に血液培養を考慮し,胆管ドレナージの際には胆汁培養を行うべきである.
†急性胆管炎の治療の原則は抗菌薬投与,胆管ドレナージ,成因に対する治療であるが,総胆管結石による軽症例に対しては,胆管ドレナージと同時に成因に対する治療を行ってもよい.

図6 急性胆管炎の治療フローチャート
〔急性胆管炎・胆嚢炎診療ガイドライン改訂出版委員会(編):急性胆管炎・胆嚢炎診療ガイドライン2013. p.51, 医学図書出版, 2013 より〕

3 胆嚢ポリープ (Gallbladder polyp)・胆嚢腺筋腫症 (Gallbladder adenomyomatosis)

a. 胆嚢ポリープ (Gallbladder polyp)

疾患概念	胆嚢内に突出して細い茎を有する限局性隆起性病変

形 態
- 主に,Ip型(有茎性)とIsp(亜有茎性)
- Is(広基性あるいは無茎性)は胆嚢ポリープとは別に扱う.

疫 学
- 発見頻度:5.5〜7.1%.
- 男女差はなく,40〜50歳代に好発

分 類
1) 胆嚢コレステロールポリープ
- 胆嚢ポリープの50〜90%以上
- 胆嚢壁の粘膜固有層に脂質を貪食した組織球(泡沫細胞)の沈着から始まり,やがて桑実状のポリープを形成
- 細い茎,多発性

2) 胆嚢過形成ポリープ
- 胆嚢上皮細胞が過剰に増殖したもの
- 大きさ:通常3〜5 mmで10 mmを超えることはない.
- 結石合併:50〜70%

3) 胆嚢炎症性ポリープ
- 浮腫状の間質に慢性炎症細胞浸潤と血管拡張を伴う.

検 査
[US] 胆嚢壁の輝度の高い点状エコー,体位変換によって移動しない粒状あるいは桑実状ポリープ,内部エコーは比較的均一
[MRCP] low intensity area の欠損像
[EUS] 高輝度の多粒子からなる桑実状の有茎性ポリープ,内部に点状エコー,表面には顆粒状の細かい凹凸

治 療
- 非腫瘍性病変のため経過観察が基本

- 胆石合併で有症状の場合
- 10 mm以上でかつ増大傾向を認める場合
- 大きさにかかわらずIs（広基性）の場合

⇒胆嚢摘出術が推奨される．

予後 | 予後良好

b. 胆嚢腺筋腫症（Gallbladder adenomyomatosis）

疾患概念 | 胆嚢壁に存在するRokitansky-Aschoff洞（RAS）と筋線維の増生により，特有の壁肥厚と変形をきたす疾患

分類 | (1) 底部型（fundal type）…胆嚢底部に限局的に病変が存在
(2) 分節型（segmental type）…胆嚢頸部や体部で輪状に病変が存在
(3) びまん型（diffuse type）…胆嚢全体にびまん性に存在
※頻度：底部型＞分節型＞びまん型

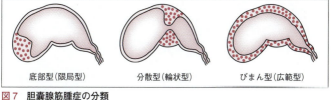

図7 胆嚢腺筋腫症の分類

疫学 | • 発見頻度：1～5％
• 中高年の男性に好発
• 多くの症例で胆石を合併する（分節型では90％に胆石が合併）．

病因 | 胆嚢の過剰収縮による胆嚢内圧の上昇がRASの壁内憩室の形態を引き起こし，これが拡張・増殖をきたす（胆嚢内圧上昇説）．

臨床像	- ほとんどが無症状 - 有症状の場合,比較的長い時間での鈍痛が多い.
検 査	[US] 肥厚した胆嚢壁内に点在する小囊胞像,内結石によるコメット様エコー (comet-like echo) [MRCP] pearl necklace sign (RAS 内の液体貯留), string of beads sign (RAS が連なる像)
治 療	- 基本的には経過観察 - 有症状や癌の併存が否定できない場合には,腹腔鏡下胆嚢摘出術が施行される.
予 後	- 癌の合併がなければ予後良好 (胆嚢癌の合併頻度:1.4〜6.6%) - 胆嚢腺筋腫症と胆嚢癌との関連について一定の見解は得られていない.

4 胆嚢癌 (Gallbladder cancer)

疾患概念	胆嚢および胆嚢管上皮より発生した悪性腫瘍

病　態
- 腺癌：80％以上，腺扁平上皮癌：1.4〜9.6％
- 胆嚢は粘膜筋板と粘膜下層を欠くため，癌の直接浸潤がしやすい．

疫　学
- 全悪性腫瘍の約1.6％（増加傾向）
- 好発年齢：60〜70歳代
- 男女比＝1：2〜4
- 検診US受診者での発見率：0.01％
- 胆石の合併：40〜75％

病　因

1) 胆嚢結石
- 胆石による胆道上皮の慢性炎症が危険因子
- 胆嚢結石の温存例における胆嚢発癌の相対危険度：3.6倍（ただし，無症候性胆石からの胆嚢発癌：0〜0.5％）

2) 膵胆管合流異常症
- 膵液逆流による胆道上皮の慢性炎症が危険因子
- 胆嚢癌の合併率：15〜20％
- 胆管拡張のない膵胆管合流異常症では予防的胆嚢摘出術が推奨されている．

臨床像
- 初期には症状を示さないことが多い．
- 合併する胆石や胆嚢炎の症状を契機に発見されることがある．
- 癌が進行すると黄疸，貧血，全身倦怠感，体重減少を伴う．
- 進行癌では脈管浸潤，神経浸潤，リンパ節転移を高率に認める．

分　類

肉眼的形態分類：乳頭型（乳頭型のなかでIp型胆嚢癌は腺腫内癌が多い），結節型，平坦型

検　査

[US] 不整な隆起性病変，胆嚢壁層構造の不整もしくは断裂，ドプ

ラ所見にて樹枝状の血管走行
[CT] 造影早期相で正常胆嚢粘膜よりも濃染する腫瘤影，遅延性濃染，リンパ節転移・周囲臓器への浸潤の有無の確認
[MRCP] 不整な陰影欠損像
[EUS] 不整な隆起性病変，胆嚢壁構造の不整または断裂〔正常胆嚢壁は内側から高エコー（第一層：粘膜・粘膜下層），低エコー（第二層：固有筋層），高エコー（第三層：漿膜下層）の三層構造を呈す〕
[血液]
胆管浸潤：胆道系酵素（ALP・γ-GTP）↑，T-Bil↑（直接型優位）
進行癌：**CA19-9**↑（陽性率：70〜90％），CEA↑，DUPAN-2↑，Span-1↑

治療

切除可能例

外科的切除が推奨される（進行癌では，胆摘＋肝床部の肝部分切除術＋リンパ節郭清などの術式が行われる）．

切除不能例では全身化学療法

レジメン：ゲムシタビン 1,000 mg/m^2，シスプラチン 25 mg/m^2 を週1回，2週間連続投与後1週間の休薬

予後

- 切除可能例において早期癌は5年生存率80％，進行癌は50％である（ただし，漿膜浸潤例：10％）．
- 切除不能例は1年生存率20％と予後不良である．

PLUS ONE 早期胆嚢癌

- 癌の浸潤が粘膜内ないし固有筋層内に留まるもので，リンパ節転移の有無は問わない．
- 癌組織がRASにおいて漿膜下層までに留まる場合では，癌の上皮内進展とみなして早期癌に含める．
- 通常では，脈管侵襲，神経浸潤，リンパ節転移を認めない．
- ポリープ様の病変において，広基性，10 mm 以上，増大傾向では胆嚢癌の可能性が高い．

5 胆管癌 (Cholangiocarcinoma)

疾患概念

> 胆管（肝管および総胆管）上皮より発生した悪性腫瘍

- 発生部位により，肝門部胆管癌，遠位胆管癌に分類される．
- 次第に増大し，胆管閉塞から黄疸や胆管炎を引き起こす．

疫学

- 患者数は増加しており，わが国では年間2万人以上が胆道癌（胆嚢癌を含む）と診断されている．
- 高齢男性に多い
- 男女比＝2：1
- 60歳代に好発
- 95％が分化型腺癌
- 危険因子：膵胆管合流異常症，原発性硬化性胆管炎，肝内結石症，炎症性腸疾患，印刷業従事（1,2-ジクロロプロパン）

臨床像

- 初発症状：黄疸（約半数），食欲不振，全身倦怠感，腹痛など
- Courvoisier徴候（無痛性胆嚢腫大）
- 肝機能障害が無症状例の発見契機となる．

検査

[血液] T-Bil↑，肝胆道系酵素↑，CEA↑，CA19-9↑
[US・CT・MRI]
- 染影効果を有する胆管壁肥厚
- 胆管外に浸潤した場合では淡い造影効果を持つ不整形を呈する．
- 病変の広がりや浸潤の程度，周囲脈管や臓器への浸潤の評価

[ERCP・MRCP・PTC] 胆管狭窄・閉塞や不整な途絶，上流部の胆管拡張
※ERCPでは併せて生検や細胞診を行うことができる．
[EUS・IDUS]
- EUS：血管浸潤や壁内進展度診断に有用
- IDUS：垂直方向の浸潤診断や壁内進展の診断に有用

※組織診断が得られなかった場合には，EUS-FNAが有用なことがある．

[胆道鏡]
- 管内腔の詳細な観察と直視下の正確な生検が可能
- 良性胆管狭窄との鑑別診断や胆管癌の粘膜内進展範囲診断に有用

[細胞・組織診] 胆汁細胞診の陽性率：30％，ブラシ細胞診＋生検の陽性率：40〜70％

病　期

癌の進行度は病期（Stage）で表現される．国際的には"UICC TNM分類"が，わが国では『胆道癌取扱い規約』による分類が頻用されている（☞423頁）．

治　療

1) 外科切除

- 胆管癌に対する根治的な治療法は**外科手術**のみ
  - 中・下部胆管癌：膵頭十二指腸切除術
  - 肝門部胆管癌：肝区域切除術＋尾状葉切除術＋肝外胆管切除術
- 症状の軽減を目的として，胆管空腸吻合などの姑息手術が行われることがある．

2) 化学療法

- 切除不能胆道癌に対する第一選択

GC療法：ゲムシタビン（GEM）＋シスプラチン

- 第二選択として推奨できるレジメンは確立されていない．

3) ステント治療

閉塞性黄疸を合併する場合

内視鏡的経乳頭的胆道ドレナージが第一選択（☞130頁）

※代替法として，経皮経肝的胆道ドレナージ（PTBD）や超音波内視鏡下胆道ドレナージ（EUS-BD）がある．

4) 放射線療法

- 延命，ステント開存性維持や疼痛緩和を目的として行われることがある．

予　後

- 外科切除例の5年生存率：30〜40％程度

- GC 療法
  - ・無増悪期間の中央値：7 か月
  - ・生存期間の中央値：14 か月
  （※ BSC 群の生存期間の中央値：2.5～4.5 か月）

6 原発性硬化性胆管炎 (Primary sclerosing cholangitis：PSC)

疾患概念	肝内外の胆管に多発性・びまん性の狭窄が生じ，胆汁うっ滞をきたす慢性の炎症性肝疾患

疫　学
- 有病率：0.95/10万人
- 男女比＝3：2
- 発症年齢：20歳代と60歳代にピークがある（二峰性）．

病　因
- 炎症性腸疾患（IBD）を合併することが多いことから，病因・病態として大腸粘膜における防御機構の破綻による門脈内への持続的細菌流入や免疫異常，遺伝的異常などが推定

臨床像
- 症状：**黄疸**，**胆管炎**，皮膚瘙痒感など
- 無症状が約6割
- 若年者では炎症性腸疾患の合併が多い（わが国が40％であるのに対し，欧米は70％程度）．
- 高齢者では自己免疫性膵炎の合併が多い．
- 胆管癌の合併率：10～15％

検　査
[血液] **T-Bil↑**，**胆道系酵素（ALP・γ-GTP）↑**，AST・ALT↑
※特異的な血液マーカーはないが，IgGの上昇（40～70％），IgMの上昇（25～50％），抗核抗体陽性（6～36％），好酸球上昇（30～40％），好中球細胞質抗体（p-ANCA）陽性70％で認める．
[ERCP・MRCP]
- **帯状狭窄**，**数珠状狭窄**，**枯れ枝状所見**，**憩室様所見**が特徴的
- ほとんどの症例で肝内胆管病変がみられ，肝外胆管病変のみの症例は5％程度

病　理
- 門脈域では炎症細胞浸潤と胆管の減少と消失
- 胆管を取り巻く輪状線維化（onion-skin fibrosis）

診断基準

■ Mayo Clinic 2003 改訂案

(1) 胆道造影による典型的な胆管の異常所見
(2) 臨床像（IBD の病歴，胆汁うっ滞の症状）および血液生化学データ（半年以上にわたり ALP が 2～3 倍以上に上昇）[*1]
(3) 除外項目
  ⓐ AIDS の胆管病変
  ⓑ 胆管悪性腫瘍[*2]
  ⓒ 胆道の手術，外傷
  ⓓ 総胆管結石
  ⓔ 先天性胆道異常
  ⓕ 腐食性硬化性胆管炎
  ⓖ 胆管の虚血性変化
  ⓗ Floxuridine 動注による胆管狭窄
  ⓘ IgG4 関連硬化性胆管炎

[*1]：ALP 上昇は必須項目ではない．
[*2]：PSC 診断後および早期癌は例外

治療

1) 薬物治療

ウルソデオキシコール酸（UDCA）は代表的治療薬として使用されてきた．しかし，生存期間が改善せず，高用量では副作用の発生が危惧される．

- 副腎皮質ステロイド薬の有効性について明確な根拠はない．

2) 内視鏡的治療

- 薬物治療で改善しない胆汁うっ滞や抗菌薬でコントロールできない胆管炎の場合

胆道ドレナージ・ステント留置（☞ 130 頁）
※ただし逆行性感染のリスクを考慮する．

3) 外科治療

肝移植（進行期の PSC を改善しうる唯一の治療法）

予後

- 予後不良因子：診断時の有症状，アルブミン低値，ALP 高値

- 5年生存率:81%
  - 若年者で診断時無症状の場合:5年生存率:91%
  - 肝移植を受けなかった場合:5年生存率:77%

Side Memo PSC に合併する IBD の特徴

通常の UC とは異なり,盲腸から横行結腸にかけて活動性が強い右側結腸優位型や直腸に炎症を認めない rectal sparing を呈し,逆行性に回腸に炎症を伴う backwash ileitis などが特徴である.

7 IgG4 関連硬化性胆管炎 (IgG4-related sclerosing cholangitis)

疾患概念
血中 IgG4 値の上昇, 病変局所の線維化と IgG4 陽性形質細胞の浸潤を特徴とする原因不明の硬化性胆管炎. 肝内外に限局性・多発性の胆道狭窄を呈する. ステロイド治療に良好な反応を示すことが多い.

疫学
- 高齢男性に好発する.
- 男女比 = 4:1
- 男女ともに 60 歳代にピークがある.

臨床所見
- 症状:閉塞性黄疸, 皮膚瘙痒感, 腹痛, 背部痛など
- 合併症:自己免疫性膵炎, 硬化性唾液腺炎, 後腹膜線維症など

診断
[血液] 約 90% で IgG4↑ (≧135 mg/dL), 高γグロブリン血症, 高 IgG 血症, 抗核抗体陽性
[ERCP・MRCP]
- 下部胆管の狭窄と肝門部から肝内胆管にかけて比較的長い狭窄とその末梢側胆管の単純拡張が特徴(図8)

[US・CT] 肥厚した胆管壁, 拡張した胆管
[病理]
- 胆管壁全層性のびまん性炎症と胆管壁の肥厚
- 胆管壁内にはリンパ球と形質細胞浸潤を主体とした炎症細胞浸潤. また好酸球浸潤も伴う.
- 多数の抗 IgG4 抗体陽性形質細胞の浸潤と閉塞性静脈炎

診断基準
■ IgG4 関連硬化性胆管炎臨床診断基準 2012
(1) 胆管の特徴的な画像所見
(2) 高 IgG4 血症
(3) 胆管外の IgG4 関連合併症の存在
(4) 胆管壁の病理学的所見
以上の 4 つの項目の組み合わせにより診断する.

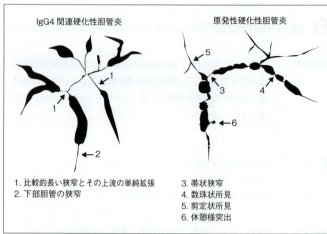

図8 IgG4 関連硬化性胆管炎と原発性硬化性胆管炎の胆管像の違い
〔厚生労働省研究班ほか:IgG4 関連硬化性胆管炎臨床診断基準 2012. 胆道 26 (1): 59-63, 2012 より〕

治 療	1) 治療の第一選択

> ステロイド療法
> ※経口プレドニゾロン 0.6 mg/体重 kg/日から開始し,2〜4 週間の継続投与後,5 mg ずつ減量し,2〜3 か月を目安に維持料まで漸減,5 mg/日以上で維持して 3 年間の継続が目安

2) 治療困難例では免疫抑制薬も投与される.

予 後	PSC に比べて良好 (5 年生存率 95% 程度)

8 急性膵炎 (Acute pancreatitis)

疾患概念	膵臓の急性炎症で，他の隣接する臓器や遠隔臓器に影響を及ぼしうる．
疫　学	● わが国での発生頻度：49/10万人/年 ● 男女比＝1.9：1で男性に多い． ● 平均年齢：58.5歳
病　因	● アルコールと胆石が2大成因であり，男性でアルコール性膵炎が多く，女性で胆石性膵炎が多い． ● 内視鏡的逆行性胆管膵管造影（ERCP）や外科手術後，薬剤性，脂質異常症，HIV，IPMN，遺伝的素因なども誘因となる．
臨床像	● 特徴的症候：上腹部の急性腹痛発作と圧痛 ● 初発症状：腹痛（88.6％），悪心・嘔吐，背部痛，食欲不振，発熱（まれに，腹痛を伴わないこともある） ● 腹痛患者全体での急性膵炎の割合：0.9〜2.9％ ● Grey-Turner徴候（側腹壁），Cullen徴候（臍周囲），Fox徴候（鼠径靱帯下部）の皮膚着色斑の出現頻度3％以下で，膵炎以外でも認められる． ⇒これら徴候の臨床的意義は限定的
分　類	間質性浮腫性膵炎（interstitial oedematous pancreatitis）と壊死性膵炎（necrotizing pancreatitis）に分類される．
検　査	[血液] ● 膵酵素：アミラーゼ↑，リパーゼ↑，エラスターゼ1↑ ※血清アミラーゼ値のcut-off値を高く設定すると特異度は改善されるが，感度が低下 ⇒①アルコール性では慢性膵炎が背景にあるためアミラーゼ値が上昇しないことが多い．

②アミラーゼ値の異常高値の持続する期間が短い．
③脂質異常症が原因の場合アミラーゼ値が上昇しにくい．

・その他：WBC↑，CRP↑，血小板↓，高血糖，血清K↑，BUN・Cr↑，Ht↑，血清Ca↓

[尿] アミラーゼ↑，トリプシノーゲン2↑

[腹部X線] イレウス像，拡張した大腸の急な途絶（colon cut-off sign），左上腹部の限局的小腸拡張像（sentinel loop sign）

[胸部X線] 胸水（左側），肺炎像

[US] 膵腫大，膵周囲の炎症性変化（液体貯留など），仮性動脈瘤の診断にはカラードプラが有用

[造影CT] 膵腫大，膵周囲の脂肪織濃度↑，液体貯留，膵仮性囊胞，膵実質の不均一化や造影不良

[MRI] 総胆管結石の検出能が高い．出血性の脂肪壊死は脂肪抑制T1強調画像では高信号

[ERCP] 急性膵炎の診断について有害事象から行わない．ただし，胆石性膵炎では内視鏡治療を前提として行われる．

診断

■急性膵炎の診断基準（厚生労働省「難治性膵疾患に関する調査研究」班，2008年）

(1) 上腹部に急性腹痛発作と圧痛がある．
(2) 血中または尿中に膵酵素の上昇がある．
(3) 超音波，CTまたはMRIで膵に急性膵炎に伴う異常所見がある．
 ⇒上記3項目中2項目以上を満たし，他の膵疾患および急性腹症を除外したものを急性膵炎と診断する．
 ただし慢性膵炎の急性増悪は急性膵炎に含める．

■厚生労働省膵炎重症度判定基準（2008）

1) 予後因子（予後因子は各1点とする）

> (1) Base Excess≦-3 mEq/L，またはショック
>   （収縮期血圧≦80 mmHg）
> (2) PaO$_2$≦60 mmHg (room air)，または呼吸不全
>   （人工呼吸管理が必要）
> (3) BUN≧40 mg/dL (or Cr≧2 mg/dL)，または乏尿
>   （輸液後も1日尿量が400 mL以下）
> (4) LDH≧基準値上限の2倍
> (5) 血小板数≦10万/mm^3
> (6) 総Ca≦7.5 mg/dL

(7) CRP≧15 mg/dL
(8) SIRS 診断基準*における陽性項目数≧3
(9) 年齢≧70 歳
*SIRS 診断基準項目：(1) 体温＞38℃または＜36℃，(2) 脈拍＞90 回/分，(3) 呼吸数＞20 回/分または $PaCO_2$＜32 torr，(4) 白血球数＞12,000/mm^3 か＜4,000 mm^3 または 10％幼若球出現

2) 造影 CT Grade

(1) 炎症の膵外進展度

前腎傍腔	0 点
結腸間膜根部	1 点
腎下極以遠	2 点

(2) 膵の造影不良域：膵を便宜的に 3 つの区域に分けて判定する

各区域に限局している場合，または膵の周辺のみの場合	0 点
2 つの区域にかかる場合	1 点
2 つの区域全体を占める，またはそれ以上の場合	2 点

(1) + (2) 合計スコア

1 点以下	Grade 1
2 点	Grade 2
3 点以上	Grade 3

3) 重症の判定

1) の予後因子が 3 点以上，または 2) 造影 CT Grade2 以上の場合は重症とする．

治療

「Pancreatitis Bundles 2015」[1)] に準じて初期対応を行う．(☞ 431 頁)

1. 急性膵炎診断時，診断から 24 時間以内，および，24〜48 時間の各々の時間帯で，厚生労働省膵炎重症度判定基準の予後因子スコアを用いて重症度を繰り返し評価する．
2. 重症急性膵炎では，診断 3 時間以内に，適切な施設への転送を検討する．
3. 急性膵炎では，診断後 3 時間以内に，病歴，血液検査，画像検査などにより，膵炎の成因を鑑別する．
4. 胆石性膵炎のうち，胆管炎合併例，黄疸の出現または増悪などの胆道通過障害の遷延を疑う症例には，早期の ERCP＋ES

(内視鏡的乳頭括約筋切開術)の施行を検討する.
5. 重症急性膵炎の治療を行う施設では,造影可能な重症急性膵炎症例では,初療後3時間以内に,造影CTを行い,膵造影不良域や病変の拡がりなどを検討し,CT Gradeによる重症度判定を行う.
6. 急性膵炎では,発症後48時間以内は十分な輸液とモニタリングを行い,平均血圧*65 mmHg以上,尿量0.5 mL/kg/時以上を維持する.
7. 急性膵炎では,疼痛のコントロールを行う.
8. 重症急性膵炎では,発症後72時間以内に広域スペクトラムの抗菌薬の予防的投与の可否を検討する.
9. 腸蠕動がなくても診断後48時間以内に経腸栄養(経空腸が望ましい)を少量から開始する.
10. 胆石性膵炎で胆嚢結石を有する場合には,膵炎沈静化後,胆嚢摘出術を行う.
*:平均血圧=拡張期血圧+(収縮期血圧-拡張期血圧)/3

〔急性膵炎診療ガイドライン2015改訂出版委員会(編):急性膵炎診療ガイドライン2015, 第4版. p.52, 金原出版, 2015より〕

急性膵炎では原則的に上記のすべての項目が実施されることが望ましく,実施の有無を診療録に記載する.

予後

- 再発率:アルコール性急性膵炎の48%に再発する.
- 胆石性膵炎は胆石に対する処置をしなければ32~61%に再発する.
- 死亡率は膵炎全体で2.1%, 重症例では10.1%(2011年全国調査)

Side Memo 急性膵炎の局所合併症について

改訂アトランタ分類にて膵炎の局所合併症は,膵および膵周囲の貯留物を発症からの経過時間と壊死の有無,経過,感染の有無により以下の4つのカテゴリーに分類された(図9).

(1) 急性膵周囲液体貯留(APFC:acute peripancreatic fluid collection):間質性浮腫性膵炎の発症4週未満にみられる.均一な液体密度を示し,膵周囲の筋膜層に限局する.液周囲の明確な被膜がなく,膵内に進展しない.
(2) 急性壊死性貯留(ANC:acute necrotic collection):壊死性膵炎の発症4週未満にみられる.不均一な液体密度の貯留で,被膜はない.

(3) 膵仮性嚢胞(PPC：pancreatic pseudocyst)：間質性浮腫性膵炎の発症4週以降にみられ，境界が明瞭で通常円形または楕円形を示す．
(4) 被包化壊死(WON：walled-off necrosis)：壊死性膵炎の発症4週以降にみられ，境界明瞭な被膜を有する膵内外の壊死性貯留である．多房性を示し，膵内外に存在する．

	膵炎発症から4週未満	膵炎発症から4週以上経過
間質性 浮腫性膵炎	急性膵周囲液体貯留(APFC) 感染あり/なし	膵仮性嚢胞(PPC) 感染あり/なし
壊死性膵炎	急性壊死性貯留(ANC) 感染あり/なし	被包化壊死(WON) 感染あり/なし

図9　急性膵炎の局所合併症の分類
〔急性膵炎診療ガイドライン2015改訂出版委員会（編）：急性膵炎診療ガイドライン2015．第4版，p.12，金原出版，2015より改変〕

　膵局所合併症のインターベンション治療に関しては，壊死性膵炎ではまず保存的治療を行い，発症4週以降まで待機し壊死巣が十分被包化されたWONの時期にインターベンション治療を実施する．経皮的または内視鏡的消化管ドレナージをまず行い，改善が得られない場合はネクロセクトミーを実施する(内視鏡的または，後腹膜的アプローチによるネクロセクトミーが望ましい)．

♦ NOTE

- 『急性膵炎診療ガイドライン 2015 (第 4 版)』は WEB 上で公開されておりダウンロード可能である. また, 『急性膵炎ガイライン 2015 モバイルアプリ』が App store/Google Play から無料でダウンロード可能である.
- 急性膵炎の診断, 重症度判定のスコアリングや, 胆石性膵炎の診療方針, Pancreatitis Bundles 2015 が救急外来でもすぐに確認でき, 日常診療に非常に役立つ.

文献
1) 急性膵炎診療ガイドライン 2015 改訂出版委員会(編):急性膵炎診療ガイドライン 2015, 第 4 版. p.52, 金原出版, 2015.

9 慢性膵炎 (Chronic pancreatitis)

疾患概念

膵臓の内部に不規則な線維化,細胞浸潤,実質の脱落,肉芽組織などの慢性炎症が生じ,進行すると膵外分泌・内分泌の機能の低下を伴う病態

疫学
- 男女比=2.5:1
- 有病患者率:34.5人/10万人

病因
- 成因:アルコール性が最多
- 非アルコール性:特発性,遺伝性,家族性など

※自己免疫性膵炎および閉塞性膵炎は,現時点では膵の慢性炎症として別個に扱う.

臨床像
- 主要徴候:腹痛(80%),背部痛,食欲不振
- 腹痛発作の主な要因:飲酒
- 飲酒歴,家族歴や発病年齢の聴取は重要

検査

[血液](膵外分泌組織の破壊によって)アミラーゼ↓,リパーゼ↓,トリプシノーゲン↓

[X線] 膵石灰化

[US] 膵管内結石,膵管拡張,膵実質の萎縮

[CT] 膵全体の大きさ・辺縁の形態・石灰化や嚢胞の有無・膵管拡張の評価,合併病変や膵周囲臓器との関連性

※膵の石灰化の62〜96%が慢性膵炎とされる.

[MRCP] 膵管内結石や仮性嚢胞の描出能が高い.

[EUS] 実質の線維化の推測ができる.
　⇒ 早期の慢性膵炎の診断に有用

[ERCP] 膵管像を明瞭に描出できる.

※ ERCP後膵炎のリスクからERCPの適応は慎重にする.

診　断

■ 慢性膵炎臨床診断基準 2009[1]

慢性膵炎の診断項目
① 特徴的な画像所見
② 特徴的な組織所見
③ 反復する上腹部痛発作
④ 血中または尿中膵酵素値の異常
⑤ 膵外分泌障害
⑥ 1日80g以上（純エタノール換算）の持続する飲酒歴

慢性膵炎確診：a，b のいずれかが認められる．
a. ①または②の確診所見．b. ①または②の準確診所見と，③④⑤のうち2項目以上．

慢性膵炎準確診：①または②の準確診所見が認められる．

早期慢性膵炎：③〜⑥のいずれか2項目以上と早期慢性膵炎の画像所見が認められる．

注1：①，②のいずれも認めず，③〜⑥のいずれかのみ2項目以上有する症例のうち，他の疾患が否定されるものを慢性膵炎疑診例とする．疑診例には3か月以内にEUSを含む画像診断を行うことが望ましい．

注2：③または④の1項目のみ有し早期慢性膵炎の画像所見を示す症例のうち，他の疾患が否定されるものは早期慢性膵炎の疑いがあり，注意深い経過観察が必要である．

慢性膵炎の診断項目
① 特徴的な画像所見
確診所見：以下のいずれかが認められる．
a. 膵管内の結石．
b. 膵全体に分布する複数ないしびまん性の石灰化．
c. ERCP像で，膵全体にみられる主膵管の不整な拡張と不均一かつ不規則な分枝膵管の拡張．
d. ERCP像で，主膵管が膵石，蛋白栓などで閉塞または狭窄しているときは，乳頭側の主膵管と分枝膵管の不規則な拡張．

準確診所見：以下のいずれかが認められる．
a. MRCPにおいて，主膵管の不整な拡張とともに膵全体に不均一に分布する分枝膵管の不規則な拡張．
b. ERCP像において，膵全体に分布するびまん性の分枝膵管の不規則な拡張，主膵管のみの不整な拡張，蛋白栓のいずれか．
c. CTにおいて，主膵管の不規則なびまん性の拡張とともに膵辺縁が不規則な凹凸を示す膵のあきらかな変形
d. US（EUS）において，膵内の結石または蛋白栓と思われる高エコーまたは膵管の不整な拡張を伴う辺縁が不規則な凹凸を示す膵のあきらかな変形．

② 特徴的な組織所見
確診所見：膵実質の脱落と線維化が観察される．膵線維化は主に小葉間に観察され，小葉が結節状，いわゆる硬変様をなす．
準確診所見：膵実質が脱落し，線維化が小葉間または小葉間・小葉内に観察される．

④ 血中または尿中膵酵素値の異常：以下のいずれかが認められる．
　a. 血中膵酵素が連続して複数回にわたり正常範囲を超えて上昇あるいは正常下限未満に低下．
　b. 尿中膵酵素が連続して複数回にわたり正常範囲を超えて上昇．
⑤ 膵外分泌障害：BT-PABA 試験であきらかな低下（6 時間排泄率 70％未満）を複数回認める．

早期慢性膵炎の画像所見：a．b のいずれかが認められる．
　a. 以下に示す EUS 所見 7 項目のうち，（1）～（4）のいずれかを含む 2 項目以上が認められる．
　　（1）蜂巣状分葉エコー（Lobularity, honeycombing type）
　　（2）不連続な分葉エコー（Nonhoneycombing lobularity）
　　（3）点状高エコー（Hyperechoic foci；non-shadowing）
　　（4）索状高エコー（Stranding）
　　（5）囊胞（Cysts）
　　（6）分枝膵管拡張（Dilated side branches）
　　（7）膵管辺縁高エコー（Hyperechoic MPD margin）
　b. ERCP 像で，3 本以上の分枝膵管に不規則な拡張が認められる．

（厚生労働省難治性膵疾患に関する調査研究班，他：慢性膵炎臨床診断基準 2009. 膵臓 24：645-646, 2009 より）

経過

- 初期（代償期）：腹痛が主体
- 病期進行とともに腹痛は軽減
- 後期（非代償期）：糖尿病（糖質代謝障害）や脂肪便（消化吸収障害）など（膵内外分泌障害が主体）

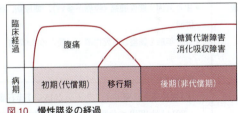

図 10　**慢性膵炎の経過**

治療

■内科的保存的治療

1）生活指導：禁煙指導，断酒指導
2）食事療法：脂肪制限（1 日 30～35 g）が食事療法の基本．成分栄養剤が腹痛の改善に有用であることもある．

> エレンタール® 1〜2包/日

3）薬物療法

ⓐ 消化酵素薬：脂肪便や体重減少を伴う場合

> リパクレオン®1回600 mg 1日3回食直後

ⓑ 蛋白分解酵素阻害薬：早期慢性膵炎が疑われる腹痛や慢性膵炎における急性症状の寛解を目的

> フオイパン®1回200 mg 1日3回食後

ⓒ 鎮痛・鎮痙薬：NSAIDsの内服または坐剤を用いる．無効であれば，トラマドールなどの弱オピオイドの使用を考慮する．

内視鏡的治療・ESWL（体外衝撃波結石破砕術）

- 膵石はESWLで砕石されることが多く，5 mm未満の結石であれば内視鏡単独で採石される場合もある．
- 慢性膵炎の腹痛に対して内視鏡治療にESWLを併用することは長期的にも有効
- 膵管ステント留置術の治療期間は1年前後を目安とし，無効例や腹痛が再燃する症例では外科的治療を考慮する．

外科的治療（図11）

予後

- 主な死因：悪性腫瘍（膵癌が多い），糖尿病，膵炎に関連した合併症
- 性・年齢を調整した死亡率：一般人の2.07倍

> **◆ NOTE**
> - 『慢性膵炎診療ガイドライン2015』，『膵石症ガイドライン2014』はWEBで公開されており無料でダウンロード可能である．
> - モバイルアプリ「慢性膵炎の話をしよう」が無料でApp store/Google Playからダウンロードでき，慢性膵炎の日常生活管理上の要点がわかりやすく記載されており，患者教育において有用である．

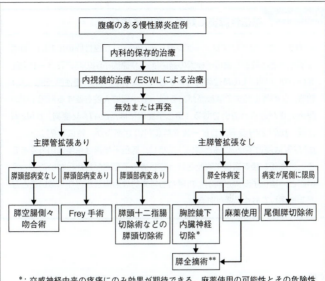

*：交感神経由来の疼痛にのみ効果が期待できる．麻薬使用の可能性とその危険性を説明のうえ，治療方針を決定する．
**：禁酒を含めた術後の厳格な生活指導が可能な症例のみ適応となる．

悪性腫瘍の存在が否定できない場合には，膵頭部なら PD または PPPD を，膵体尾部なら郭清を伴う膵体尾部切除を行う．

図11　外科的治療フローチャート
〔日本消化器病学会（編）：慢性膵炎診療ガイドライン 2015，改訂第2版，p.xxi，南江堂，2015 より許諾を得て転載〕

Side Memo 遺伝性膵炎に対する遺伝子検査

カチオニックトリプシノーゲン遺伝子(*PRSS1*)が慢性膵炎において有用な遺伝子とされる．遺伝子検索の適応は，①原因不明の高アミラーゼ血症を伴った2回以上の急性膵炎を有する例，②原因不明の慢性膵炎例，③1親等，2親等に膵炎の家族歴がある例，④小児で入院を要する原因不明の膵炎発作がみられる例である．遺伝子変異には，*p.A16 V*変異，*p.N291*変異，*p.R122H*変異，コピー数異常(CNV)があるが，特に*p.R122H*と，*p.N29I*は浸透率が80%と高い．ただし，遺伝子検査は保険適用外であること，高価な検査遺伝子診断を行っても遺伝子変異がわからないことも多いこと，遺伝子変異が判明した場合も特異的な治療法が存在しないことなどを考慮しておく必要がある．

文献
1) 厚生労働省難治性膵疾患に関する調査研究班，ほか：慢性膵炎臨床診断基準 2009. 膵臓 24：645-646, 2009.

10 自己免疫性膵炎 (AIP：Autoimmune pancreatitis)

疾患概念

しばしば閉塞性黄疸で発症し，時に膵腫瘤を形成する特有の膵炎であり，リンパ球と形質細胞の高度な浸潤と線維化を組織学的特徴とし，ステロイドに劇的に反応することを臨床上の特徴とする．

疫学

- 男女比 = 2.77：1
- 60歳代に発症のピークがみられ，46歳以上が全体の96％を占める．

臨床像

- 膵外病変：涙腺・唾液腺炎，肺門リンパ節腫大，間質性肺炎，硬化性胆管炎，後腹膜線維症，尿細管間質性腎炎
- 自己免疫膵炎に特異的な症状はない．
- 閉塞性黄疸 (33～59％)，腹痛 (32％)，背部痛 (15％)，体重減少 (15％)，食欲不振 (9％)
- 強い腹痛を訴えることは少なく，あるとしても軽度

検査

[血液] 肝胆道系酵素↑，T-Bil↑，膵酵素↑，好酸球↑，活性化Tリンパ球↑，γグロブリン↑ (43％)，IgG↑ (62～80％)，IgG4↑ (68～92％)，抗核抗体陽性 (40～64％)，リウマトイド因子陽性 (25％)

膵外分泌障害：BT-PABA (PFD試験)↓ (80.6％)

膵内分泌障害：血糖↑，インスリン↓

[US] ソーセージ様を呈する腫大，腫大部の低エコー像に高エコースポットが散在

[CT] びまん性または限局性の膵腫大，ダイナミックCTで遅延性濃染，被膜様構造 (capsule-like rim)

[ERCP] びまん性あるいは限局性の膵管狭細像，胆管狭窄を伴うこともある．

[シンチグラム/PET-CT] 病変部位に集積を認め，ステロイド治療に反応があると速やかに消失する．

診 断

■ 自己免疫性膵炎臨床診断基準 2011[1)]

> I. 膵腫大
> a. びまん性腫大 (diffuse)
> b. 限局性腫大 (segmental/focal)
> II. 主膵管の不整狭細像：ERP
> III. 血清学的所見 高 IgG4 血症 (>135 mg/dL)
> IV. 病理所見：以下の①〜④の所見のうち,
> a. 3つ以上を認める.
> b. 2つを認める.
> ① 高度のリンパ球, 形質細胞の浸潤と, 線維化
> ② 強拡1視野当たり10個を超える IgG4 陽性形質細胞浸潤
> ③ 花筵状線維化 (storiform fibrosis)
> ④ 閉塞性静脈炎 (obliterative phlebitis)
> V. 膵外病変：
> a. 臨床的病変臨床所見および画像所見において, 膵外胆管の硬化性胆管炎, 硬化性涙腺炎・唾液腺炎 (Mikulicz 病) あるいは後腹膜線維症と診断できる.
> b. 病理学的病変硬化性胆管炎, 硬化性涙腺炎・唾液腺炎, 後腹膜線維症の特徴的な病理所見を認める.
> [オプション] ステロイド治療の効果
> 専門施設においては, 膵癌や胆管癌を除外後に, ステロイドによる治療効果を診断項目に含むこともできる. 悪性疾患の鑑別が難しい場合は超音波内視鏡下穿刺吸引 (EUS-FNA) 細胞診まで行っておくことが望ましいが, 病理学的な悪性腫瘍の除外診断なく, ステロイド投与による安易な治療的診断は避けるべきである.
> I. 確診
> ① びまん型：Ia+III/IVb/V (a/b)
> ② 限局型
> Ib+II+〔III/IVb/V (a/b)〕の2つ以上, または
> Ib+II+〔III/IVb/V (a/b)〕+オプション
> ③ 病理組織学的確診：IVa
> II. 準確診
> 限局型：Ib+II+〔III/IVb/V (a/b)〕
> III. 疑診*
> びまん型：Ia+II+オプション
> 限局型：Ib+II+オプション
> *：わが国ではまれな2型の可能性もある.

(日本膵臓学会・厚生労働省難治性膵疾患に関する調査研究班：報告自己免疫性膵炎臨床診断基準 2011. 膵臓 27：17-25, 2012 より)

分 類

- 1型：典型的な組織像を呈する lympho-plasmacytic sclerosing pancreatitis (LPSP). IgG4 関連疾患の膵病変で高齢男性に多い.
- 2型：好中球上皮病変 (GEL：granulocytic epithelial lesion) を特

徴とし，idiopathic duct-centric chronic pancreatitis（IDCP）と同義．欧米に多く，1型とは別の病態

治療

1) 胆管狭窄による閉塞性黄疸症例，腹痛・背部痛を有する例，膵外病変合併例などが**ステロイド治療**の適応となる（黄疸例では胆道ドレナージを検討し，糖尿病合併例では血糖コントロールを行う）．

> 経口プレドニゾロン 0.6 mg/kg/日から投与開始し 2〜4 週間の継続投与．1〜2 週ごとに 5 mg ずつ減量し，2〜3 か月を目安に維持量として 5 mg/日

2) 画像や血液検査で定期フォローし，改善が得られた症例ではステロイド開始から 3 年間を治療期間の 1 つの目安とし，中止を検討する．

3) 再燃例の診断および治療

- 再燃の早期発見には IgG4 の上昇が有用であり，再燃した場合ステロイドの再投与や増量を行う．
- 初回治療時より漸減のスピードを遅くするなどの工夫も検討する．
- ステロイド治療抵抗例ではアザチオプリンなどの免疫調節薬の投与も考慮する．

予後

- 短期的には，比較的良好な予後が期待できる．
- 長期的には，再燃，膵機能面，悪性腫瘍併発など不明な点が多い．

文献

1) 日本膵臓学会・厚生労働省難治性膵疾患に関する調査研究班：報告自己免疫性膵炎臨床診断基準 2011．膵臓 27：17-25，2012．

11 膵癌（Pancreatic cancer）

疾患概念

> 膵臓に発生する上皮性悪性腫瘍でその大半が浸潤性膵管癌（腺癌）である．早期発見が困難で進行が早いために予後はきわめて悪い．

- 膵管内乳頭粘液腺癌，粘液性囊胞腺癌なども腺癌であるが，臨床的特色の違いから『膵癌取扱い規約』や『WHO分類』において浸潤性膵管癌とは別として扱う．

疫学

- 増加傾向〔罹患数：38,700/年（第7位），死亡数：32,800/年（第4位）〕
- 平均年齢：男性63.9歳，女性65.9歳，男女比＝3：2
- 好発部位：膵頭部60％，膵体部30％，膵尾部10％
- 検診での超音波による膵癌の発見率：0.01％以下と低い．
- 診断時点で根治切除が可能な症例：15〜20％程度
- 増悪因子：膵癌の家族歴（1.6〜3.4倍），慢性膵炎（5.8倍），**遺伝性膵炎**（60〜87倍），喫煙（1.3〜3.9倍），糖尿病（2倍），BMI 30以上の肥満（3.5倍），膵管内乳頭粘液性腫瘍・膵囊胞（22.5倍），大量飲酒（1.3倍）

臨床像

- 初期には無症状が多い．
- 癌が進行すると背部痛，腹痛，下痢，体重減少，黄疸を伴う．

検査

[血液]
- 限局性に膵炎を伴うため：膵型アミラーゼ↑，リパーゼ↑，エラスターゼ1↑，トリプシン↑
- 胆管狭窄を伴う場合：胆道系酵素（ALP・γ-GTP）↑，T-Bil↑（直接型優位）
- 進行癌：CA19-9↑（70〜80％），Span-1↑（70〜80％），DUPAN-2↑（50〜60％），CEA↑（30〜60％）

※早期の膵癌では腫瘍マーカーが高値とならない．

[US] 不整な低エコー像，**尾側膵管の拡張像**

[造影 CT] **低吸収域**を呈する腫瘍，**尾側膵管の拡張像**，リンパ節転移・周囲臓器への浸潤の有無の確認
[MRI] 腫瘍は T1 強調像で低信号，T2 強調像で高信号，造影にて低信号．MRCP では**主膵管の不整な狭窄・閉塞，末梢側の膵管拡張像**
[ERCP] **主膵管の不整な狭窄・閉塞**
(※同時に膵液細胞診や膵管生検として病理学的検索が行える)
[EUS] 不整な低エコーを呈する腫瘍，リンパ節転移・脈管や周辺臓器への浸潤の有無の確認
[※ US や EUS で検出される小膵癌は造影 CT では感度の問題で検出できないことが多く，超音波内視鏡下穿刺吸引細胞診 (EUS-FNA) により診断に至ることがある]
[PET] 全身検索 (特に**骨転移**) に有用

病 理

中分化型管状腺癌が最も多い．豊富な線維性間質，著明な脈管侵襲や神経周囲腔浸潤像を認める．

> ◆ **NOTE**
> 膵癌は随伴膵炎のため動脈周囲の脂肪組織濃度の上昇を伴う場合があり，画像では随伴する膵炎による炎症性変化なのか膵癌による神経叢浸潤なのか鑑別診断に苦慮する場合がある．

治 療

1) 切除可能例：外科的切除が推奨される (**図 12**)．

- 膵頭部癌：臓器機能温存の考えから**幽門輪温存膵頭十二指腸切除術 (PPPD：pylorus preserving pancreaticoduodenectomy)** が増えている．
- 膵体尾部癌：膵体尾部切除術

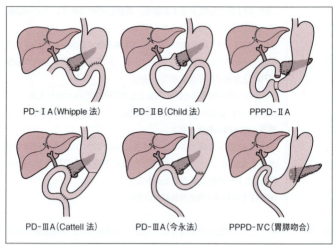

図12 膵頭十二指腸切除術後の再建法

2) 局所進行切除不能膵癌：化学放射線療法または化学療法単独による治療

（※具体的なレジメンについてはまだ研究段階）

【組み合わせ例】
- フッ化ピリミジン系抗癌剤（S-1，カペシタビン）＋RT（総量50 Gy程度）の同時併用
- ゲムシタビン（GEM）（通常投与量の25～60％程度の低用量で週2回投与）＋RT（総量50 Gy程度）の同時併用
- GEM塩酸塩（通常用量）＋RT（総量36 Gy）の同時併用

※RT：放射線療法

3) 遠隔転移の場合

- GEM単剤治療
- S-1単剤治療
- GEM＋エルロチニブ併用療法
- FOLFIRINOX療法
- GEM＋ナブパクリタキセル併用療法

4) 閉塞性黄疸を伴う切除不能膵癌の場合

- 内視鏡的ドレナージ（☞ 130 頁）
  （コントロールが困難な場合に経皮的胆道ドレナージを行う）
- プラスチックステント（PS）よりも自己拡張型メタリックステント（SEMS）のほうが長い開存期間を期待できる．

5) 胃十二指腸閉塞をきたした切除不能例の場合

- 全身状態が良好な症例には外科的胃空腸吻合術
- それ以外では内視鏡的十二指腸ステント挿入術（☞ 106 頁）

予 後
- 5 年生存率：約 5％
- 根治切除例の 5 年生存率：約 20％
- 非切除例の 1 年生存率：26％

> **◈ NOTE**
> - 膵癌進展の特徴として，以下 ①〜④ が挙げられる．
>   ① 浸潤性発育（infiltrative growth）
>   ② 後腹膜に位置する膵臓の背側には結合織しかなく播種しやすい．
>   ③ 膵臓周囲には脈管に富んでおり，リンパ行性や血行性転移を起こしやすい．
>   ④ 膵臓周囲には神経叢が発達しており，膵癌自体が神経浸潤しやすい特徴を有する．
>   このように膵癌は浸潤傾向の強い癌で膵周囲浸潤や遠隔転移を起こしやすい．
> - そのため自覚症状が出現した時点で進行した状況が多いために予後が不良である．

> ### Side Memo 早期の膵癌を診断するには？
>
> 腫瘍径が1cm以下の早期の膵癌は長期予後が期待できる．しかし，腫瘍自体を検出できないために間接所見の「主膵管の拡張」や「嚢胞性病変」しか描出できないことも多い．そのため，ガイドラインではUSや造影CTで腫瘍の直接描出が困難な場合にはEUSまたはMRCPを追加すること，EUSで腫瘤性病変を認めた場合ではEUS-FNAを施行することが提案されている．また，限局的な膵管狭窄・口径不同，分枝膵管の拡張を認めた場合はERCPを施行し，複数回の膵液細胞診を行うことが望ましい．

12 膵神経内分泌腫瘍
(PanNENs：Pancreatic neuroendocrine neoplasms)

疾患概念

膵内分泌細胞や神経細胞から発症する腫瘍．膵管上皮細胞から発症する通常型膵癌とは区別される．

- 内分泌症状を呈する機能性腫瘍と非機能性腫瘍に分かれる．

疫 学
- 膵腫瘍全体の 3〜4％
- 有病患者数：2.69 人/10 万人（2010 年）
- 機能性：非機能性＝1：2.07
- 男女比＝1：1.6
- 平均年齢：57.6 歳
- 多発性内分泌腫瘍症（MEN）を除くと 90％以上で単発
- 多発性内分泌腫瘍症 1 型（MEN-1）の合併頻度：7.4％

合併症

遺伝性疾患のなかには PanNET を合併するものが知られており，MEN-1，von Hippel Lindau 病，神経線維腫症 1 型（von Recklinghausen 病），結節性硬化症がある．

臨床像
- 機能性
  ・インスリノーマの低血糖症状（頭痛，めまい，意識障害，痙攣，空腹感，発汗，振戦）
  ・ガストリノーマの胃酸過多症状（腹痛，胸やけ，悪心・嘔吐，消化管出血）
  ・グルカゴノーマの壊死性遊走性紅斑（顔面，会陰部，四肢に好発する瘙痒と疼痛を伴う紅斑）
- 非機能性：無症状（25％），腹痛（23％）

分 類
- WHO 分類：Ki-67 指数と核分裂像から分類される（表 1）．
- 機能性（34.5％）：インスリノーマ（20.9％），ガストリノーマ（8.2％），グルカゴノーマ（3.2％），VIPoma（0.6％），ソマトスタチノーマ（0.3％），残りは不明（分類不能）

表1 WHO 2017 分類における PanNENs の分類とグレード

	分類/グレード	Ki-67 指数	核分裂像数 (/10HPF)	特徴
高分化型	PanNET G1	<3%	<2	高分化型 腫瘍細胞は，正常の細胞に似ている 増殖能は低く，低〜中悪性度 カルチノイド腫瘍とよばれる場合もある
高分化型	PanNET G2	3〜20%	2〜20	
高分化型	PanNET G3	>20%	>20	
低分化型	PanNEC (G3) 小細胞型， 大細胞型	>20%	>20	低分化型 腫瘍細胞は正常細胞の機能をほとんどもたず，未熟で，増殖能が高い 増殖能は高く，高悪性度 小細胞癌，大細胞癌に分けられる

〔Lloyd RV, Osamura RY, Kloppel G, et al (eds): WHO Classification of Tumours of Endocrine Organs, 4th Edition. IARC Press, 2017 より作成〕

- 非機能性（65.5%）

検　査

[血液] 血中ホルモン高値（インスリン，ガストリン，グルカゴン），(MEN-1 合併の場合) 血清 Ca↑・血清 P↓・副甲状腺ホルモン（intact PTH）↑，NSE↑，pro-GRP↑
[US] 境界明瞭な円形の低エコー結節
[CT]
単純：境界明瞭な低吸収域
造影：動脈相で濃染
[MRI] T1WI 低信号，T2WI 高信号
[EUS] 境界明瞭な円形低エコー結節，1 cm 以下の病変も同定可→検出率・診断能に優れる
EUS-FNA の併用により組織診断が可能
[病理] クロモグラニンA，シナプトフィジンなどの免疫染色が有用

治　療

1) 第一選択

外科切除（インスリノーマ以外では転移のリスクが高いためリンパ節郭清が必要）

2) 切除不能例

- 分子標的薬：エベロリムス（PanNET G1/G2/G3），スニチニブ（PanNET G1/G2/G3）
- 全身化学療法：ストレプトゾシン
- その他の薬物療法：ソマトスタチンアナログ

予　後
- 予後良好（術後5年生存率：60〜80％，肝転移例での未治療5年生存率：13〜54％）
- 肝転移再発率：30〜85％

> **PLUS ONE　選択的動脈内カルシウム注入法**
> **（ASVS：Calcium arterial stimulation and venous sampling）**
>
> - ①腹部動脈造影の際に肝静脈内にカテーテルを留置，②膵の各領域を支配する動脈からカルシウムを注入後，肝静脈血中のインスリン（ガストリン）値を測定，③その上昇（>2倍）から局在を判定する．
> - 腫瘍の栄養動脈を同定することで他のmodalityでは描出困難な腫瘍の存在領域診断が可能であり，インスリノーマやガストリノーマの術前検査として有用である．

> **PLUS ONE　ソマトスタチンレセプターシンチグラフィ（SRS）**
>
> PanNENsではソマトスタチンレセプター（SSTR），特にSSTR2が高率に発現しており，転移巣を含めた全身検索に有用である．

13 膵管内乳頭粘液性腫瘍（IPMN：Intraductal papillary mucinous neoplasm）

疾患概念
> 膵管内で発生し，粘液を産生して乳頭状に増生する上皮性腫瘍で，しばしば膵管が嚢状に拡張する．

- 腺腫，非浸潤癌，浸潤癌と多彩な組織像を呈する．

疫学
- 高齢の男性に多い．
- 主膵管型（主膵管径＞5 mm）：57〜92％で悪性
- 分枝型：膵頭部に多い（通常型膵癌のリスク因子）．

病因
不明だが，遺伝子異常として GNAS 変異がみられる．

臨床像
- 一般に無症状．ただし，腫瘍増大によって腹部不快感を認める．
- 膵炎を併発する場合がある．

分類
- 腫瘍部位による分類：主膵管型，分枝型，混合型
- 異型度分類（WHO 分類）：low/intermediate/high-grade dysplasia, invasive
- ムチン発現様式による分類：胃型，腸型，膵胆型，好酸性型

検査
[US・CT・MRCP] 主膵管型で**主膵管拡張**，分枝型で**多房性嚢胞（ブドウの房状）**
[EUS] **壁在結節**の検出や主膵管径・嚢胞径の計測に有用
[ERCP] **主膵管拡張，粘液透亮像，嚢胞と主膵管との交通の検索**
[内視鏡] 乳頭開口部の開大，粘液の排出
[膵管鏡] 膵管内上皮の**イクラ状増生**

診断
表 4 に示す

表2 膵嚢胞性病変の分類

上皮性/腫瘍性	上皮性/非腫瘍性
・膵管内乳頭粘液性腫瘍（IPMN） ・粘液性嚢胞腫瘍（MCN） ・漿液性嚢胞腫瘍（SCN） ・solid pseudopapillary neoplasm（SPN） ・嚢胞性神経内分泌腫瘍 ・嚢胞性腺房細胞腫瘍 ・嚢胞性過誤腫 ・嚢胞性奇形腫（dermoid cyst） ・嚢胞性管状腺癌 ・嚢胞性膵芽腫	・リンパ上皮嚢腫 ・貯留嚢胞 ・先天性嚢腫
非上皮性/腫瘍性	**非上皮性/非腫瘍性**
・リンパ管腫 ・肉腫	・膵仮性嚢胞

表3 膵嚢胞性腫瘍の特徴

	IPMN	SCN	MCN
年齢（歳）	50〜70	50〜70	40〜60
性別	男性＞女性	女性＞男性	女性
部位	頭部＞体尾部，多発	体尾部＞頭部	体尾部
典型的な画像所見	多房性（ブドウの房状），膵管との交通，膵管拡張	微小嚢胞の集簇（蜂の巣状），中心に石灰化	類円形，cyst-in-cyst，卵殻状石灰化
嚢胞状の性状	粘稠	漿液性	粘稠
嚢胞液CEA	高	低	高
嚢胞液アミラーゼ	高	低	低
嚢胞液細胞診	粘液含有細胞	まれに立方円柱上皮	粘液含有細胞

表4 HRS と WF (IPMN 国際診療ガイドライン 2012)

- HRS (high-risk stigmata)（悪性を強く示す所見）
  1. 膵頭部嚢胞性病変における閉塞性黄疸
  2. 造影される嚢胞内の充実性成分
  3. 主膵管径 ≥10 mm
- WF (worrisome features)（悪性の疑いを示す所見）
  1. 膵炎の発症
  2. 嚢胞径 ≥30 mm
  3. 肥厚，造影される嚢胞壁
  4. 主膵管径 5〜9 mm
  5. 造影されない壁在結節
  6. 尾側に閉塞性膵炎を伴う主膵管狭窄
  7. リンパ節腫大

治療

1) high-risk stigmata を認める場合

外科切除

2) worrisome features を認める場合

EUS および膵液細胞診で精査を進める．

3) high-risk stigmata, worrisome features ともに認めない場合

経過観察（ただし通常型膵癌の併発に注意する）

予後

- 予後良好
- 分枝型 IPMN の病変の進展率：7.0〜61.8%（結節を認めない分枝型 IPMN の進展率：0〜36.7%）
- 分枝型 IPMN の癌化率：0〜6.4%（結節を認めない分枝型 IPMN の癌化率：0〜2.6%）
- 分枝型 IPMN に併存する膵癌の発生率：1〜2.6%

※経過観察に際しては，IPMN 病変の進展や悪性化の監視とともに併存膵癌の発生に留意した膵全体の観察が重要

14 その他の膵嚢胞性病変

a. 粘液性嚢胞腫瘍（MCN：Mucinous cystic neoplasm）

疾患概念	粘液産生を伴う膵嚢胞性腫瘍で病理学的に**卵巣様間質**を認めることが特徴である．
疫　学	● 大部分が女性の膵体・尾部に好発する． ● 好発年齢：40〜50歳代
病　因	卵巣様間質からの発生とする報告はあるがいまだ不明
臨床像	● 特徴的な症状はない． ● 画像検査で偶然発見されることが多い．
分　類	病理学的に low, intermediate, high-grade dysplasia および invasive carcinoma に分類される．
検　査	[US・MRCP・CT・EUS・ERP] ● 比較的大きな（5 cm〜）の類円形嚢胞，内部に薄い隔壁，嚢胞内に大小の嚢胞を含有（cyst-in-cyst），主膵管と交通がない，卵殻状石灰化 ● 乳頭状隆起（壁在結節）は悪性所見の1つ
治　療	**外科切除** 悪性化のリスク（12〜20％が浸潤癌）があるため，治療の第一選択である．
予　後	● 良性の段階で手術を行えば再発転移はなく予後良好 ● invasive carcinoma では予後不良

b. 漿液性嚢胞腫瘍 (SCN：Serous cystic neoplasm)

疾患概念	粘液産生を伴わない膵嚢胞性腫瘍

疫 学　中年女性の膵体尾部に好発する．

分 類
- microcystic type：2 cm 以下の小嚢胞の集簇．最も多い．
- macrocystic type：比較的大きな嚢胞腔から構成
- mixed type：小嚢胞と大嚢胞の混在
- solid type：組織学的にきわめて小さい嚢胞から構成

検 査　[US・EUS] 中心部の高エコーと辺縁の嚢胞像，石灰化，カラードプラで中心部に血流シグナル
[CT] 海綿状の内部構造，中心部に放射状結合織や石灰化，間質部の濃染
[MRI・MRCP] T2WI で腫瘤全体が著明な高信号，外側に凸の多房性，主膵管とは連続性がない
[病理] 辺縁の大きな嚢胞と中心の小さな嚢胞が蜂巣状に集合，嚢胞壁は 1 層の異型性の少ない扁平〜立方細胞で覆われる，胞体内には豊富なグリコーゲン顆粒

治 療　悪性例はほとんどないため，

> 経過観察

予 後　きわめて良好

付録

消化器系の解剖

食道疾患における
基準および分類

胃疾患における
基準および分類

大腸疾患における
基準および分類

肝疾患における
基準および分類

胆道系疾患における
基準および分類

膵疾患における
基準および分類

消化器系の解剖

食道の解剖

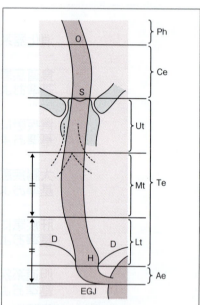

O	食道入口部(esophageal orifice)
Ph	咽頭(pharynx)
S	胸骨上縁(superior margin of the sternum)
Ce	頸部食道(cervical esophagus)
Te	胸部食道(thoracic esophagus)
Ut	胸部上部食道(upper thoracic esophagus)
Mt	胸部中部食道(middle thoracic esophagus)
Lt	胸部下部食道(lower thoracic esophagus)
D	横隔膜(diaphragm)
H	食道裂孔(esophageal hiatus)
Ae	腹部食道(abdominal esophagus)
EGJ	食道胃接合部(esophagogastric junction)

直腸の解剖

1. 正面

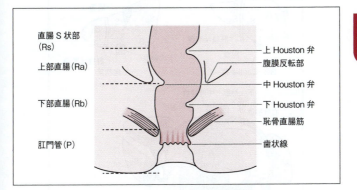

2. 側面

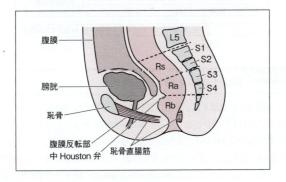

肝 Couinaud 分類

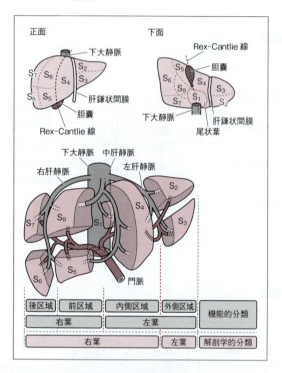

Side Memo   Rex-Cantlie 線

下大静脈と胆嚢窩を結ぶ線では左右の門脈支配の境界となり，そのため機能的に左右の肝葉が区分される．また境界線に沿って走行する中肝静脈は肝葉切除の目安になることから非常に重要な境界線である．この境界線は「Cantlie 線」として広く知られているが，Cantlie が報告する 10 年前の 1888 年に Rex によって肝の脈管解剖や区域解剖に関する考察を報告した事実が認識されるようになった．その功績を尊重し，「Rex-Cantlie 線」と呼称することが勧められている．

胆管の解剖

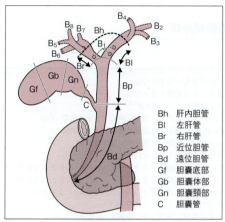

注：B 番号は Couinaud 分類に相当する．
〔日本肝癌研究会（編）：臨床・病理 原発性肝癌取扱い規約 第6版，p.12，金原出版，2015 より〕

膵臓の解剖

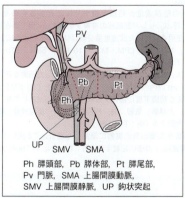

Ph 膵頭部，Pb 膵体部，Pt 膵尾部，
Pv 門脈，SMA 上腸間膜動脈，
SMV 上腸間膜静脈，UP 鉤状突起

※ Ph（膵頭部）と Pb（膵体部）の境界は上腸間膜静脈・門脈の左側縁，Pb（膵体部）と Pt（膵尾部）の境界は大動脈の左側縁．
〔日本膵臓学会（編）：膵癌取扱い規約 第7版，p.12，金原出版，2016 より〕

食道疾患における基準および分類

食道癌の病期分類

壁深達度

TX	癌腫の壁深達度が判定不可能
T0	原発巣としての癌腫を認めない
T1a	癌腫が粘膜内にとどまる病変[注1]
T1a-EP	癌腫が粘膜上皮内にとどまる病変(Tis)
T1a-LPM	癌腫が粘膜固有層にとどまる病変
T1a-MM	癌腫が粘膜筋板に達する病変
T1b	癌腫が粘膜下層にとどまる病変(SM)[注2〜4]
T1b-SM1	粘膜下層を3等分し, 上1/3にとどまる病変
T1b-SM2	粘膜下層を3等分し, 中1/3にとどまる病変
T1b-SM3	粘膜下層を3等分し, 下1/3に達する病変
T2	癌腫が固有筋層にとどまる病変(MP)
T3	癌腫が食道外膜に浸潤している病変(AD)
T4	癌腫が食道周囲臓器に浸潤している病変(AI)[注5,6]
T4a	胸膜, 心膜, 横隔膜, 肺, 胸管, 奇静脈, 神経
T4b	大動脈(大血管), 気管, 気管支, 肺静脈, 肺動脈, 椎体

注1) 早期癌:原発巣の壁深達度が粘膜内にとどまる食道癌を早期食道癌(early carcinoma of the esophagus)と呼ぶ. リンパ節転移の有無を問わない(例:早期癌:T1aNXMX).

注2) 表在癌:癌腫の壁深達度が粘膜下層までにとどまるものを表在癌(superficial carcinoma)と呼ぶ. リンパ節転移の有無を問わない(例:表在癌:T1NXMX).

注3) 従来一般的に使用されてきた深達度亜分類はほぼ以下のように対応する.
M1:T1a-EP, M2:T1a-LPM, M3:T1a-MM, SM1:T1b-SM1, SM2:T1b-SM2, SM3:T1b-SM3

注4) 内視鏡的に切除された標本では粘膜下層を3等分した距離が不明であるため, 粘膜筋板から200 μm以内の粘膜下層にとどまる病変をT1b-SM1とし, 粘膜筋板から200 μmを超える粘膜下層に浸潤する病変をT1b-SM2とする.

注5) 心膜, 大動脈, 大静脈, 気管, 肺, 横隔膜, 胸管, 反回神経, 奇静脈など癌腫が浸潤した臓器を明記する〔例:T4a(肺)〕.

注6) リンパ節転移巣が食道以外の臓器に浸潤した場合はT4扱いとし,「T4(転移リンパ節番号-浸潤臓器)」の順に記載する〔例:T4b(No.112aoA-大動脈)〕

進行度(Stage)

転移 壁深達度	N0	N1	N2	N3	N4	M1
T0, T1a	0	II	II	III	IVa	IVb
T1b	I					
T2	II		III			
T3		III				
T4a	III					
T4b	IVa					

T4a：胸膜, 心膜, 横隔膜, 肺, 胸管, 奇静脈, 神経
T4b：大動脈(大血管), 気管, 気管支, 肺静脈, 肺動脈, 椎体
〔日本食道学会（編）：臨床病理 食道癌取扱い規約, 第11版. p.21, 金原出版, 2015より〕

食道表在癌の拡大内視鏡分類（日本食道学会, 2011）の要旨

- Type A：血管形態の変化がないか軽度なもの.
  乳頭内血管の変化を認めないか, 軽度なもの.
- Type B：血管形態の変化が高度なもの.
  B1：拡張・蛇行・口径不同・形状不均一のすべてを示すループ様の異常血管.
  B2：ループ形状に乏しい異常血管.
  B3：高度に拡張した不整な血管.
- Type R：不規則で細かい網状血管.
- AVA (avascular area)：Type B 血管で囲まれた無血管もしくは血管が粗な領域をAVAとし, その大きさから0.5 mm未満をAVA-small, 0.5 mm以上3 mm未満をAVA-middle, 3 mm以上をAVA-largeと表記する.

付記1：不規則で細かい網状 (reticular：R) 血管を認めることがあり, 低分化型, INFC, 特殊な組織型を示す食道癌のことが多いので, R と付記する.

付記2：Brownish area (415, 540 nm を中心とした狭帯域光観察にて茶色域を呈する領域) を構成する血管と血管の間の色調をInter-vascular background coloration (血管間背景粘膜色調) と称する.

食道・胃静脈瘤内視鏡所見記載基準

	食道静脈瘤（EV）	胃静脈瘤（GV）
占居部位 location (L)	Ls：上部食道まで認められる Lm：中部食道まで認められる Li：下部食道にのみ限局する	Lg-c ：噴門部に限局する Lg-cf：噴門部から穹窿部に連なる Lg-f ：穹窿部に限局する （注）胃体部にみられるものは Lg-b, 幽門部にみられるものは Lg-a と記載する
形態 form (F)	F0：治療後に静脈瘤が認められないもの F1：直線的で比較的細い静脈瘤 F2：連珠状の中等度の静脈瘤 F3：結節状または腫瘤状の静脈瘤	食道静脈瘤の記載法に準ずる
	（注）治療後の経過中に red vein, blue vein が認められても静脈瘤の形態を成していないものは F0 とする	
色調 color (C)	Cw：白色静脈瘤 Cb：青色静脈瘤	食道静脈瘤の記載法に準ずる
	（注）i）紫色・赤紫色に見える場合は Violet (V) を付記して Cbv と記載してもよい 　　　ii）血栓化された静脈瘤は Cw-Th, Cb-Th と付記する	
発赤所見 red color (RC) sign	RC にはミミズ腫れ red wale marking (RWM), チェリーレッドスポット cherry red spot (CRS), 血マメ hematocystic spot (HCS) の3つがある	
	RC0：発赤所見を全く認めないもの RC1：限局性に少数認めるもの RC2：RC1 と RC3 の間 RC3：全周性に多数認めるもの	RC0：発赤所見を全く認めない RC1：RWM, CRS, HCS のいずれかを認める （注）胃静脈瘤では RC の程度分類を行わない
	（注）i）telangiectasia がある場合は Te と付記する 　　　ii）RC 所見の内容 RWM, CRS, HCS は, RC の後に付記する 　　　iii）F0 でも RC が認められるものは, RC1-3 で表現する	
出血所見 bleeding sign	湧出性出血 gushing bleeding 噴出性出血 spurting bleeding 滲出性出血 oozing bleeding 止血後, 間もない時期の所見： 赤色栓 red plug, 白色栓 white plug	食道静脈瘤の記載法に準ずる

（続く）

(続き)

	食道静脈瘤 (EV)	胃静脈瘤 (GV)
粘膜所見 mucosal finding (MF)	びらん erosion (E)：認めれば E を付記する 潰瘍 ulcer (Ul)：認めれば Ul を付記する 瘢痕 scar (S)：認めれば S を付記する	食道静脈瘤の記載法に準ずる

〔日本門脈圧亢進症学会（編）：門脈圧亢進症取扱い規約，改訂第3版，pp.37-38, 金原出版, 2013 より〕

胃疾患における基準および分類

胃癌の病期分類

粘膜 M は粘膜筋板 MM を含む．多発病巣の場合は最深の腫瘍の T で代表する．リンパ節転移の有無にかかわらず，T1 腫瘍を「早期胃癌」と称する．

進行度分類（臨床分類）

	N0	N（+）
T1，T2	I	ⅡA
T3，T4a	ⅡB	Ⅲ
T4b	ⅣA	
T/N にかかわらず M1	ⅣB	

接頭辞 c をつける．
〔日本胃癌学会（編）：胃癌取扱い規約，第15版．p26，金原出版，2017 より〕

進行度分類（病理分類）

	N0	N1	N2	N3a	N3b	M1
T1a（M），T1b（SM）	ⅠA	ⅠB	ⅡA	ⅡB	ⅢB	Ⅳ
T2（MP）	ⅠB	ⅡA	ⅡB	ⅢA	ⅢB	
T3（SS）	ⅡA	ⅡB	ⅢA	ⅢB	ⅢC	
T4a（SE）	ⅡB	ⅢA	ⅢA	ⅢB	ⅢC	
T4b（SI）	ⅢA	ⅢB	ⅢB	ⅢC	ⅢC	
T/N にかかわらず M1						

接頭辞 p をつける．
〔日本胃癌学会（編）：胃癌取扱い規約，第15版．p26，金原出版，2017 より〕

胃潰瘍の内視鏡分類

改変 Forrest 分類

```
Ⅰ   活動性出血を認める潰瘍
  Ⅰa   噴出性出血
  Ⅰb   湧出性出血
Ⅱ   出血の痕跡を認める潰瘍
  Ⅱa   非出血性露出血管
  Ⅱb   血餅付着
  Ⅱc   黒色潰瘍底
Ⅲ   きれいな潰瘍底
```

慢性胃炎の分類

a. 木村・竹本の分類（1969）

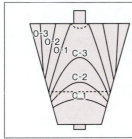

内視鏡的萎縮境界は，胃体部小彎側で噴門を越えない closed type（C-1〜3）と，それを越え大彎側に進展する open type（O-1〜3）に分類される．

b. Updated Sydney System

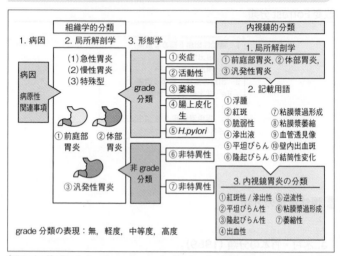

(Misiewicz JJ:The Sydney System:a new classification of gastritis. J Gastroenterol Hepatol 6:207-208, 1991 より)

c. 京都分類

H.pylori 感染状態から見た内視鏡所見

局在	内視鏡所見名	英語表記	感染	未感染	除菌後
胃粘膜全体	萎縮	atrophy	○	×	○〜×
	びまん性発赤	diffuse redness	○	×	×
	腺窩上皮過形成ポリープ	foveolar-hyperplastic polyp	○	×	○〜×
	地図状発赤	map-like redness	×	×	○
	黄色腫	xanthoma	○	×	○
	ヘマチン	hematin	△	○	○
	稜線状発赤	red streak	△	○	○
	腸上皮化生	intestinal metaplasia	○	×	○〜△
	粘膜腫脹	mucosal swelling	○	×	×
	斑状発赤	patchy redness	○	○	○
	陥凹型びらん	depressive erosion	○	○	○
胃体部	皺襞腫大, 蛇行	enlarged fold, tortuous fold	○	×	×
	白濁粘液	sticky mucus	○	×	×
胃体部〜穹窿部	胃底腺ポリープ	fundic gland polyp	×	○	○
	点状発赤	spotty redness	○	×	△〜×
	多発性白色扁平隆起	multiple white and flat elevated lesions	△	○	○
胃体下部小彎〜胃角	RAC	regular arrangement of collecting venules	×	○	×〜△
胃前庭部	鳥肌	nodularity	○	×	△〜×
	隆起型びらん	raised erosion	△	○	○

○:観察されることが多い, ×:観察されない, △:観察されることがある.

〔春間 賢(監修):胃炎の京都分類. p.26, 日本メディカルセンター, 2014 より〕

胃癌リスクの内視鏡所見スコア

- 萎縮:白色光とIEE観察は区別しない.
  A→0(無 C-0～C-1), 1(軽度 C-2～C-3), 2(高度 O-1～O-P)
- 腸上皮化生:白色光観察とIEE観察を区別する.
    ※ IEE(NBI, BLI)ではLBC, WOSの程度と範囲を評価する.
    ※ IEE観察は括弧内で表記するが,合計には含めない.
    例:IMI(2)
  IM→0(なし), 1(前庭部), 2(前庭部・体部)
- 皺襞腫大
  H→0(なし), 1(あり)
- 鳥肌
  H→0(なし), 1(あり)
- びまん性発赤(体部腺領域の集合細静脈の透見性):除菌後の変化も考慮する.
  DR→0(なし), 1(軽度:一部にRAC+), 2(高度)

★記載方法:全因子を表示,合計スコアを最後の括弧内に示す(最少0～最大8).
  例:A1 IM1 (2) H1 N1 DR2 (6)

〔春間 賢(監修):胃炎の京都分類. p.102, 日本メディカルセンター, 2014より〕

胃炎内視鏡所見の記載方法

基本的な考え(国際的に通用するもの)
① *H. pylori* 感染胃炎(現感染,活動性の胃炎)
  H. pylori 感染既往
  H. pylori 未感染(胃炎なし)を区別して英文で記載する.
② 萎縮範囲を括弧内に記載する.
③ ①の胃炎診断に用いる所見以外に必要な所見をwith以下に記載する.

記載例

Active-gastritis(C-3)

Inactive-gastritis(O-1)   with

Non-gastritis

erosion
hematin
hyperplastic polyp
erythema

of corpus, antrum

〔春間 賢(監修):胃炎の京都分類. p.114, 日本メディカルセンター, 2014より〕

大腸疾患における基準および分類

大腸癌の病期分類

壁深達度(T)

- TX：壁深達度の評価ができない．
- T0：癌を認めない．
- Tis：癌が粘膜内(M)にとどまり，粘膜下層(SM)に及んでいない．
- T1：癌が粘膜下層(SM)までにとどまり，固有筋層(MP)に及んでいない．
  - T1a：癌が粘膜下層(SM)までにとどまり，浸潤距離が1,000 μm未満である．
  - T1b：癌が粘膜下層(SM)までにとどまり，浸潤距離が1,000 μm以上であるが固有筋層(MP)に及んでいない．
- T2：癌が固有筋層(MP)まで浸潤し，これを越えていない．
- T3：癌が固有筋層を越えて浸潤している．
  漿膜を有する部位では，癌が漿膜下層(SS)までにとどまる．
  漿膜を有しない部位では，癌が外膜(A)までにとどまる．
- T4：癌が漿膜表面に接しているかまたは露出(SE)，あるいは直接他臓器に浸潤している(SI/AI)．
  - T4a：癌が漿膜表面に露出しているか，またはこれを破って腹腔に露出している(SE)．
  - T4b：癌が直接他臓器に浸潤している(SI/AI)．

注1：Tis癌は，本来は粘膜固有層に浸潤していない上皮内癌(carcinoma *in situ*)を表すが，大腸癌においては例外的に癌が粘膜固有層までにとどまる癌(すなわち粘膜内癌)を意味し，浸潤の有無は問わない．

注2：転移の有無にかかわらずTis，T1を早期癌とする．

〔大腸癌研究会(編)：大腸癌取扱い規約 第9版．pp.10-11, 金原出版, 2018より抜粋〕

進行度分類(Stage)

遠隔転移		M0				M1		
						M1a	M1b	M1c
リンパ節転移		N0	N1 (N1a/N1b)	N2a	N2b, N3	N に関係なく		
壁深達度	Tis	0						
	T1a・T1b	Ⅰ	Ⅲa			Ⅳa	Ⅳb	Ⅳc
	T2	Ⅰ	Ⅲa	Ⅲb				
	T3	Ⅱa		Ⅲb				
	T4a	Ⅱb			Ⅲc			
	T4b	Ⅱc			Ⅲc			

〔大腸癌研究会(編):大腸癌取扱い規約 第9版. p.19, 金原出版, 2018 より〕

Dukes 分類

A:癌腫が腸壁内に限局するもの
B:癌腫が腸壁を貫いて浸潤するが,リンパ節転移のないもの
C:リンパ節転移のあるもの

潰瘍性大腸炎の治療指針（平成 29 年度，内科）

	軽症	中等症	重症	劇症
寛解導入療法 全大腸炎型・左側大腸炎型	経口剤：5-ASA 製剤 注腸剤：5-ASA 注腸，ステロイド注腸 ※中等症で炎症反応が強い場合や上記で改善ない場合はプレドニゾロン経口投与 ※さらに改善なければ重症または難治例のステロイド抵抗例の治療を行う ※直腸部に炎症を有する場合はペンタサ坐剤が有用	・プレドニゾロン点滴静注 ※状態に応じ以下の薬剤を併用 経口剤：5-ASA 製剤，ステロイド注腸 注腸剤：5-ASA 注腸，ステロイド注腸 ※改善なければ劇症または重症のステロイド抵抗例の治療を行う ※状態により手術適応の検討	・緊急手術の適応を検討 ※外科医と連携のもと，状況が許せば以下の治療を試みてもよい ・ステロイド大量静注療法 ・タクロリムス経口 ・シクロスポリン持続静注療法* ※上記で改善なければ手術
直腸炎型	経口剤：5-ASA 製剤　坐剤：5-ASA 坐剤，ステロイド坐剤 注腸剤：5-ASA 注腸，ステロイド注腸　フォーム剤：ブデソニド注腸フォーム剤 ※安易なステロイド全身投与は避ける			
難治例 ステロイド依存例	免疫調節薬：アザチオプリン・6-MP* ※（上記で改善しない場合）：血球成分除去療法・タクロリムス経口・インフリキシマブ点滴静注・アダリムマブ皮下注射・ゴリムマブ皮下注射*			
ステロイド抵抗例	中等症：血球成分除去療法・タクロリムス経口・インフリキシマブ点滴静注・アダリムマブ皮下注射 重症：血球成分除去療法・タクロリムス経口・インフリキシマブ点滴静注・アダリムマブ皮下注射 シクロスポリン持続静注療法* ※アザチオプリン・6-MP*の併用を考慮する ※改善がなければ手術を考慮			
寛解維持療法	非難治例	難治例		
	5-ASA 製剤（経口剤・注腸剤・坐剤）	5-ASA 製剤（経口剤・注腸剤・坐剤） 免疫調節薬（アザチオプリン，6-MP*），インフリキシマブ皮下注*		

*：現在保険適用には含まれていない，**：インフリキシマブ：レミケード®，インフリキシマブ BS，アダリムマブ：ヒュミラ®，ゴリムマブ：シンポニー®錠

5-ASA 経口剤（ペンタサ®顆粒/錠，アサコール®錠，サラゾピリン®錠，リアルダ®錠），5-ASA 注腸剤（ペンタサ®注腸），5-ASA 坐剤（ペンタサ®坐剤，サラゾピリン®坐剤）
ステロイド注腸剤（プレドネマ®注腸，ステロネマ®注腸），ブデソニド注腸フォーム剤（レクタブル®注腸フォーム），ゴリムマブ皮下注射（シンポニー®皮下）
※治療原則）内科的治療への反応性を評価し目先のみならず治療全般として考えることそしてタイミングを誤らないようにする．薬用量や治療期間では専門家の意見も聞き，外科治療の選択を誤らないこと．小児や外科治療は別記載事項典拠下記記典を参照のこと．

潰の使い分けは，クローン病・小児や外科治療の治療指針・治療指針平成 29 年度改訂版．http://www.ibdjapan.org/pdf/doc01.pdf より）

[潰瘍性大腸炎・クローン病診断基準・治療指針 平成 29 年度改訂版．http://www.ibdjapan.org/pdf/doc01.pdf より]

潰瘍性大腸炎の治療フローチャート

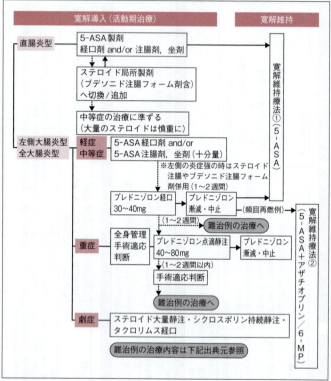

〔潰瘍性大腸炎・クローン病診断基準・治療指針 平成29年度改訂版. http://www.ibdjapan.org/pdf/doc01.pdf より〕

クローン病の診断基準

a. クローン病の活動性の指標 (IOIBD)

IOIBD の求め方
1. 腹痛　　　　　　　　　　　　　　6. 腹部腫瘤
2. 1日6回以上の下痢あるいは粘血便　　7. 体重減少
3. 肛門部病変　　　　　　　　　　　8. 38℃以上の発熱
4. 瘻孔　　　　　　　　　　　　　　9. 腹部圧痛
5. その他の合併症　　　　　　　　　10. 10 g/dL 以下の血色素
各1項目のスコアを1点とする．2点以上活動性

b. クローン病の活動性の指標 (CDAI)

CDAIの求め方	
X1. 過去1週間の軟便または下痢の回数	$\times 2 = y_1$
X2. 過去1週間の腹痛 　　0＝なし，1＝軽度，2＝中等度，3＝高度	$\times 5 = y_2$
X3. 過去1週間の主観的な一般状態 　　0＝良好，1＝軽度不良，2＝不良，3＝重症，4＝激症	$\times 7 = y_3$
X4. 患者が現在もっている下記項目の数 　　1) 関節炎/関節痛，2) 虹彩炎/ブドウ膜炎，3) 結節性紅斑/壊死性膿皮症/アフタ性口内炎，4) 裂肛，痔瘻または肛門周囲腫瘍，5) その他の瘻孔，6) 過去1週間 100°F (37.8℃)以上の発熱	$\times 20 = y_4$
X5. 下痢に対して lomil (Lopemin) または opiates の服用 　　0＝なし，1＝あり	$\times 30 = y_5$
X6. 腹部腫瘤 　　0＝なし，2＝疑い，5＝確実にあり	$\times 10 = y_6$
X7. ヘマトクリット (Ht) 　　男 (47－Ht)，女 (42－Ht)	$\times 6 = y_7$
X8. 体重：標準体重；100×(1－体重/標準体重)	$= y_8$
$CDAI = \sum_{i=1}^{8} y_i$	
X5. の [opiates] とは，アヘン剤を指し，本邦のアヘンアルカロイドと硫酸アトロピンの配合剤であるオピアト (opiato：三共，田辺) とは異なる．	

CDAI 150未満：緩解，150～220：軽症，220～300：中等症，300～450：重症，450以上：激症

クローン病の治療指針（平成 29 年度，内科）

活動期の治療（症状や受容性により，栄養療法・薬物療法・あるいは両者の組み合わせを行う）

軽症～中等症

薬物療法
- ブデソニド
- 5-ASA 製剤
  ペンタサ®顆粒/錠，
  サラゾピリン®錠（大腸病変）

栄養療法（経腸栄養療法）
許容性があれば栄養療法
経口栄養剤としては，
- 成分栄養剤（エレンタール®）
- 消化態栄養剤（ツインライン®など）
を第一選択として用いる．

※受容性が低い場合は半消化態栄養剤を用いてもよい．

※効果不十分の場合は中等症～重症に準じる．

中等症～重症

薬物療法
- 経口ステロイド（プレドニゾロン）
- 抗菌薬（メトロニダゾール*，シプロフロキサシン*など）

※ステロイド減量，離脱が困難な場合：アザチオプリン，6-MP*

※ステロイド・栄養療法などの通常療法が無効/不耐な場合：インフリキシマブ・アダリムマブ・ウステキヌマブ

栄養療法（経腸栄養療法）
- 成分栄養剤（エレンタール®）
- 消化態栄養剤（ツインライン®など）
を第一選択としても用いる．

※受容性が低い場合は半消化態栄養剤を用いてもよい．

血球成分除去療法の併用
- 顆粒球吸着療法（アダカラム®）

※通常治療で効果不十分・不耐で大腸病変に起因する症状が残る症例に適応

重症
（病勢が重篤，高度な合併症を有する場合）

外科治療の適応を検討したうえで以下の内科治療を行う．

薬物療法
- ステロイド経口または静注
- インフリキシマブ・アダリムマブ・ウステキヌマブ（通常治療抵抗例）

栄養療法
- 経腸栄養療法
- 絶食のうえ，完全静脈栄養療法合併症や重症度が特に高い場合）

※病状が改善すれば経腸栄養療法へ．

※通過障害や膿瘍がない場合はインフリキシマブ・アダリムマブ・ウステキヌマブを併用してもよい．

クローン病治療指針 平成29年度改訂版

寛解維持療法	肛門病変の治療	狭窄・瘻孔の治療	術後の再発予防
薬物療法 ・5-ASA 製剤 　ペンタサ®顆粒/錠 　サラゾピリン®錠(大腸病変) ・アザチオプリン ・6-MP* ・インフリキシマブ・アダリムマブ・ウステキヌマブ(インフリキシマブ・アダリムマブ・ウステキヌマブにより寛解導入例では選択可) **在宅経腸栄養療法** ・エレンタール®、ツインライン®などを第一選択として用いる。 ※受容性が低い場合は半消化態栄養剤を用いてもよい。 ※短腸症候群など、栄養管理困難例では在宅中心静脈栄養法を考慮する。	まず外科治療の適応を検討する。 ドレナージやシートン法など 内科的治療を行う場合 ・痔瘻・肛門周囲膿瘍：メトロニダゾール*、抗菌薬、抗生物質 　インフリキシマブ・アダリムマブ ・裂肛、肛門潰瘍：腸管病変に準じた内科的治療 ・肛門狭窄：経肛門的拡張術	**[狭窄]** ・まず外科治療の適応を検討する。 ・内科的治療により炎症を沈静化し、潰瘍が消失・縮小した時点で、内視鏡的バルーン拡張術 **[瘻孔]** ・内科的治療（外瘻）としてはまず外科治療の適応を検討する。 ・内科的治療（外瘻）としては 　インフリキシマブ 　アダリムマブ 　アザチオプリン	**寛解維持療法に準ずる薬物治療** ・5-ASA 製剤 　ペンタサ®顆粒/錠 　サラゾピリン®錠(大腸病変) ・アザチオプリン ・6-MP* **栄養療法** ・経腸栄養療法 ※薬物療法との併用も可。

*：現在保険適用には含まれていない

※:治療意向例、内科治療への反応性や薬物療法の副作用あるいは合併症などには注意し、必要に応じて専門家の意見を聞き、外科治療のタイミングなど誤らないようにする。

※治療指針・治療指針の使い分け、小児や外科治療など詳細は下記出典元を参照のこと。

[潰瘍性大腸炎・クローン病診断基準・治療指針 平成29年度改訂版. http://www.ibdjapan.org/pdf/doc01.pdf より]

肝疾患における基準および分類

原発性肝癌の病期分類

a. 肝細胞癌

進行度分類（Stage）

因子 Stage	T因子	N因子	M因子
Stage Ⅰ	T1	N0	M0
Stage Ⅱ	T2	N0	M0
Stage Ⅲ	T3	N0	M0
Stage ⅣA	T4 T1, T2, T3, T4	N0 N1	M0 M0
Stage ⅣB	T1, T2, T3, T4	N0, N1	M1

T因子：癌腫の「個数」，「大きさ」，「脈管侵襲」の3項目によって規定される．
複数の癌腫は多中心性癌腫であっても肝内転移癌腫であってもよい．
肝細胞癌破裂は S_3 と明記するがT因子は変更しない．

	T1	T2	T3	T4
①腫瘍個数　単発 ②腫瘍径　2cm以下 ③脈管侵襲なし （Vp_0, Vv_0, B_0）	①②③ すべて合致	2項目合致	1項目合致	すべて合致 せず

N因子：
　N0：リンパ節転移を認めない
　N1：リンパ節転移を認める

M因子：
　M0：遠隔転移を認めない
　M1：遠隔転移を認める

b. 肝内胆管癌

進行度分類(Stage)

Stage	T因子	N因子	M因子
Stage I	T1	N0	M0
Stage II	T2	N0	M0
Stage III	T3	N0	M0
Stage IVA	T4 T1, T2, T3	N0 N1	M0 M0
Stage IVB	T4 T1, T2, T3, T4	N1 N0, N1	M0 M1

T因子:

	T1	T2	T3	T4
①腫瘍個数　単発 ②腫瘍径　2 cm 以下 ③血管侵襲・主要胆管 　への浸潤なし 　(Vp_0, Va_0, $B_{0~2}$)	①②③ すべて合致	2項目合致	1項目合致	すべて合致 せず

N因子:
 N0: リンパ節転移を認めない
 N1: リンパ節転移を認める

M因子:
 M0: 遠隔転移を認めない
 M1: 遠隔転移を認める

〔日本肝癌研究会(編): 臨床・病理 原発性肝癌取扱い規約, 第6版. pp.26-27, 金原出版, 2015 より〕

Child-Pugh 分類

Child-Pugh 分類

	1点	2点	3点
脳症	ない	軽度	時々昏睡
腹水	ない	少量	中等量以上
Bil (mg/dL)	2.0 未満	2.0〜3.0	3.0 超
Alb (g/dL)	3.5 超	2.8〜3.5	2.8 未満
PT (%)	70 超	40〜70	40 未満

注:各ポイントの合計が,A:5〜6,B:7〜9,C:10〜15

〔Child CG:The liver and portal hypertension. MPCS.W.B.Saunders, p.50 Philadelphia, 1964 より〕

肝障害度 (liver damage)

項目 \ 肝障害度	A	B	C
腹水	ない	治療効果あり	治療効果少ない
血清ビリルビン値 (mg/dL)	2.0 未満	2.0〜3.0	3.0 超
血清アルブミン値 (g/dL)	3.5 超	3.0〜3.5	3.0 未満
ICG R_{15} (%)	15 未満	15〜40	40 超
プロトロンビン活性値 (%)	80 超	50〜80	50 未満

注:各項目別に重症度を求め,そのうち2項目以上が該当した肝障害度をとる.2項目以上の項目に該当した肝障害度2か所に生じる場合には高いほうの肝障害度をとる.また,肝障害度Aが3項目,B,Cがそれぞれ1項目の場合はBが2項目相当以上の肝障害と判断して肝障害度Bと判定する.

〔日本肝癌研究会(編):臨床・病理 原発性肝癌取扱い規約 第6版.p.15,金原出版,2015 より〕

> **◆ NOTE**
>
> 近年新しい肝予備能評価方法としてアルブミンと総ビリルビンのみを用いた ALBI grade が報告された.
>
> ALBI score = $(\log 10 \text{ bilirubin} [\mu\text{mol/L}] \times 0.66) + (\text{Albumin} [\text{g/L}] \times -0.085)$
>
> ALBI grade:Grade 1 $\leq$ -2.60 < Grade 2 $\leq$ -1.39 < Grade 3

Side Memo: JIS score

　肝細胞癌の予後は腫瘍進行度と肝予備能の両方に関連していることから，予後予測にはそれらを統合したさまざまな staging score が提唱された．欧米では the Cancer of the Liver Italian Program (CLIP) score が予後予測に有用であると支持されたが，2cm 以下の小肝癌が診断されることの多いわが国では実臨床にそぐわない問題があった．Japan Integrated Staging (JIS) score は癌取扱い規約 TNM 分類と Child-Pugh 分類を単純にスコア化し足し算したもので，最も日本の実情に即した予後予測のステージングである．

項目	スコア			
	0点	1点	2点	3点
Child-Pugh 分類（肝機能）	A	B	C	
TNM 分類（進行度）	I	II	III	IV

	TNM stage I (0点)	TNM stage II (1点)	TNM stage III (2点)	TNM stage IV (3点)
Child-Pugh C (2点)	2	3	4	5
Child-Pugh B (1点)	1	2	3	4
Child-Pugh A (0点)	0	1	2	3

薬物性肝障害診断基準

	肝細胞障害型		胆汁うっ滞または混合型		スコア
1. 発症までの期間[1] **a. 投与中の発症の場合**	初回投与	再投与	初回投与	再投与	
投与開始からの日数	5〜90日 <5日, >90日	1〜15日 >15日	5〜90日 <5日, >90日	1〜90日 >90日	+2 +1
b. 投与中止後の発症の場合					
投与中止後の日数	15日以内 >15日	15日以内 >15日	30日以内 >30日	30日以内 >30日	+1 0
2. 経過 投与中止後のデータ	ALTのピーク値と正常上限との差 8日以内に50%以上の減少 30日以内に50%以上の減少 (該当なし) 不明または30日以内に50%未満の減少 30日後も50%未満の減少か再上昇		ALPのピーク値と正常上限との差 (該当なし) 180日以内に50%以上の減少 180日以内に50%未満の減少 不変,上昇,不明 (該当なし)		 +3 +2 +1 0 −2
投与続行および不明					0
3. 危険因子	肝細胞障害型 飲酒あり 飲酒なし		胆汁うっ滞または混合型 飲酒または妊娠あり 飲酒,妊娠なし		+1 0
4. 薬物以外の原因の有無[2]	カテゴリー1,2がすべて除外 カテゴリー1で6項目すべて除外 カテゴリー1で4つか5つが除外 カテゴリー1の除外が3つ以下 薬物以外の原因が濃厚				+2 +1 0 −2 −3
5. 過去の肝障害の報告 **過去の報告あり,もしくは添付文書に記載あり** なし					+1 0
6. 好酸球増多(6%以上) あり なし					+1 0

(続く)

(続き)

	肝細胞障害型	胆汁うっ滞または混合型	スコア
7. DLST			
陽性			+2
擬陽性			+1
陰性および未施行			0
8. 偶然の再投与が行われた時の反応	肝細胞障害型	胆汁うっ滞または混合型	
単独再投与	ALT 倍増	ALP (T-Bill) 倍増	+3
初回肝障害時の併用薬と共に再投与	ALT 倍増	ALP (T-Bill) 倍増	+1
初回肝障害時と同じ条件で再投与	ALT 増加するも正常域	ALP (T-Bill) 増加するも正常域	−2
偶然の再投与なし,または判断不能			0
		総スコア	

1) 薬物投与前に発症した場合は「関係なし」,発症までの経過が不明の場合は「記載不十分」と判断して,スコアリングの対象としない.
   投与中の発症か,投与中止後の発症化により,a または b どちらかのスコアを使用する.
2) カテゴリー1:HAV, HBV, HCV, 胆道疾患(US), アルコール, ショック肝, カテゴリー2:CMV, EBV.
   ウイルスは IgM HA 抗体, HBs 抗体, HCV 抗体, IgM CMV 抗体, IgM EB VCA 抗体で判断する.

太字は,DDW-J 2002 シンポジウム案の改定部分を示す.
判定基準:総スコア2点以下:可能性が低い,3,4点:可能性あり.5点以上:可能性が高い.

〔滝川 一,恩地森一,高森頼雪,他:DDW-J 2004 ワークショップ薬物性肝障害診断基準の提案.肝臓 46 (2):85-90, 2005 より〕

NAFLD/NASH 治療フローチャート

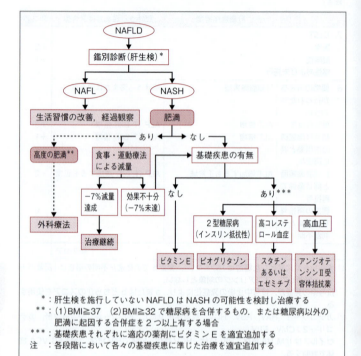

* ：肝生検を施行していない NAFLD は NASH の可能性を検討し治療する
** ：(1) BMI≧37 (2) BMI≧32 で糖尿病を合併するもの，または糖尿病以外の肥満に起因する合併症を2つ以上有する場合
*** ：基礎疾患それぞれに適応の薬剤にビタミンEを適宜追加する
注 ：各段階において各々の基礎疾患に準じた治療を適宜追加する

〔日本消化器病学会(編)：NAFLD/NASH 診療ガイドライン 2014. p.xviii, 南江堂, 2014 より許諾を得て転載〕

胆道系疾患における基準および分類

胆道癌の病期分類

a. 胆管癌

肉眼的分類

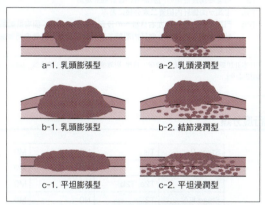

a. 乳頭型 (papillary type)：乳頭膨張型 (papillary-expanding type), 乳頭浸潤型 (papillary-infiltrating type) に亜分類する.
b. 結節型 (nodular type)：結節膨張型 (nodular-expanding type), 結節浸潤型 (nodular-infiltrating type) に亜分類する.
c. 平坦型 (flat type)：平坦膨張型 (flat-expanding type), 平坦浸潤型 (flat-infiltrating type) に亜分類する.
d. その他の型 (others)：潰瘍（潰瘍型）や低い顆粒状粘膜隆起（顆粒状粘膜隆起型）を形成する腫瘍などがある.

〔日本肝胆膵外科学会（編）：臨床・病理 胆道癌取扱い規約 第6版. p.12, 金原出版, 2013 より〕

肝門部領域胆管癌

局所進展度(T 分類)

Tx	腫瘍評価不能
T0	腫瘍が明らかでない
Tis	carcinoma in situ
T1a	癌の局在が粘膜層にとどまるもの
T1b	癌の局在が線維筋層にとどまるもの
T2a	胆管壁を越えるが他臓器への浸潤なし
T2b	肝実質浸潤を認める
T3	胆管浸潤優位側の門脈あるいは肝動脈浸潤
T4a	浸潤が両側肝内胆管二次分枝に及ぶ
T4b	門脈本幹あるいは左右分枝への浸潤；左右肝動脈，固有肝動脈，総肝動脈浸潤；浸潤が片側肝内胆管二次分枝に及び，対側の門脈あるいは肝動脈へ浸潤する

〔日本肝胆膵外科学会(編)：臨床・病理 胆道癌取扱い規約．第6版．p.13，金原出版，2013 より〕

進行度分類

Stage 0	Tis	N0	M0
Stage I	T1	N0	M0
Stage II	T2a, T2b	N0	M0
Stage IIIA	T3	N0	M0
Stage IIIB	T1, T2, T3	N1	M0
Stage IVA	T4a, T4b	N0, N1	M0
Stage IVB	Any T	Any N	M1

〔日本肝胆膵外科学会(編)：臨床・病理 胆道癌取扱い規約．第6版．p.15，金原出版，2013 より〕

遠位胆管癌

局所進展度(T 分類)

Tx	腫瘍評価不能
T0	腫瘍が明らかでない
Tis	carcinoma *in situ*
T1a	癌の局在が粘膜層にとどまるもの
T1b	癌の局在が線維筋層にとどまるもの
T2	胆管壁を越えるが他臓器への浸潤なし
T3a	胆嚢,肝臓,膵臓,十二指腸,他の周囲臓器浸潤
T3b	門脈本幹,上腸間膜静脈,下大静脈等の血管浸潤
T4	総肝動脈浸潤,腹腔動脈浸潤,上腸間膜動脈浸潤

〔日本肝胆膵外科学会(編):臨床・病理 胆道癌取扱い規約,第 6 版.p.16,金原出版,2013 より〕

進行度分類

Stage 0	Tis	N0	M0
Stage IA	T1	N0	M0
Stage IB	T2	N0	M0
Stage IIA	T3a, T3b	N0	M0
Stage IIB	T1, T2, T3a, T3b	N1	M0
Stage III	T4	Any N	M0
Stage IV	Any T	Any N	M1

〔日本肝胆膵外科学会(編):臨床・病理 胆道癌取扱い規約,第 6 版.p.18,金原出版,2013 より〕

b. 胆嚢癌

局所進展度(T 分類)

Tx	腫瘍評価不能
T0	腫瘍が明らかでない
Tis	carcinoma *in situ*
T1a	粘膜固有層への浸潤
T1b	固有筋層への浸潤
T2	漿膜下層あるいは胆嚢床部筋層周囲の結合組織に浸潤
T3a	漿膜浸潤，肝実質浸 および/または 一か所の周囲臓器浸潤(胃・十二指腸，大腸，膵臓，大網)
T3b	肝外胆管浸潤
T4a	肝臓以外の二か所以上の周囲臓器浸潤(肝外胆管，胃・十二指腸，大腸，膵臓，大網)
T4b	門脈本幹あるいは総肝動脈・固有肝動脈浸潤

〔日本肝胆膵外科学会(編)：臨床・病理 胆道癌取扱い規約 第6版．p.23, 金原出版, 2013 より〕

進行度分類

Stage 0	Tis	N0	M0
Stage I	T1	N0	M0
Stage II	T2	N0	M0
Stage IIIA	T3a, T3b	N0	M0
Stage IIIB	T1, T2, T3	N1	M0
Stage IVA	T4a, T4b	Any N	M0
Stage IVB	Any T	Any N	M1

〔日本肝胆膵外科学会(編)：臨床・病理 胆道癌取扱い規約 第6版．p.25, 金原出版, 2013 より〕

c. 乳頭部癌

肉眼的分類

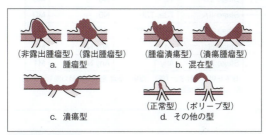

乳頭部癌の肉眼型

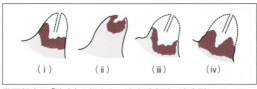

乳頭部癌の「潰瘍」の概念と，潰瘍腫瘤型，潰瘍型について

（ⅰ）は潰瘍とし，（ⅱ）は潰瘍としない．（ⅲ）のごとく周辺が盛り上がっていても正常粘膜が潰瘍縁までほぼ追えるものは潰瘍型とし，（ⅳ）のごとく，潰瘍縁を越えて癌浸潤がみられるものは潰瘍腫瘤型とする．

〔日本肝胆膵外科学会（編）：臨床・病理 胆道癌取扱い規約，第6版．p.29，金原出版，2013より〕

局所進展度(T 分類)

Tx	腫瘍評価不能
T0	腫瘍が明らかでない
Tis	carcinoma in situ
T1a	乳頭部粘膜内にとどまる
T1b	Oddi 筋に達する
T2	十二指腸浸潤
T3a	5 mm 以内の膵実質浸潤
T3b	5 mm を越えた膵実質浸潤
T4	膵を越える浸潤あるいは周囲臓器浸潤

〔日本肝胆膵外科学会（編）：臨床・病理 胆道癌取扱い規約，第6版．p.29，金原出版，2013より〕

進行度分類

Stage 0	Tis	N0	M0
Stage IA	T1a, T1b	N0	M0
Stage IB	T2	N0	M0
Stage IIA	T3a, T3b	N0	M0
Stage IIB	T1, T2, T3	N1	M0
Stage III	T4	Any N	M0
Stage IV	Any T	Any N	M1

〔日本肝胆膵外科学会(編):臨床・病理 胆道癌取扱い規約,第6版.p.31,金原出版,2013より〕

膵疾患における基準および分類

膵癌の病期分類

肉眼型分類

潜在型 (masked type)	肉眼的に腫瘍の存在が明らかでないもの
結節型 (nodular type)	境界明瞭な腫瘍
浸潤型 (infiltrative type)	境界不明瞭な腫瘍で，周囲にびまん性に浸潤
囊胞型 (cystic type)	囊胞腺癌のような腫瘍性囊胞（充実性腫瘍の中心壊死による二次性囊胞や，腫瘍に随伴した貯留囊胞，仮性囊胞は除く）
膵管拡張型 (ductectatic type)	膵管拡張（粘液貯留などによる）が主体となる腫瘍
混合型 (mixed type)	2種類以上の肉眼型が混在するもの
分類不能 (unclassifiable type)	上記のいずれにも分類できないもの

〔日本膵臓学会（編）：膵癌取扱い規約，第7版．p.13，金原出版，2016 より〕

膵局所進展度(T)

主病巣の膵局所進展度はT分類で記載するが、さらに詳細には、局所進展度因子を記載する。CH, DU, S, RP, PV, A, PL, OO の記号で記載できる。

> TX:膵局所進展度が評価できないもの
> T0:原発腫瘍を認めない
> Tis:非浸潤癌
> T1:腫瘍が膵臓に限局しており、最大径が20mm以下である
> 　　T1a　最大径が5mm以下の腫瘍
> 　　T1b　最大径が5mmを超えるが10mm以下の腫瘍
> 　　T1c　最大径が10mmを超えるが20mm以下の腫瘍
> T2:腫瘍が膵臓に限局しており、最大径が20mmを超えている
> T3:腫瘍の浸潤が膵を越えて進展するが、腹腔動脈(CA)もしくは上腸間膜動脈(SMA)に及ばないもの
> T4:腫瘍の浸潤が腹腔動脈(CA)もしくは上腸間膜動脈(SMA)に及ぶもの

〔日本膵臓学会(編):膵癌取扱い規約,第7版.p.14,金原出版,2016より〕

進行度(Stage)

Stage 0	Tis	N0	M0
Stage IA	T1 (T1a, T1b, T1c)	N0	M0
Stage IB	T2	N0	M0
Stage IIA	T3	N0	M0
Stage IIB	T1 (T1a, T1b, T1c), T2, T3	N1 (N1a, N1b)	M0
Stage III	T4	Any N	M0
Stage IV	Any T	Any N	M1

〔日本膵臓学会(編):膵癌取扱い規約,第7版.p.45,金原出版,2016より〕

急性膵炎の基本的治療指針

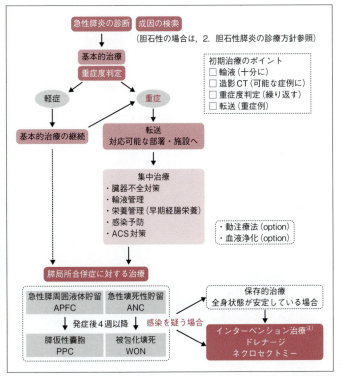

APFC；acute peripancreatic fluid collection, AFC；acute necrotic collection, PPC；pancreatic pseudocyst, WON：walled-off necrosis, ACS；abdominal compartment syndrome

注）インターベンション治療（ドレナージ/ネクロセクトミー）は，できれば発症後4週以降まで待機し，壊死巣が十分に被包化されたWONの時期に行うことが望ましい．

〔急性膵炎診療ガイドライン2015改訂出版委員会（編）：急性膵炎診療ガイドライン2015, 第4版. p.48, 金原出版，2015より〕

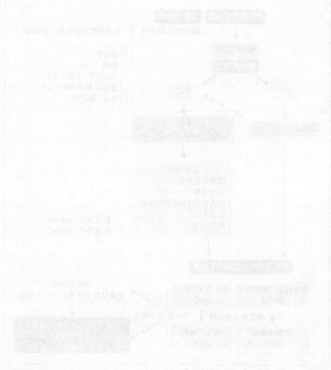

薬剤索引

一般名

数字・欧文
5-FU　165
6-MP　215
S-1　187, 333, 334, 384

あ
アザセトロン　7
アザチオプリン　215, 381
アダリムマブ　216
アデホビルピボキシル　286
アフリベルセプト　253
アモキシシリン（AMPC）　169

い
イマチニブ　51, 192
インフリキシマブ　210, 216

う
ウステキヌマブ　216
ウルソデオキシコール酸
　　　292, 313, 363

え
エゼチミブ　318
エソメプラゾール　177
エベロリムス　389
エルロチニブ　335, 384
エンテカビル　286
塩化ベルベリン　267
塩酸ペチジン　89

塩酸ロペラミド　267

お
オキサリプラチン（OX）　188, 253
オメプラゾール　177
オンダンセトロン　7

か
カペシタビン（Cape）
　　　187, 188, 253, 384
カルバマゼピン　229
ガドキセト酸ナトリウム　63
ガンシクロビル　297

く
クラリスロマイシン（CAM）　169
クリンダマイシン　227
グラニセトロン　7
グリセリン浣腸　23

け
ケイ酸アルミニウム　20
ゲムシタビン（GEM）
　　　333, 335, 358, 360, 384

こ
コレスチラミン　314
五苓散　20
コデインリン酸　20

さ
酢酸亜鉛　341
酸化マグネシウム　23, 267

し
シクロホスファミド 199
シスプラチン（CDDP）
127, 165, 187, 333, 334, 358, 360
シプロフロキサシン 210, 216
ジアゼパム 88

す
ストレプトゾシン 389
スニチニブ 192, 389
スピロノラクトン 303

せ・そ
セツキシマブ 51, 253
セフォタキシム 29
ソマトスタチンアナログ 389

た
タンニン酸アルブミン 20, 267
大建中湯 23

ち
チキジウム臭化物 267
チクロピジン 229
チニダゾール 337

て
テノホビル 286
デフェラシロクス 339
デフェロキサミン 339

と
トラスツズマブ（T-mab） 51, 187
トリエンチン 341
トルバプタン 28, 303
ドンペリドン 7

な・に
ナブパクリタキセル 384
ナルフラフィン 314
ニボルマブ 188

は
バンコマイシン 228, 229
パクリタキセル（PTX） 187
パニツムマブ 51, 253
半夏厚朴湯 11
半夏瀉心湯 20

ひ
ヒマシ油 23
ピコスルファート 267

ふ
フルマゼニル 89
フロセミド 303
ブチルスコポラミン臭化物 267
プレドニゾロン
179, 220, 309, 314, 366, 381
プロポフォール 89

へ
ヘパリン 233
ベザフィブラート 313
ベバシズマブ 253, 335
ペニシラミン 341
ペルフルブタン 57
ペンタゾシン 89

ほ
ボノプラゾン 177
ポリカルボフィルカルシウム 267

ま・み
マンニトール 306
ミソプロストール 177
ミダゾラム 88

め・も
メトクロプラミド 7
メトロニダゾール（MNZ）
169, 210, 216, 228, 337
メペンゾラート臭化物 267

モサプリド 267

ら
ラクツロース 23
ラベプラゾール 177
ラミブジン 286
ラムシルマブ（RAM） 187, 253
ラモセトロン 267
ランソプラゾール 177

り・る
リナクロチド 267
リバビリン 291
リファンピシン 314
六君子湯 4, 11
ルビプロストン 267

れ
レゴラフェニブ 193, 254
レボフロキサシン 223

商品名

欧文
entyvio® 209, 210

あ
アクトス® 317
アサコール® 208
アザニン® 209, 309
アダカラム® 209, 217
アダラート® 152
アドソルビン® 20
アネキセート® 89
アバスチン® 253, 254
アービタックス® 253
アミティーザ® 23, 267
アミノレバン® 306
アルダクトン® 28

アローゼン® 23, 267
アロプリノール錠 123
アロンアルフアA 100
アンスロビンP® 306

い
イグザレルト® 84
イムラン® 209, 215, 220, 309
イリボー® 20, 267

う
ウルソ® 309, 313
ヴィキラックス® 291

え
エクジェイド® 339
エトキシスクレロール® 99
エリキュース® 84
エルカルチン® 303
エレルサ® 291
エレンタール® 216, 376
エンテロノン® 223
エンボスフィア® 125

お
オピスタン® 89
オメプラール® 177
オルダミン® 97, 129, 157

か
カナマイシン 303
ガスコン® 20
ガスター® 306
ガストログラフイン® 103, 106, 115
ガスモチン® 4, 23, 267
ガナトン® 4

き
キシロカイン® スプレー 65
強力ネオミノファーゲンシー® 292

く

クエストラン® 314
クラビット® 216
クレストール® 318
グラジナ® 291
グーフィス® 23

こ・さ

コロネル® 20, 23, 267
サイトテック® 177
サイラムザ® 253, 254
サーカネッテン® 273
サムスカ® 28
サラゾピリン® 208, 215
サンディミュン® 209
ザルトラップ® 253, 254

し

シプロキサン® 211, 216
シンポニー® 210
ジオン® 273
ジメンシー® 291
新レシカルボン® 23

す

スチバーガ® 254, 329
ステラーラ® 216
ステロネマ® 208
スンベプラ® 291

せ

セルシン® 88
セルソーバ® 209
セレキノン® 4, 20, 267
センナ® 267
ゼチーア® 318
ゼフィックス® 286
ゼルヤンツ® 209
ゼローダ® 253
ゼンタコート® 215

そ

ソセゴン® 89
ソナゾイド® 57
ソル・メドロール® 306
ゾバルディ® 291

た

タカベンス® 273
タケキャブ® 145, 177
タケプロン® 177
タンナルビン® 20, 267
ダクルインザ® 291

ち・つ

チアトン® 267
ツインライン® 216

て

テノゼット® 286
テレミンソフト® 23
ディーシービーズ® 125
ディプリバン® 89
デスフェラール® 339

と

トランコロン® 267
ドグマチール® 4
ドルミカム® 88

な

ナウゼリン® 4
ナロキソン 89

に

ニトロペン® 152
ニトロール® 152

ね

ネオーラル® 209
ネキシウム® 145, 177
ネクサバール® 329

ネリプロクト® 273

の
ノイアート® 306
ノベルジン® 341

は
ハーボニー 291
バイアスピリン® 84
バクタ® 208
バラクルード® 286
パナルジン® 84
パリエット® 145, 177

ひ
ヒストアクリル® 100
ヒュミラ® 210, 216, 220
ビオフェルミンR® 223
ビスマス 20

ふ
フェブリク® 123
フェロベリン® 267
フオイパン 376
フラジール® 211, 216
ブスコパン® 20, 267
プラザキサ® 84
プラビックス® 84
プリモビスト® 63
プリンペラン® 4
プルゼニド® 23, 267
プレセデックス® 89
プレタール® 84
プレドニン® 208, 215, 245
プレドネマ® 208
プロクトセディル® 273
プログラフ® 209
プロポフォール 89

へ
ヘパスフィア® 125

ヘパリン 84
ヘプセラ® 286
ヘモクロン® 273
ヘモナーゼ® 273
ヘモリンガル® 273
ヘルミチン® 273
ベクティビックス® 253
ベザトール®SR 313
ベムリディ 286
ペガシス® 287
ペリアクチン® 4
ペンタサ® 208, 215
ペンタジン® 89

ほ
ホスミシン® 223
ホリゾン® 88
ボラザ® 273
ポステリザン® 273
ポリフル® 20, 23, 267

ま
マヴィレット® 291
マグネビスト® 64
マグミット® 23
マグラックス® 23

む・め・も
ムコアップ® 91, 93
メイロン® 123
メタライト® 341
メタルカプターゼ® 341
モニラック® 23

ゆ・よ
ユーエフティ®（UFT） 253
ユーゼル®（Uzel） 253
ユベラN® 317
ヨーデル®S 23

ら

ラキソベロン® 23, 267
ラクツロース® 306
ラコール® 216
ラシックス® 28

り

リアルダ® 208
リクシアナ® 84
リツキサン® 199
リパクレオン® 376
リバロ® 318
リピオドール® 100, 124
リピトール® 318
リファジン® 314
リフキシマ® 303, 306

リンゼス® 23, 267
リンデロン® 208

れ

レクタブル® 208
レミケード® 209, 210, 215, 216, 220
レミッチ® 314
レンビマ® 329

ろ・わ

ロイケリン® 209, 215
ロイコボリン® 253
ロペミン® 20, 267
ロンサーフ® 254
ワーファリン® 84

事項索引

複数頁が併記されている場合では，主要な説明のある頁を太字で示した．

欧文

ギリシャ文字・数字

αグルコシダーゼ阻害薬 268
α-SMA 194
β-catenin 変異，胃底腺ポリープの 181
γ-GT 36
5-ASA（5-アミノサリチル酸） 207, 215
5-FU 療法 252
5%HSE 101

A

A 型肝炎 39, 280
A 型急性肝炎 39
AA アミロイドーシス 202
abdominal mass 30
abdominal pain 12
ABO 式血液型 50
acoustic shadow 347
acute abdomen 12
acute appendicitis 269
acute cholangitis 350
acute cholecystitis 350
acute hemorrhagic colitis 228
acute liver failure 305
acute pancreatitis 367
acute superior messentric artery occlusion 231
acute-on-chronic 肝不全 307

adenocarcinoma of the small intestine 235
adenoma 181
adenoma-carcinoma sequence 247
adenomatous polyp 181
AFP 47, 328, 333
AFP-レクチン分画（AFP-L3 分画） 48, 328
AIC (autoimmune cholangitis/cholangiopathy) 315
AIH (autoimmune hepatitis) 308
AIP (autoimmune pancreatitis) 379
AL アミロイドーシス 202
Alb（アルブミン） 37
alcoholic fatty liver 319
alcoholic hepatic fibrosis 319
alcoholic hepatitis 320
alcoholic liver cirrhosis 320
alcoholic liver disease 319
ALP（アルカリフォスファターゼ） 36
ALT（GPT） 35, 305
ALTA 療法 273
AMA（抗ミトコンドリア抗体） 312
―― 陰性 PBC 315
AML (angiomyolipoma) 324
amyloidoma 202
Amy（アミラーゼ） 38
analgesia 87
APC（アルゴンプラズマ凝固法） 99, 156
APC (adenomatous polyposis coli) 遺伝子 242

API2-MALT1 キメラ遺伝子　199
apple core sign　248
AS (aethoxysklerol)　99, 156
ascites　27
ASH (alcoholic steato-hepatitis)　320
AST (GOT)　35, 305
ASVS (calcium arterial stimulation and venous sampling)　389
ATP7B 遺伝子　340
Auerbach 神経叢細胞　151
axial force　109, 132

B
B 型肝炎　40, 282, 305
B 型急性肝炎　284
B 型慢性肝炎　116, 284
B 細胞リンパ腫　201
B モード　55
B1 血管　163
bacterial enterocolitis　222
bacterial translocation　260
ballooning　317, 320
bamboo joint-like appearance　214
Barrett 上皮　161
Barrett 食道　146
BCAA (分枝鎖アミノ酸)　303
BCL6-IGH キメラ遺伝子　200
beak sign　263
Behçet 病　219
benign esophageal tumor　159
benign liver tumor　322
biliary debris　347
biliary sludge　347
Billroth Ⅰ法　188
Billroth Ⅱ法　188
　——, 再建　349
bispectral index monitor (BIS モニター)　90
bland TAE　124
BLI　249

Blumberg 徴候　269
bridging fold　190
brownish area　67, 163
B-RTO (balloon-occluded retrograde transvenous obliteration)　157
Brunner 腺腫　195
b-TACE (balloon occluded TACE)　124
budding　251
bull's eye sign　56, 334

C
C 型肝炎　43, 288
C 型急性肝炎　289
C 型慢性肝炎　116, 290
CA 法 (内視鏡的組織接着剤注入法)　100, 156
CA19-9　49, 185
Cajal　191
Campylobacter jejuni　18
CAP (cytapheresis)　209, 217
CapeOX　188, 252, 253
capsule-like rim　379
caput Medusae　301
cavernous hemangioma　322
CD (*Clostridium difficile*)　206, 224, 227
CD34　192
CDAI　413
CDI (color Doppler imaging)　57
CEA　49, 185
CEAS (chronic enteropathy associated with *SLCO2A1* gene)　221
Charcot 三徴　352
ChE (コリンエステラーゼ)　37
Child-Pugh 分類　122, 300, 303, 418
cholangiocarcinoma　359
CHOP 療法　199
chronic gastritis　167

chronic pancreatitis 373
CIIP (chronic idiopathic intestinal pseudo-obstruction) 268
closed loop 263
Clostridioides difficile 感染症 227
cluster sign 334
CMV (cytomegalovirus) 45, 206, 296
CMV 抗原血症検出法 46
CMV-DNA 46
CNSDC (chronic non-suppurative destructive cholangitis) 313
cobblestone appearance 69
CoCC (cholangiolocellular carcinoma) 333
coffee bean sign 52, 263
cold polypectomy 92
colitic cancer 206
collagen band 229
collagenous colitis 226, 229, 268
colon cancer 247
colon cut-off sign 368
colonic inertia 268
colorectal polyp 238
comet sign 56
comet-like echo 356
common bile duct stone 345
confocal laser endoscopy 71
Congo red 染色 202
constipation 21
conventional adenoma 238
conversion surgery 251
corkscrew pattern 67
cotton wool appearance 323
Courvoisier 徴候 359
Cowden 病 (Cowden disease) 238, 245
Crohn's disease 18, 69, **212**, 235
Crohn's Disease Activity Index (CDAI) 212

Cronkhite-Canada 症候群 (Cronkhite-Canada syndrome) 244
CRP 33
cryoablation 121
CT (computed tomography) 60
c-TACE (conventional TACE) 124
Cullen 徴候 367
cyclooxygenase (COX) 226
CYFRA 163
cyst in cyst 393

D

DAA (direct acting antivirals) 耐性ウイルス 291, 292
DBE (double-balloon endoscopy) 72
D-Bil (直接ビリルビン) 37
DCP (des-γ-carboxy prothrombin) 50
de novo 発癌 196
de novo B 型肝炎 287
debris echo 347
DEB-TACE (drug eluting beads TACE) 124
defect re-perfusion imaging 58, 121
delle (中心陥凹) 190
diarrhea 18
DIC 260
diverticulitis 256
diverticulosis of colon 256
DLBCL (diffuse large B-cell lymphoma) 198, 200
DOG1 192
Douglas 窩 184
drug-induced gastrointestinal disorder 226
drug-induced liver injury 298
Dukes 分類, 大腸癌 410
duodenal ulcer 173
DUPAN-2 382

dysphagia 8

E
E 型肝炎 44, 292
E. coli 336
early antigen 44
early PBC（早期 PBC）314
EB ウイルス肝炎 294
EBD (endoscopic biliary drainage) 130
EBNA (EB virus nuclear antigen) 45
EBS (endoscopic biliary stenting) 130
EBV (Epstein-Barr virus) 44, 294
EGIDs (eosinophilic gastrointestinal disorders) 178
EIS (endoscopic injection sclerotherapy) 97, 156
EISL (EIS・EVL 同時併用法) 99
EISL (endoscopic injection scleropherahy with ligation) 156
EMA 333
EMR (endoscopic mucosal resection) 91, 181, 185, 251
ENBD (endoscopic naso-biliary drainage) 130
Entamoeba histolytica 336
Enterrococcus spp. 336
EO (ethanolamine oleate) 97
EOB-MRI 62
eosinophilic esophagitis 148
eosinophilic gastroenteritis 178
eosinophilic microabscess 149
EPBD (endoscopic papillary balloon dilation) 138
EPLBD (endoscopic papillary large balloon dilatation) 138
ER (endoscopic resection) 163
ERCP (endoscopic retrograde cholangiopancreatography) 80
ESD (endoscopic submucosal dissection) 93, 185, 195, 251
esophageal achalasia 151
esophageal cancer 161
esophageal granular cell tumor 160
esophageal papiloma 159
esophageal ulcer 147
esophageal varix 154
EST (endoscopic sphincterotomy) 136, 138
ESWL（体外衝撃波結石破砕術）376
EUS (endoscopic ultrasonography) 77
EUS-BD (endoscopic ultrasound guided biliary drainage) 135, 360
EUS-CDS (EUS-guided choledochoduodenostomy) 135
EUS-FNA 77
EUS-FNAB 191
EUS-GBD（超音波内視鏡下胆囊ドレナージ）135
EUS-HGS (EUS-guided hepaticogastrostomy) 135
EVL (endoscopic variceal ligation) 96
external inguinal ring 274
exudate ascite 27

F
F スケール 10
FAP (familial adenomatous polyposis) 242
FFT 波形（血流波形）57
fill-in pattern 322
fine network 67
Flecher 分類 192
FMT (fecal microbiota transplantation) 212
FNH (focal nodular hyperplasia) 64, 325

FOLFORI 253, 335
FOLFIRINOX 療法 384
FOLFOX 252, 253, 335
FOLFOXIRI 253
Fox 徴候 367
free air 52
fulminant hepatitis 305
functional dyspepsia 171
fusion imaging ガイドラジオ波焼灼術 121

G

gallbladder adenomyomatosis 355
gallbladder cancer 357
gallbladder polyp 354
gallbladder stone 345
Gardner 症候群 243
gasless 像 263
gasless abdomen 53
gastric cancer 183
gastric fundic gland polyp 180
gastric hyperplastic polyp 181
gastric MALT lymphoma 199
gastric polyp 180
gastric ulcer 173
gastric varix 154
gastrointestinal polyposis 242
GC 療法 333, 360
GDA コイル法 126
GEL (granulocytic epithelial lesion) 380
GERD (gastroesophageal reflux disease) 10, 144, 148, 171
—— の重症度分類 145
GFR（糸球体濾過量） 63
ghost-like appearance 219
GI 療法（glucose-insulin therapy） 123
GIST (gastrointestinal stromal tumor) 191
glucose 39

Goligher の臨床病期（内痔核）分類 272
Gram 陰性桿菌 336
Grey-Turner 徴候 367
GS 療法 333

H

H_2 受容体拮抗薬 171, 229
H. heilmannii 170
H. pylori (*Helicobacter pylori*) 167, 171, 181, 183
——，胃・十二指腸潰瘍 173
H. pylori 検査 168
H. pylori 除菌療法 199
halo 56
Hampton line 175
Hartmann 手術 232
Hassab 手術 158
haustra 52
HAV (hepatitis A virus) 39, 280
HBV (hepatitis B virus) 40, 282, 343
HBV 遺伝子型（ゲノタイプ） 42
HCA (hepatocellular adenoma) 323
HCC (hepatocellular carcinoma) 327
HCV (hepatitis C virus) 43, 288, 343
heartburn 10
Heller-Dor 法 152
Hemangioma of the small intestine 236
hematochezia 16
hemochromatosis 338
hemolytic jaundice 26
hemorrhoid 272
hepatic hemangioma 322
hepatic jaundice 25
HepPar1 333
Hering 管 333
Hesselbach 三角 275

HEV (hepatitis E virus) 44, 292
HIV 343
HLA-B51 220
HMB-45 325
HNPCC (hereditary nonpolyposis colorectal cancer) 255
HP (hyperplastic polyp) 239
hump sign 328
hypereosinophilic syndrome 179
hyperkeratosis 159
hypervascular 325

I

IAA（回腸嚢肛門吻合術） 210
IACA（回腸嚢肛門管吻合術） 210
IBD (inflammatory bowel disease) 204, 248
　——，PSC に合併する 364
IBS (irritable bowel syndrome) 266
IC 87
ICC (intrahepatic chorangiocarcinoma) 332
idiopathic duct-centric chronic pancreatitis (IDCP) 381
IDUS（管腔内超音波検査） 80
IFN 療法 287
IFN 併用 5-FU 持続肝動注療法 127
IFP (inflammatory fibroid polyp) 182
IgG4 関連硬化性胆管炎 (IgG4-related sclerosing cholangitis) 365
ileus 260
inguinal canal 274
inguinal hernia 274
in-phase 61
internal inguinal ring 274
interstitial oedematous pancreatitis 367
interval appendectomy 271
intestinal amyloidosis 202
intestinal Behçet's disease 219

intestinal ischemia 231
intestinal obstruction 260
intussusception 265
IOIBD (International Organization of IBD) score 212, 413
IPCL (intra-epithelial papillary capillary loop) 166
IPMN (intraductal papillary mucinous neoplasm) 390
IRE (irreversible electroporation) 121
ischemic colitis 218
IT ナイフ 94
IVR (interventional radiology) 157

J

jaundice 24
JNET (Japan Expert NBI Team) 大腸拡大内視鏡分類 70

K

Kasabach-Merritt 症候群 322
Kayser-Fleischer 角膜輪 340
Kerckring 皺襞（輪状襞） 52, 262
keyboard sign 56, 262
kinking 133
KIT 192, 194
Klebsiella oxytoca 228
Klebsiella pneumoniae 336
K-ras 遺伝子 247
Krukenberg 腫瘍 184
Kupffer image 335
Kupffer 細胞 326

L

Lanz 点 269
late evening snack 303
LC (liver cirrhosis) 300
LDH 35
leiomyosarcoma 193
Lemmel 症候群 349

LES (lower esophageal sphincter) 152
Lewis 式血液型 50
liver abscess 336
liver damage 418
liver metastasis 334
LKB1 遺伝子 244
LPSP 380
LOHF (late onset hepatic failure) 307
low dose FP 127
LSBE (long segment Barrett's esophagus) 146
LST (laterally spreading tumor) 239
Lugano 国際会議分類 199
Lynch 症候群 248, 252

M

Mallory-Denk 体 317
Mallory-Weiss 症候群 (Mallory-Weiss syndrome) 150
Mallory 体 320
MALT リンパ腫 198
Mayo スコア 205
Mayo Clinic 2003 改訂案 363
McBurney 点 258, 269
MCN (mucinous cystic neoplasm) 391, 393
MCT (マイクロ波凝固術) 121
MDCT (multidetector-row CT) 60
MELD (Model for End-Stage Liver Disease) 301, 330
melena 16
MEN-1 (多発性内分泌腫瘍症 1 型) 387
mesenteric venous thrombosis 233
metallic sound 261
metallic stent (MS) 130
Mirizzi 症候群 348
modified Fletcher リスク分類 193

MOF 260
MPR (multiplaner reconstruction) 121
MR エラストグラフィー 62
MRA 62
MRCP 62
MRI (magnetic resonance imaging) 61
MRSA 腸炎 (MRSA enteritis) 226, 229
MSCT (multi-slice CT) 60
multiple centric ring sign 265
multiple parallel hits hypothesis 316
Murphy 徴候 350
MYH 遺伝子 242

N

NAFLD (non alcoholic fatty liver disease) 316
NAFLD/NASH 治療フローチャート 422
NASH (non alcoholic steatohepatitis) 26, 116, 316, 342
nausea 5
NBI (narrow band imaging) 70, 92, 163, 185, 249
NBI 拡大内視鏡 67
necrotizing pancreatitis 367
neoplasm (SPN) 391
NERD (non-erosive reflux disease) 11, 144
NFS (nephrogenic systemic fibrosis) 63
niche 175
Niti-S® 133
niveau 52, 262
nodule in nodule 328
NOMI (non-occlusive mesenteric ischemia) 232

non-ampullary duodenal epithelial tumor　195
nonspecific multiple ulcers of the small intestine　221
norovirus gastroenteritis　224
notch　139
NSAIDs　229, 268
───, 胃・十二指腸潰瘍　173
NSAIDs 起因性粘膜障害 (NSAIDs-induced injury)　226
NSE　160

O

obstructive jaundice　25
onion-skin fibrosis　362
out-of-phase　61
over-the-wire (OTW) バルーン　103

P

PAI (経皮的酢酸注入療法)　121
palisade vein　154
pancreatic cancer　382
Pancreatitis Bundles 2015　369
PanNENs (pancreatic neuroendocrine neoplasms)　387
parakeratosis　159
Paul-Bunnel 反応　294
PBC (primary biliary cholangitis)　312
PBC-AIH overlap 症候群　314, 315
P-CAB　145, 169
PCT (プロカルシトニン)　33
PD-1 阻害薬 (免疫チェックポイント阻害薬)　255
PDGFR-α 遺伝子　191
PDI (power Doppler imaging)　57
pearl necklace sign　356
PEComa (perivascular epithelioid cell tumor)　325

PEG (percutaneous endoscopic gastrostomy)　112
PEI (percutaneous ethanol injection)　119, 121
Peutz-Jeghers 型ポリープ　238
Peutz-Jeghers 症候群 (Peutz-Jeghers syndrome)　243
phlebosclerotic colitis　230
pink color sign　65
pipe line varix　154
pit pattern 分類　71, 239, 249
PIVKA-II　50, 328
plastic stent (PS)　130
POEM (per-oral endoscopic myotomy)　153
pooling 像　236
poor appetite　2
porphyria　342
pouchitis　210
PPI (プロトンポンプ阻害薬)　10, 149, 169, 171, 208, 229, 268
PPPD (pylorus preserving pancreaticoduodenectomy)　383
primary gastrointestinal malignant lymphoma　198
PRSS1 (カチオニックトリプシノーゲン) 遺伝子　378
PSC (primary sclerosing cholangitis)　362
PT (プロトロンビン)　37
PTBD　360
PTCD (percutaneous transhepatic cholangio drainage)　140
PTEN 遺伝子　246
PTGBD (percutaneous transhepatic gallbladder drainage)　140
PTP (press through package)　110
pull back　68
PWD (pulse wave Doppler)　57

R

RAC (regular arrangement of collecting venules) 66
radial force 109, 132
Ramsay 鎮静スコア 88
RAS (Rokitansky-Aschoff 洞) 355
RC sign 154
R-CHOP 療法 200
reflux esophagitis 144
reniform pattern 265
Rex-Cantlie 線 398
Reynolds 五徴 352
RFA (radiofrequency ablation) 118
RomeIV診断基準，機能性便秘の 21
rotavirus enteritis 225
Roux-en-Y 法 188

S

S状結腸軸捻転症 263
S-100 蛋白 160, 194
SAA (serum amyloid A protein) 33, 203
Salmonella enterica 18
SAMPLE 12
sausage-shaped pattern 265
SB ナイフ 94
SBE (single-balloon endoscopy) 72
SBP (spontaneous bacterial peritonitis) 29
SCC 163
Schnitzler 転移 184
Schwann 細胞 160, 194
Schwannoma 194
SCN (serous cystic neoplasm) 391, 394
sedation 87
SEMS (self-expandable metallic stent) 132, 385
Sengstaken-Blakemore (S-B) tube 158
sentinel loop sign 368
serologial grouping 290
serrated neoplastic pathway 248
side-by-side 法 133
silent stone 347
Sim 体位 65
simple bowel obstruction 261
Sjögren 症候群 290
skip lesion 214
SLCO2A1 221
SLE 203
sludge echo 347
SMT (submucosal tumor) 190
solid pseudopapillary 391
sonographic Murphy's sign 350
SOX 253
spoke-wheel pattern 56, 326
SSA/P (sessile serrated adenoma/polyp) 238, 248
SSBE (short segment Barrett's esophagus) 146
SSRI 229
STC (sensitivity time control) 55
stent-in-stent 法 133
STK11 遺伝子 244
strangulated bowel obstruction 263
Streptococcus viridans 336
string
―― of beads sign 356
―― of sausages sign 232
strong echo 347
SVR 後肝発癌 292
Sydney system 168

T

T 細胞リンパ腫 201
TACE (transcatheter arterial chemoembolization) 122, 124
TAE (transcatheter arterial embolization) 124
target pattern 265
target sign 265

TAS-102　253
T-Bil（総ビリルビン）　37
TC（総コレステロール）　37
through-the-scope（TTS）バルーン　103
thumb printing　218
TIPS（transjugular intrahepatic portosystemic shunt）　157
TNM 分類，胃癌　184
to-and-fro movement　262
toxic megacolon　206
TP53　248
transdate ascite　27
Treitz 靱帯部　114
TSA（traditional serrated adenoma）　238, 240
Turcot 症候群　243

U
UBT（尿素呼気試験）　169
UC（ulcerative colitis）　204
UDCA（ウルソデオキシコール酸）　303
Updated Sydney System　406
US（ultrasonography）　54

V
vasa recta　256
Vater 乳頭　80
viral enteritis　224
viral hepatitis　278
Virchow 転移　184
vomiting　5
von Hippel Lindau 病　387
von Recklinghausen（病神経線維腫症1型）　387
von Wahl 徴候　263

W
WBC（白血球）　32
Werniche 脳症　320
WHF　335
whirl pool sign　264
white zone　67
Wilson 病　340
wire-guided cannulation（WGC）法　81

X
xanthogranulomatous cholecystitis　351

和文

あ
アデノウイルス　224
アフタ様びらん　227
アミノフィリン中毒　4
アミラーゼ（Amy）　38, 367
アミロイド　202
アミロイドーシス　18, 230
アメーバ性肝膿瘍　337
アルカリホスファターゼ（ALP）　36
アルコール性肝炎　320
アルコール性肝硬変　320
アルコール性肝線維症　319
アルコール性肝障害　36, 319
アルコール性脂肪肝　319
アルコール性脂肪肝炎（ASH）　320
アルコール性膵炎　367
アルコール離脱症候群　321
アルゴンプラズマ凝固法（APC）　99, 101, 156
アルブミン（Alb）　37
アレチゲネミア法　46
アレルギー疾患　148, 178
アンチゲネミア法　297
アンモニア　38
亜鉛欠乏症　3
悪性新生物　183

悪性リンパ腫 196, 201, 290

い
イルミネーション・テスト 112
イレウス 234, **260**, 368
イレウス管 114
インジゴカルミン 67, 69, 185, 249
インスリン抵抗性 316
インゼル 186
インターフェロン療法 287
インフォームド・コンセント（IC） 87

いぼ痔 272
衣嚢 175
胃MALTリンパ腫 199
胃潰瘍 173
　──の時相分類 174
　──の内視鏡分類 405
胃過形成性ポリープ 181
胃管 114
胃癌 **183**, 243
　──の病期分類 404
胃・十二指腸ステント 106
胃静脈瘤 154, 301, 303
　──，内視鏡的治療 96
　──の門脈側副血行路 98
胃食道逆流症（GERD） 10, 144
　──の重症度分類 145
胃切後胆石症 349
胃切除後の再建術式 188
胃底腺型胃癌 189
胃底腺ポリープ 180
胃底腺ポリポーシス 242
胃泡音 114
胃ポリープ 180
胃瘻造設 9
異常ガス 52
異所性妊娠 12
異物 110
移植片対宿主病 18
遺伝性膵炎 378

遺伝性非ポリポーシス大腸癌（HNPCC） 248, 255
出雲スケール 10
一過性感染 283
咽頭・喉頭部の構造 66
咽頭麻酔 65
陰窩膿瘍 207
飲酒 161

う
ウイルス関連マーカー 39
ウイルス性肝炎 **278**, 332
ウイルス性腸炎 224
ウェルシュ菌 222, 224
ウルソデオキシコール酸（UDCA） 303
ウロビリノーゲン 25
うつ病 3

え
エタノール注入療法（PEI） 119, 121
エトキシスクレロールの血管外注入（AS法） 156
エピネット 344
エラスターゼ1 367
エンドトキシン血症 320, 321
壊死性膵炎 367
炎症細胞浸潤 317
炎症性腸疾患（IBD） 204, 248
炎症性腸疾患関連大腸癌 254
炎症性類線維性ポリープ（IFP） 182
遠隔転移 250
遠肝性側副血行路 154
嚥下 **8**, 66, 148, 161

お
オピオイド 89
悪心 5
黄染，眼球結膜の 24
黄色ブドウ球菌 223
黄色肉芽腫性胆嚢炎 351

黄疸　**24**, 116, 196, 280, 289, 301, 305, 362
　　── の消長　196
嘔吐　**5**, 224

か

カチオニックトリプシノーゲン（PRSS1）遺伝子　378
カニ爪状陰影　265
カプセル内視鏡　**74**, 234
カラードプラ（CDI）　57, 77
カンピロバクター　222, 224
ガイドワイヤー　106, 128
ガス像　53
下顎骨腫　242
下部消化管内視鏡　68
下部食道括約筋（LES）　152
枯れ枝状所見　362
架橋ひだ　190
家族性大腸腺腫症（FAP）　242
家族性びまん性胃癌　183
過形成ポリープ（HP）　238, 239
過誤腫性ポリポーシス　243
過食　145
過敏性腸症候群（IBS）　18, 266
顆粒細胞腫　160
画像検査　52
　　──，出血　237
回旋動作（トルク操作）　68
回腸嚢炎，術後の　210
回腸嚢肛門管吻合術（IACA）　210
回腸嚢肛門吻合術（IAA）　210
改訂アトランタ分類　370
改訂ロサンゼルス分類　145
改変 Forrest 分類　405
海綿状（肝）血管腫　60, 322
潰瘍性大腸炎（UC）　18, 204
　　── の重症度分類　205
　　── の治療指針　411
　　── の治療フローチャート　412
　　── の内視鏡重症度分類　207

外鼠径ヘルニア　274
外鼠径輪　274
拡大内視鏡　185
拡張力　109, 132
肝 Couinaud 分類　398
肝萎縮　306, 320
肝移植　307, 310, 314, 363
肝炎ウイルス　278
肝癌　290
肝血管筋脂肪腫（AML）　324
肝血管腫　322
肝梗塞，RFA　119
肝硬変（LC）　154, 290, 300, 340
肝細胞癌（HCC）　61, 327
肝細胞性黄疸　25
肝細胞腺腫（HCA）　323
肝細胞風船様変性　317
肝実質性黄疸　25
肝腫瘍生検　116
肝障害，検査　34
肝障害度　418
肝腎コントラスト　56
肝腎症候群　301
肝生検　116
肝性昏睡　306
肝性脳症　100, 301, 303, 307
肝性腹水　28
肝線維化計算式　302
肝動脈化学塞栓療法（TACE）　122
肝内胆管癌（ICC）　332
肝嚢胞ドレナージ　129
肝膿瘍　336
肝膿瘍ドレナージ　128
肝庇護療法　303
肝脾腫　294
肝補助療法　310
肝良性腫瘍　322
柑皮症　25
陥凹型胃癌の内視鏡所見　186
陥凹型早期胃癌　67
嵌頓　277

間質性肺炎　296
間質性浮腫性膵炎　367
感染症診断の臨床検査　32
感染性食道炎　147
感染性腸炎　18
管腔内超音波検査（IDUS）　80
関節リウマチ　203
緩下薬　23
癌壁深達度, EUS　79

き

木村・竹本の分類　168, 405
機械的イレウス　260
機能性ディスペプシア　3, **171**
機能性便秘　21
機能的イレウス　260
偽膜形成　227
偽膜性腸炎　18, 212, 226, 227
義歯　110
喫煙　161, 183, 382
逆流性食道炎　11, 144, 147
臼歯様粘膜下結節　160
吸入ステロイド薬　149
急性 GVHD　18
急性壊死性貯留（ANC）　370
急性冠動脈症候群　5
急性肝不全　305
急性下痢　18
急性出血性腸炎　226, 228
急性上腸間膜動脈閉塞症　231
急性心筋梗塞　12
急性膵炎　12, 38, 367
　── の基本的治療指針　431
急性膵周囲液体貯留（APFC）　370
急性胆管炎　350
急性胆囊炎　350
急性虫垂炎　269
急性腹症　**12**, 342
急性緑内障　5
球状塞栓物質　125
巨舌　202

巨頭症　246
巨木型食道静脈瘤　154
虚血性腸炎　218
鋸歯状腺腫（TSA）　240
鋸歯状病変（SSAP）　238, 248
魚骨　110
共焦点レーザー内視鏡　71
京都分類　168, 407
狭帯域光観察（NBI）　67, 185
恐食症　2
強皮症　8
鏡検法　169
鏡面　262
局所進展度
　──, 遠位胆管癌　425
　──, 肝門部領域胆管癌　424
　──, 胆囊癌　426
　──, 乳頭部癌　427
金属音　261
菌交代現象　227
禁煙　145, 214
禁酒　321

く

クリスタルバイオレット　67, 249
クリップ止血法　92, 101
　──, 憩室出血の　259
クローン病　18, 69, **212**, 235
　──, バルーン拡張術　105
　── の活動性の指標　413
　── の診断基準　413
　── の治療指針　414
クロモグラニン A　388
クワデル　99
グリチルリチン製剤　303
くも状血管腫　154, 301
くも膜下出血　5

け

ゲノタイプ（HBV 遺伝子型）
42, 284

下血 16
下痢 **18**, 206
外科的胃空腸吻合術 385
経頸静脈的肝内門脈大循環短絡術（TIPS） 157, 303
経口内視鏡的筋層切開術（POEM） 153
経口避妊薬 323
経腸栄養剤 113
経皮的酢酸注入療法（PAI） 121
経皮的胆道ドレナージ 385
経皮的胆嚢ドレナージ（PTGBD） 140
経皮的ラジオ波焼灼術（RFA） 335
経皮内視鏡的胃瘻造設術（PEG） 112
頸部リンパ節腫脹 294
憩室炎 18, 256
憩室出血 258
憩室様所見 362
劇症肝炎 305
血液浄化療法 307
血液成分除去療法（CAP） 209
血便 **16**, 218, 258
血管イメージ 58
血球成分除去療法（CAP） 217
血清アミロイド A（SAA） 33, 203
血清ペプシノゲン（PG）検査 169
血性下痢 20
血清分類法 290
血栓塞栓症 85
血糖 39
結核 167
結節性硬化症 387
結腸癌の外科手術 252
結腸無力症 268
検査の進め方 32
検体検査 32
嫌気性グラム陽性桿菌 227
顕性黄疸 24
限局性結節性過形成（FNH） 64, 325
限局性腸管拡張像 52

原発性肝癌の病期分類 416
原発性硬化性胆管炎（PSC） 362
原発性胆汁性肝硬変 312
原発性胆汁性胆管炎（PBC） 312

こ

コアグラーゼ産生性グラム陽性球菌 229
コーヒー残渣様吐物 174
コラーゲン大腸炎 229, 268
コリンエステラーゼ（ChE） 37
コロナ様濃染 61, 329
コントラスト法，色素内視鏡 67
コンパニオン診断 51
コンベックス型 54, 77
姑息手術 187
孤立性胃静脈瘤出血 158
鼓音 261
鼓腸 261
誤嚥 9, 16
誤嚥性肺炎 151
広域抗菌薬 227
広域腫瘍マーカー 47
甲状腺癌 243
甲状腺機能低下症 3
好酸球浸潤 149
好酸球性胃腸炎 178
好酸球性消化管障害（EGIDs） 178
好酸球性食道炎 148, 178
好中球上皮病変（GEL） 380
抗 HBV 治療 307
抗 IL12/IL23 抗体製剤 216
抗 TNFα 抗体製剤 210, 216
抗うつ薬 268
抗凝固薬 84
抗凝固療法 233
抗血小板薬 84
抗血栓薬服用者，内視鏡 84
抗体測定法 169
抗糖尿病薬 229
抗不安薬 268

抗ミトコンドリア抗体(AMA) 312
肛門周囲膿瘍 213
高アンモニア血症 342
高異型度腺腫 238
高カルシウム血症 5
高周波凝固法 102
高張 NaCl 溶液 101
硬化剤 97
絞扼性イレウス 263
膠原線維帯 229
合成ペニシリン 228
合成ペニシリン系抗菌薬 227
黒色便 16, 174
骨粗鬆症 314

さ

サイトカイン・ストーム 321
サイトメガロウイルス(CMV) 45, 167, 206
サイトメガロウイルス肝炎 296
サイトメガロウイルス単核症 296
サルコイドーシス 167
サルコペニア 301
サルモネラ 222, 224
サルモネラ胃腸炎 171
嗄声 8
細菌性肝膿瘍 337
細菌性腸炎 222
細菌培養, 糞便の 18
細径超音波プローブ 77
細胞管細胞癌(CoCC) 333
柵状血管 154
索状物 263
酢酸法, 色素内視鏡 67
山梔子 230

し

シナプトフィジン 388
ショック 16, 260
シングルバルーン内視鏡(SBE) 72
ジギタリス中毒 4

しぶり腹 206, 218, 248
止痢薬 20
糸球体濾過量(GFR) 63
羊歯様 240
指圧迫サイン 112
脂肪便 20
地固め法 99
自己拡張型メタリックステント (SEMS) 132, 385
自己免疫性肝炎(AIH) 308
自己免疫性膵炎(AIP) 362, 365, 379
自己免疫性胆管炎(AIC) 315
痔核 272
痔瘻 213
磁気共鳴画像法(MRI) 61
磁石 111
色素拡大 70
色素散布 185
色素沈着 245, 301
色素内視鏡 67
色素斑 243, 244
敷石像 69, 214
軸保持短縮法 68
車輻様血管構築 326
瀉血 339
若年性ポリープ 238
若年性ポリポーシス 244
手掌紅斑 301
主膵管拡張 390
腫瘍崩壊症候群 123
腫瘍マーカー 46
数珠状狭窄 362
十二指腸潰瘍 **173**, 195
十二指腸静脈瘤 156
十二指腸内視鏡 80
十二指腸乳頭部癌 243
重症型アルコール性肝炎 321
縦走潰瘍 69, 214, 218
出血 272, 323
出血源, 画像検査 237

術後癒着　261
女性化乳房　301
除菌療法　177, 181
小樹枝状血管　241
小腸イレウス　262
小腸血管腫　236
小腸検査　72
小腸腫瘍　234
小腸腺癌　235
小腸内視鏡　72
消化管 NET　195
消化管悪性リンパ腫　198
消化管アミロイドーシス　202
消化管異物除去術　110
消化管運動改善薬　171
消化管間葉系腫瘍（GIST）　191
消化管出血　17, 235, 236
消化管ステント留置術　106
消化管穿孔　12
消化管腺腫性ポリポーシス　243
消化管バルーン拡張術　103
消化管ポリポーシス　242
消化管リンパ腫の病期分類　200
消化態栄養剤　216
漿液性嚢胞腫瘍（SCN）　391, 394
上腸間膜動脈　218
上皮性悪性腫瘍　247
上皮性腫瘍　183, 234
上皮乳頭内ループ状毛細血管（IPCL）　166
上部消化管内視鏡　65
静脈還流障害　261
静脈硬化性大腸炎　226, 230
静脈石　236
静脈波形　57
食中毒統計　224
食道アカラシア　151
食道・胃静脈瘤内視鏡所見記載基準　402
食道胃接合部　151
食道潰瘍　147

食道顆粒細胞腫　160
食道癌　161
　―― の治療アルゴリズム　164
　―― の病期分類　400
食道気管支瘻　161
食道クリアランス不全　144
食道静脈瘤　154, 301, 303
　――，内視鏡的治療　96
　―― の門脈血行路　98
食道ステント　106
食道腺癌，Barrett 食道　146
食道内圧測定　152
食道乳頭腫　159
食道の解剖　396
食道表在癌の拡大内視鏡分類　401
食道良性腫瘍　159
食物アレルギー　148, 167
食欲不振　2
職場復帰，2次感染予防　223
神経鞘腫　194
神経性無食欲症　5
神経線維腫症1型（von Recklinghausen 病）　387
神経内分泌腫瘍　195
浸潤距離　249
浸潤性膵管癌　382
進行癌，食道癌　163
進行度
　――，食道癌　401
　――，膵癌　430
進行度分類
　――，胃癌　404
　――，遠位胆管癌　425
　――，肝細胞癌　416
　――，肝内胆管癌　417
　――，肝門部領域胆管癌　424
　――，大腸癌　248, 410
　――，胆嚢癌　426
　――，乳頭部癌　428
新犬山分類　302
滲出性腹水　27

迅速ウレアーゼ試験 169
腎性全身性線維症（NFS） 63

す

スキルス胃癌 185
スコープ挿入 66
スタチン製剤 318
ステロイドパルス療法 310
ステロイド治療 381
ステント留置術 106
スネア 91
すだれ様血管 154
水平感染 284
垂直感染 284
膵液細胞診 386
膵仮性嚢胞（PPC） 371
膵癌 382
　── の病期分類 429
膵管ガイドワイヤー法 82
膵管狭細像 379
膵管内乳頭粘液性腫瘍（IPMN） 382, 390
膵局所進行度 430
膵神経内分泌腫瘍（PanNENs） 387
膵臓の解剖 399
膵体尾部切除術 383
膵胆管合流異常症 357
膵頭部癌による遠位胆管狭窄 82
膵嚢胞 382
錐体外路症状 340
髄膜炎 5

せ

セクタ型 54
セフェム系抗菌薬 227
セロコンバージョン 41, 285
セロトニン 5-HT3 受容体拮抗薬 7
生化学検査 35
生検針 116
成人発症 II 型シトルリン血症 342
成分栄養剤 216
制吐薬 7
星芒状 239
精神発達遅延 246
赤色尿 342
赤沈 33
赤痢アメーバ 336
石灰化，腸間膜の静脈 230
先端透明フード 101
先天性銅代謝異常症 340
染色法，色素内視鏡 67
穿孔 95, 211
腺窩辺縁上皮 67
腺癌 357
腺腫 181, 255
腺腫性ポリープ 181
線維化 317
線維腫内分泌瘍，乳頭部 196
線維性間質 61
選択的動脈内カルシウム注入法（ASVS） 389
前庭神経炎 5
蠕動亢進 261

そ

ソマトスタチンレセプターシンチグラフィー（SRS） 389
鼠径ヘルニア 274
爪甲異常 245
早期 PBC（early PBC） 314
早期抗原 44
早期満腹感 2
総コレステロール（TC） 37
総胆管結石 138, 345, 352
　── の ERCP 像 82
総ビリルビン（T-Bil） 37
造影剤 60
造影超音波 57
側臥位 16
側副血行路，門脈圧亢進症 155
側方発育型大腸腫瘍（LST） 239
簇出 251

た

タール便 16, 174
タッシェ 175
ダブルバルーン内視鏡 (DBE) 72
ダブルルーメンカテーテル 82
多段階発癌 328
多中心性発癌 328
多発性骨髄腫 203
多発性内分泌腫瘍症1型 (MEN-1) 387
多房性囊胞 390
打診痛 13
体位変換 69
体外衝撃波結石破砕術 (ESWL) 376
帯状狭窄 362
滞留, カプセル内視の 75
大腸拡大内視鏡分類, JNET 70
大結石 138
大腿ヘルニア 277
大腸 247
大腸イレウス 262
大腸カメラ 68
大腸癌 242, **247**
　―― の定義 255
　―― の病期分類 409
大腸癌イレウス 263
大腸鋸歯状病変 239
大腸憩室症 256
大腸ステント 106
大腸ポリープ 238
大滴性脂肪肝 317
大動脈解離 5
代償性肝硬変 300
竹の節外観, 胃十二指腸 214
脱出 272
脱腸 274
脱毛 245
単純性イレウス 261
胆管炎 362
胆管拡張 26, 347
胆管癌 290, 359

胆管膵管合流形式 80
胆管挿管 80
胆管ドレナージ (PTCD) 140
胆管の解剖 399
胆砂 347
胆汁瘻 129
胆石 345
胆石性膵炎 367
胆石疝痛 347
胆石発作 347
胆泥 347
胆道癌の病期分類 423
胆道系酵素 36
胆道ジスキネジー 4
胆道ドレナージ・ステント留置 363
胆囊炎症性ポリープ 354
胆囊過形成ポリープ 354
胆囊癌 357
胆囊結石 354, 357
胆囊コレステロールポリープ 354
胆囊腺筋腫症 355
胆囊ドレナージ 351
胆囊ポリープ 354

ち

遅延性濃染 61, 332
遅発性肝不全 (LOHF) 307
遅発性穿孔 102
茶色領域 163
中心静脈栄養 262
中心性瘢痕 326
中毒性巨大結腸症 206, 211
虫垂 269
虫垂炎 258
虫垂切除, UC 211
超音波エラストグラフィー 58
超音波ガイド下ラジオ波焼灼術 121
超音波検査 (US) 54
超音波内視鏡 (EUS), 消化管疾患の 77
超音波内視鏡下穿刺吸引生検法 191

超音波内視鏡下胆管胃管吻合術（EUS-HGS） 135
超音波内視鏡下胆管十二指腸吻合術（EUS-CDS） 135
超音波内視鏡下胆道ドレナージ（EUS-BD） 135
超音波内視鏡下胆嚢ドレナージ（EUS-GBD） 135
腸炎ビブリオ 222
腸管 Behçet 病 219
腸管出血性大腸菌 222
腸管循環障害 231
腸管洗浄液 68
腸管粘膜 218
腸管浮腫 261
腸間膜血管 232
腸間膜静脈血栓症 233
腸間膜動脈閉塞症 12
腸上皮化生 66
腸重積 234, 235, 263, **265**
腸穿孔 220
腸内細菌, NAFLD 318
腸閉塞 12, 68, 235, **260**
直細動脈 256, 257
直接作用型抗ウイルス薬（DAA） 291
直接ビリルビン（D-Bil） 37
直線化力 109, 132
直達法 259
直腸癌の外科手術 252
直腸診 17
直腸の解剖 397
鎮静, 内視鏡検査 87

つ

つかえ感 148, 151, 161
積み上げ結石 138
通常型腺腫 238

て

テネスムス 206, 248
ディスペプシア 171
デスミン 194
デスモイド 243
デュアルナイフ 93
デンバー・シャント 29, 303, **304**
てんかん 246
低 Alb 血症 301
低異型度腺腫 238
低血糖症状 387
低酸素血症 3
低蛋白血症 178, 185
鉄欠乏性貧血 178, 185
転移性肝癌 334
転移性腫瘍 234

と

トランスアミナーゼ 35, 305
トランスポーター蛋白質 221
トリプシノーゲン 2 368
トルク操作（回旋動作） 68
ドット状血管 163
ドパミン D_2 受容体拮抗薬 7
ドレーンカテーテル 128
ドレナージチューブ 128
吐血 **16**, 174
島状粘膜残存 186
凍結融解壊死療法 121
透亮像, ERCP 83
透析 203
透析アミロイドーシス 202
糖尿病 336, 382
糖尿病性ケトアシドーシス 5
動脈循環障害 261
動脈波形 57
特殊アミノ酸製剤 306
特発性細菌性腹膜炎（SBP） 29, 301
読影 52
呑酸 144

な

内痔核硬化療法　273
内視鏡　68, 72, 84
内視鏡下バルーン拡張術　152
内視鏡治療（ER）　163
内視鏡的逆行性胆管膵管造影（ERCP）
　　　　　　　　　　　80, 367
内視鏡的クリップ止血術　258
内視鏡的経乳頭的胆道ドレナージ
　　　　　　　　　　　360
内視鏡的経鼻胆管ドレナージ（ENBD）
　　　　　　　　　　　134
内視鏡的硬化療法（EIS）　97
内視鏡的止血術　92, 101, 177
内視鏡的十二指腸ステント挿入術
　　　　　　　　　　　385
内視鏡的静脈瘤結紮術（EVL）
　　　　　　　　　　　96, 156
内視鏡的組織接着剤注入法（CA 法）
　　　　　　　　　　　100, 156
内視鏡的胆管ステント留置術（EBS）
　　　　　　　　　　　130
内視鏡的胆管ドレナージ（EBD）
　　　　　　　　　　　130
内視鏡的乳頭切開術（EST）　136
内視鏡的乳頭切除術　197
内視鏡的乳頭大径バルーン拡張術
　（EPLBD）　138
内視鏡的乳頭バルーン拡張術（EPBD）
　　　　　　　　　　　138
内視鏡的粘膜下層剥離術（ESD）
　　　　　　　　　　　93, 251
内視鏡的粘膜切除術（EMR）　91, 251
内視鏡的バルーン拡張術　217
内視鏡的ポリペクトミー　244
内鼠径ヘルニア　274
内鼠径輪　274
内皮細胞障害　97
生ガキ　280
難治性腹水　100

に

ニッシェ　175
ニューモシスチス肺炎　208
肉芽腫性炎症性疾患　212
肉眼型分類
　――, 胃癌　184
　――, 膵癌　429
　――, 大腸癌　249
　――, 胆管癌　423
　――, 乳頭部癌　427
乳酸脱水素酵素　35
乳頭開口部　80
乳頭部腫瘍　196
尿素呼気試験（UBT）　169
尿素サイクル異常症　342
尿毒症　3, 5

ね

ネクロセクトミー　371
ネラトンチューブ　134
粘膜下腫瘍（SMT）　79, 190
粘液性嚢胞腫瘍（MCN）　391, 393
粘血便　20, 206
粘膜下層浸潤癌　251
粘膜関連リンパ組織（MALT）　199
粘膜筋板　249
粘膜内癌　255

の

ノロウイルス　18, 224
脳浮腫　306

は

ハイルマニィ　170
ハウストラ　52
バスケット鉗子　111
バリウムイレウス　185
バルーン下逆行性経静脈的塞栓術
　（B-RTO）　157
バルーンカテーテル　103
バルーン内視鏡　234

パーキンソン病　3
パテンシーカプセル　76
パピロトミーナイフ　136
パルスドプラ（PWD）　57
パワードプラ（PDI）　57
羽ばたき振戦　305
敗血症　33
梅毒　167
培養法　169
白色下痢症　224
白血球（WBC）　32
針刺し・体液曝露　343
反跳痛　13, 269
半消化態栄養剤　216
晩発性皮膚ポルフィリン症　290

ひ

ヒスタミン H_2 受容体拮抗薬　10
ヒューバー針　126
ビスホスホネート　208
ビメンチン　160, 194
ビリルビン代謝　37
ピット　249
ひだの肥大　66
ひだ集中　66
びまん性大細胞型 B 細胞リンパ腫（DLBCL）　198, 200
皮膚瘙痒感　301
皮膚瘙痒症　314
肥満　145, 316, 382
非 Hodgkin 性 B 細胞リンパ腫　198
非アルコール性脂肪肝炎（NASH）　26, 316
非アルコール性脂肪性肝疾患（NAFLD）　316
非乾酪性類上皮肉芽腫　214
非上皮性腫瘍　234
非ステロイド消炎鎮痛薬（NSAIDs）起因性粘膜障害　226
非塞栓性腸間膜虚血（NOMI）　232
非代償性肝硬変　29, 300
非特異性多発性小腸潰瘍症　221
非乳頭部腫瘍　195
非びらん性逆流症（NERD）　11, 144
非密生型　242
非連続性病変　214
被包化壊死（WON）　371
脾機能亢進症　301
脾腫　301
微量元素欠乏　216
貧血　235, 301

ふ

フラッシュナイフ　93
ブドウ球菌　224
プラスチックステント（PS）　385
プレカット法　82
プレコア・コアプロモーター変異　42
プロカルシトニン（PCT）　33
プロスタグランジン　173
プロスタグランジン E_2　221
プロトロンビン（PT）　37, 306
プロトンポンプ阻害薬（PPI）　10, 145
プロバイオティクス　267, 318
不可逆性電気穿孔法（IRE）　121
不顕性感染　289
浮腫　301, 303
腐食性食道炎　147
風船化　320
副腎皮質ステロイド　245
腹水　**27**, 301, 303
腹水穿刺排液　303
腹水濃縮再静注　29
腹水濾過濃縮再静注法（CART）　303
腹痛　12
腹部腫瘤　30
腹部大動脈瘤破裂/解離　12
腹部単純 X 線　52
腹部膨満　261
腹壁固定　113

腹壁静脈怒張　301
腹膜刺激症状　13
複雑性イレウス　263
糞便の細菌培養　18
糞便微生物叢移植（FMT）　212
分割 EMR　92
分枝鎖アミノ酸（BCAA）　303

へ

ヘパリン置換　84
ヘモクロマトーシス　338
ヘルニア　256
ヘルニア嵌頓　263
ヘルニア嚢　274
ペグインターフェロンα2a 製剤　287
平滑筋腫，乳頭部　196
平滑筋肉腫　193
閉塞性イレウス　261
閉塞性黄疸　25, 140, 365
閉塞性胆囊炎（PTGBD）　140
壁在結節　390
壁深達度
　——，食道癌　400
　——，食道表在癌　166
　——，大腸癌　409
扁平上皮癌　67
便中抗原測定法　169
便秘　21

ほ

ボツリヌス菌　223
ボツリヌス菌毒素局注療法　152
ポリペクトミー　91, 181, 251
ポルフィリン症　342
拇指圧痕像　218
縫縮法　259
膀胱直腸窩　184

ま

マイクロ波凝固術（MCT）　121
松毬状　240

慢性胃炎　167
　——の分類　405
慢性咳嗽　144
慢性肝炎　283
慢性下痢　18
慢性膵炎　18, 38, 373, 382
慢性増殖性糸球体腎炎　290
慢性特発性偽性腸閉塞（CIIP）　268
慢性非化膿性破壊性胆管炎（CNSDC）
　　　　　　　　　　　　　　313
慢性便秘の分類　22

み

ミラノ基準　330
密生型　242

む

無症状胆石　347
無痛性胆囊腫大　359
胸やけ　**10**, 144

め

メタボリックシンドローム　316
メチシリン耐性黄色ブドウ球菌
　（MRSA）　229
メチレンブルー　67
メデューサの頭　301
メニエール病　5
免疫チェックポイント阻害薬（PD-1
　阻害薬）　255, **331**
綿花様濃染　60

も

モザイクパターン　56, 328
毛細血管腫　322
盲腸（炎）　269
網膜色素上皮過形成　242
門脈圧亢進症　154
門脈波形　57

や

八尾分類　198
薬剤感受性試験　169
薬剤起因性粘膜障害　226
薬剤性小腸潰瘍　221
薬剤耐性変異解析　44
薬物性肝障害　298
薬物性肝障害診断基準　420
山田・福富分類　180

ゆ

ユニバーサルワクチネーション　288
輸液　7
輸入感染症　280
癒着性イレウス　263
有機溶媒　332
幽門輪温存膵頭十二指腸切除術（PPPD）　383
遊離ガス　52

よ

ヨード不染帯　65
予防的大腸切除　243
用手還納法　276
溶血性黄疸　26
四類感染症　280, 292

ら

ラジアル型　77
ラジオ波焼灼術（RFA）　118, 335
ラミニン　160
ランデブー法　82
卵殻状石灰化　393
卵巣様間質　393

り

リザーバー・カテーテルシステム　126
リザーバー肝動注化学療法　126
リニア型　54
リパーゼ　38, 367
リング状濃染　60
リンパ節転移　79, 248
利尿薬　303
留置スネア　91
良性発作性頭位めまい症　5
輪状潰瘍　69

る

ルゴール　67
ループ　69
ループ様異常血管　163
類天疱瘡　8

ろ

ロタウイルス　18, 224, 225
濾胞性リンパ腫　198
漏出性腹水　27